予約が取れない鍼灸師
鍼灸・あん摩マッサージ指圧師
森田遼介

自律神経に いいこと大全 100

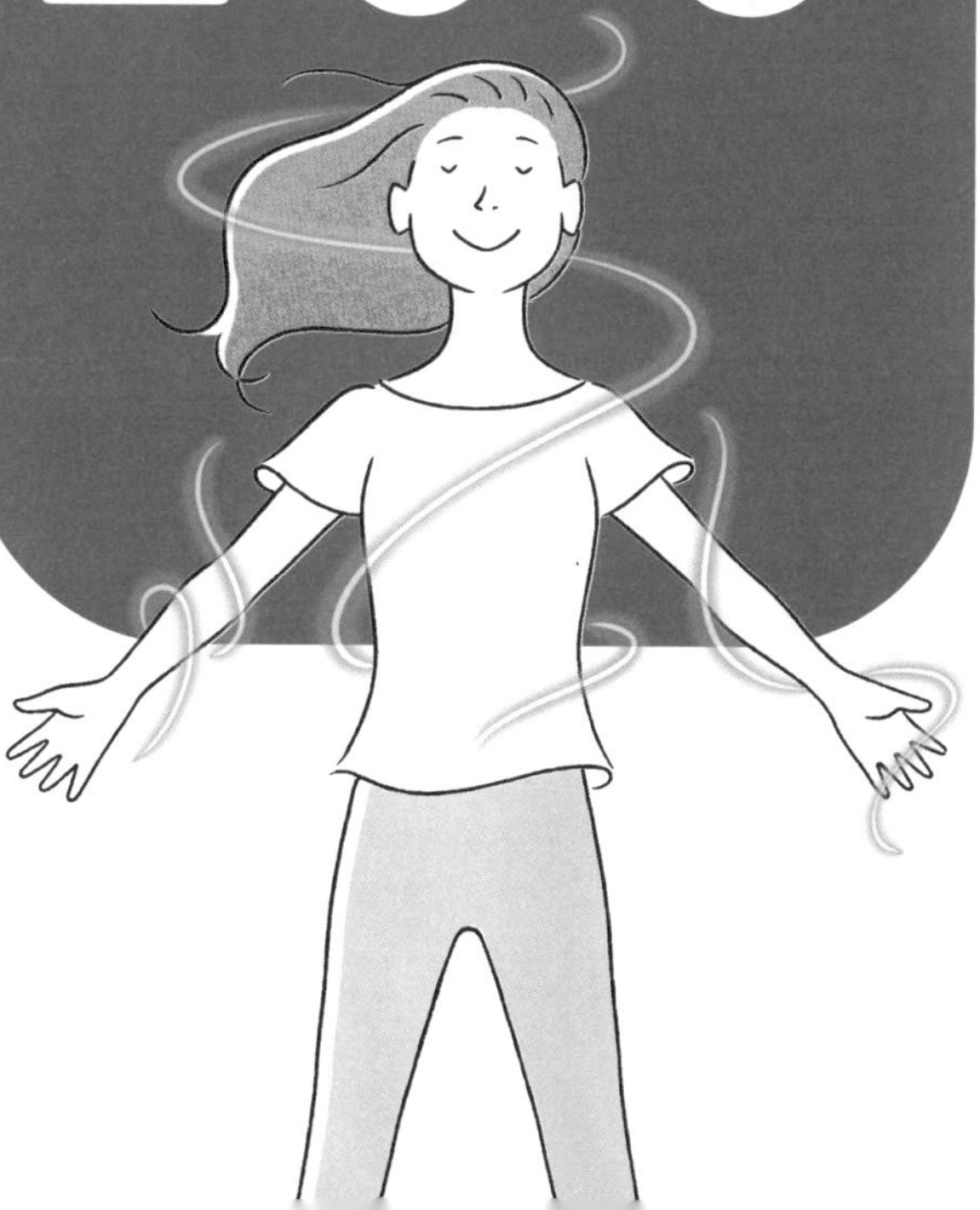

ワニブックス

はじめに

はじめまして。鍼灸《はりきゅう》・あん摩マッサージ指圧師を10年以上しており、埼玉と東京で訪問治療をしている森田と申します。
私は自律神経の整え方やツボの取り方、不調との向き合い方をＳＮＳなどで日々発信しています。

突然ですが、皆様は自信を持って「自分は健康だ」と言えますか？

きっと、何かしら不調を感じているからこそ、本書を手に取られたのだと思います。

昨今はＳＮＳなどの影響から情報過多の時代。「この不調に○○が効果的」と聞くと、つい目新しいメニューやパフォーマンス性のある方法に興味を持ってしまいますが、結局長続きしなかったり、効果を実感できなかったり、あるいは情報が多過ぎて何を選べばいいのか分からない……といった経験があるのではないでしょうか？

大切なのは、自分に合ったセルフケアの方法を見つけること。

そして、それを継続する力です。

地味でもコツコツと継続できるメニューを自分に合った方法で組み合わせることで、様々な不調に対応ができます。また、完全には良くならない不調と上手に付き合っていくこともできるでしょう。

私自身、11歳の時にサッカーの試合で腰の骨を蹴飛ばされ、腰椎《ようつい》すべり症を発症しました。そこから坐骨《ざこつ》神経痛を発症し、体に歪《ゆが》みが出て、様々な不調を経験してきました。

しかし、現在は腰の骨がズレたままでも不調に悩まず元気に生活ができています。なぜなら、自分に合った不調との付き合い方を見つけたからです。

この本では、100通りの簡単なセルフケア（養生）の方法をご紹介しています。

筋肉や内臓、メンタルの問題など、同じ腰痛でも人それぞれ原因が違いますから、他の人が改善したメニューが自分に合うとは限りません。本書をお読みになればご自分に合うメニューがきっと見つかるはずです。

この養生を継続していただくことで、調子の良い日が増えるでしょう。
もしそれでも不調が出てしまった場合は、必要に応じて早めに治療を受けながら無理をせず養生を続けることで、不調の改善も早くなるはずです。

そんなふうに本書をご活用いただければ幸いです。

森田遼介

自律神経にいいこと大全100　目次

第1章 自律神経を整える習慣7か条

第2章 自律神経を整えて不調に効くツボ

第3章 自律神経にいい食のこと

第4章 体を整える自律神経にいいこと

第5章 心を整える自律神経にいいこと

第6章 自律神経を整える季節・天気のケア

STAFF
デザイン　鈴木大輔・仲條世菜（ソウルデザイン）
イラスト　日江井 香
DTP　株式会社明昌堂
校正　玄冬書林
編集　田中悠香・金城琉南（ワニブックス）

※本書のメソッドは著者独自のものであり、効果・効用には個人差があります。
※事故やトラブルに関して本書は責任を負いかねますので、あくまでも自己責任においてご活用をお願いいたします。
※本書のメソッドを行うことに心配や不安がある場合は、専門家や専門医にご相談のうえお試しください。

この本の使い方

❶ 自律神経にいいこと

ツボや生活習慣、食事法、季節のケアなど、自律神経を整えるための養生法を全部で100個ご紹介しています。

❷ 動画でチェック

ツボの位置やストレッチなどは動画で確認できるようにしました。QRコードを読み取ってご覧ください。（※動画のご視聴にはインターネット接続が必要です。また、別途通信料がかかります。）

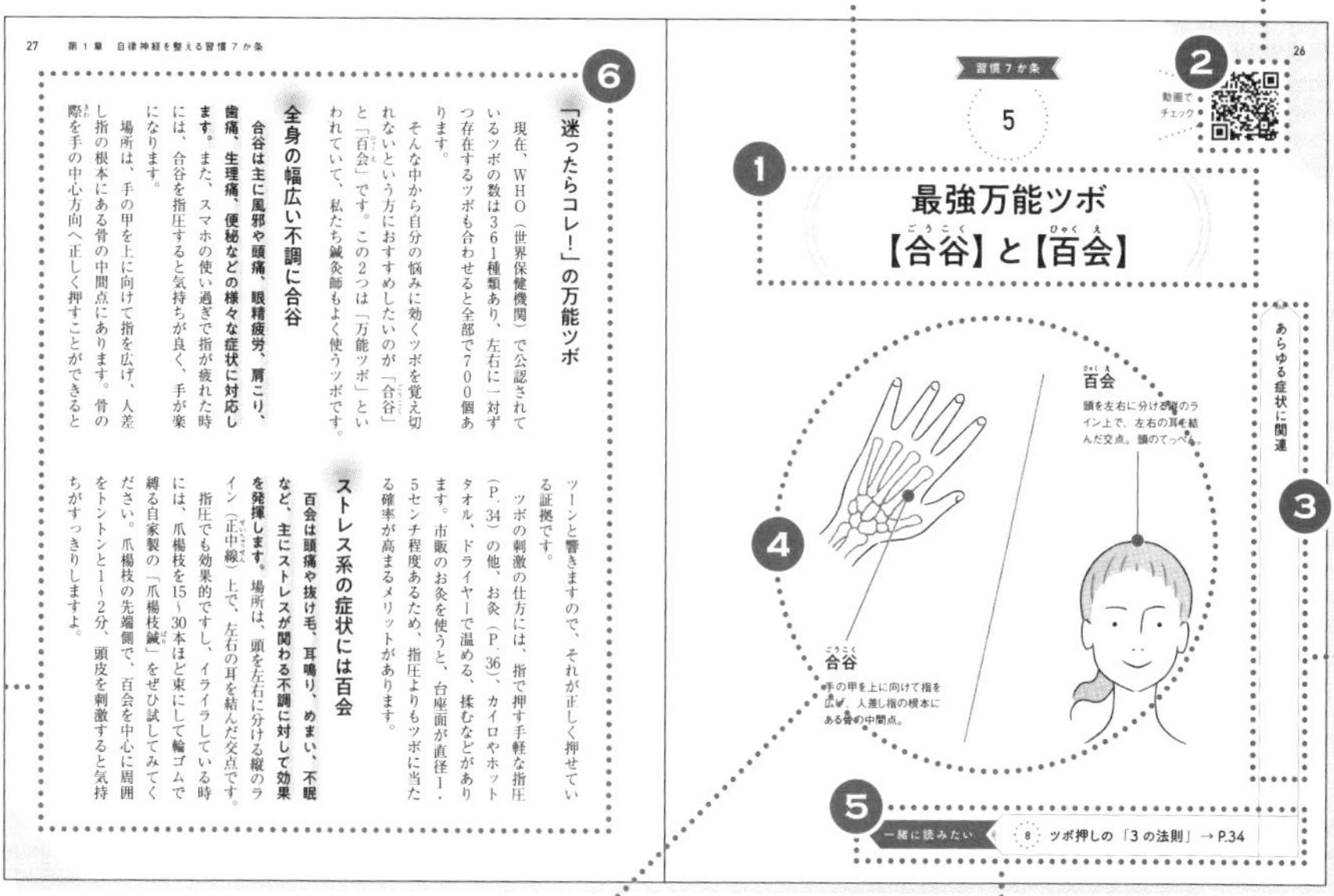

❹ イラスト・図で解説

養生法が一目で分かるように、イラストや図で示しています。

❸ キーワード・不調

どんな不調に対して効果があるのかが分かります。現在の不調に対する正しいケアを探すための参考にしてください。

❻ 文章で解説

未病を防ぎ、不調を改善するための具体的な実践方法です。できるだけ分かりやすく、丁寧に解説しました。

❺ 一緒に読みたい

関連する項目や一緒に行っていただきたい項目を示してあります。

自律神経って何？

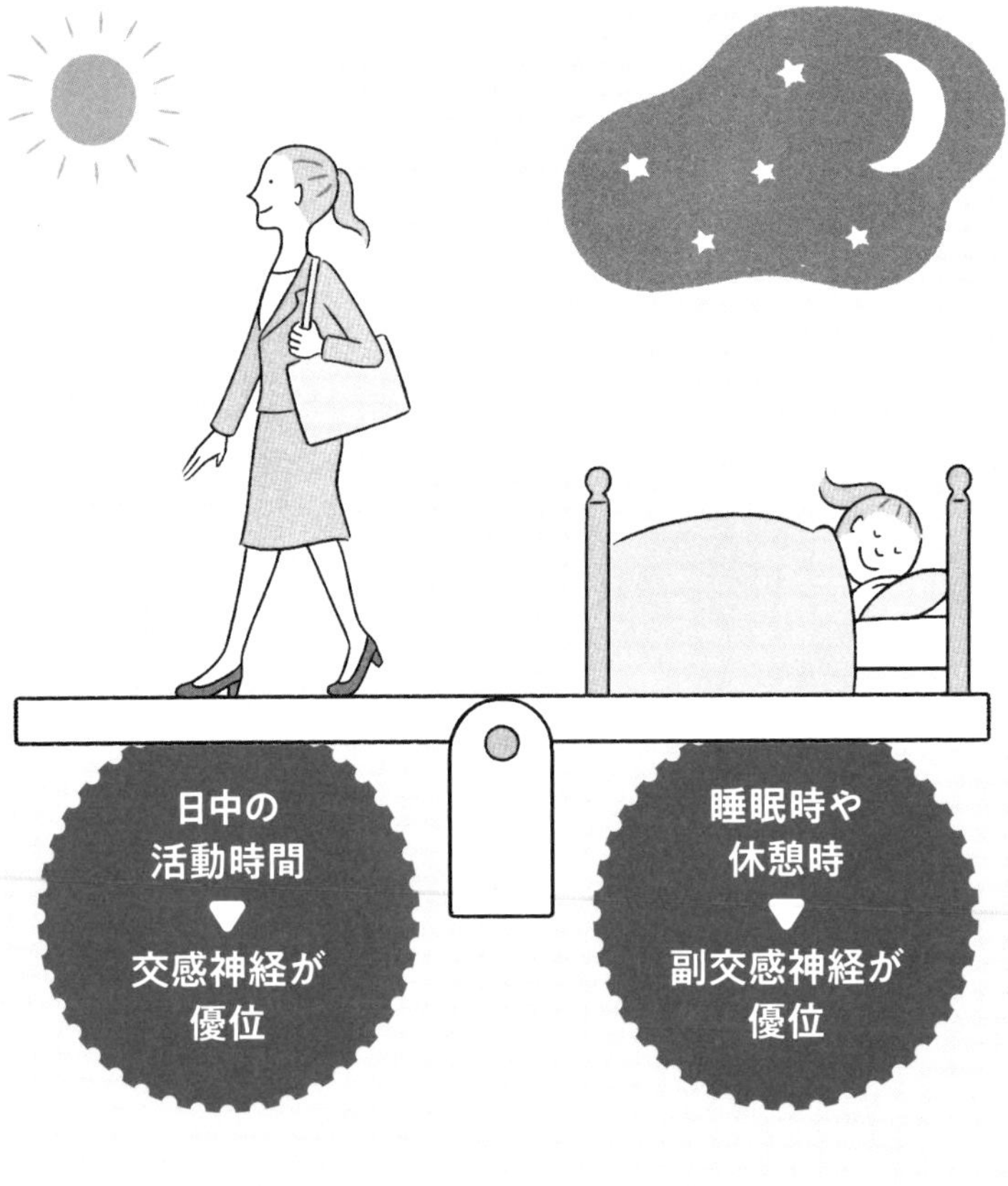
日中の
活動時間
▼
交感神経が
優位
睡眠時や
休憩時
▼
副交感神経が
優位

自律神経とは脳や内臓、血管など、体のあらゆる「働く」、「休む」機能をコントロールする神経です。

自律神経は交感神経と副交感神経に分けられますが、時と場合によってシーソーのようにバランスを取る必要があります。

脳や内臓などを正常に動かすためには、栄養や酸素などを送り届ける血流が大切になりますが、血管は、交感神経にかたよると収縮し、副交感神経優位にかたよると拡張します。収縮と拡張の交互のリズムによって血流を促し、このバランスが取れていれば血流も良い状態ですが、バランスが崩れると収縮が長くなったり、拡がる時間が長くなり過ぎたりして、血行不良となってしまうのです。

血行不良は様々な不調を招くので、自律神経の働きの中でも、血管の働きは特に大切なのです。

基本的には、日中の活動時間は交感神経が優位に、睡眠時や休憩時には副交感神経が優位になっているのが正常です。

しかし、忙しい人やスマホなどの画面を見る時間が長い人、疲労やストレスが蓄積しやすい現代人は、交感神経へとかたよりやすいと言えます。

自律神経が乱れると…？

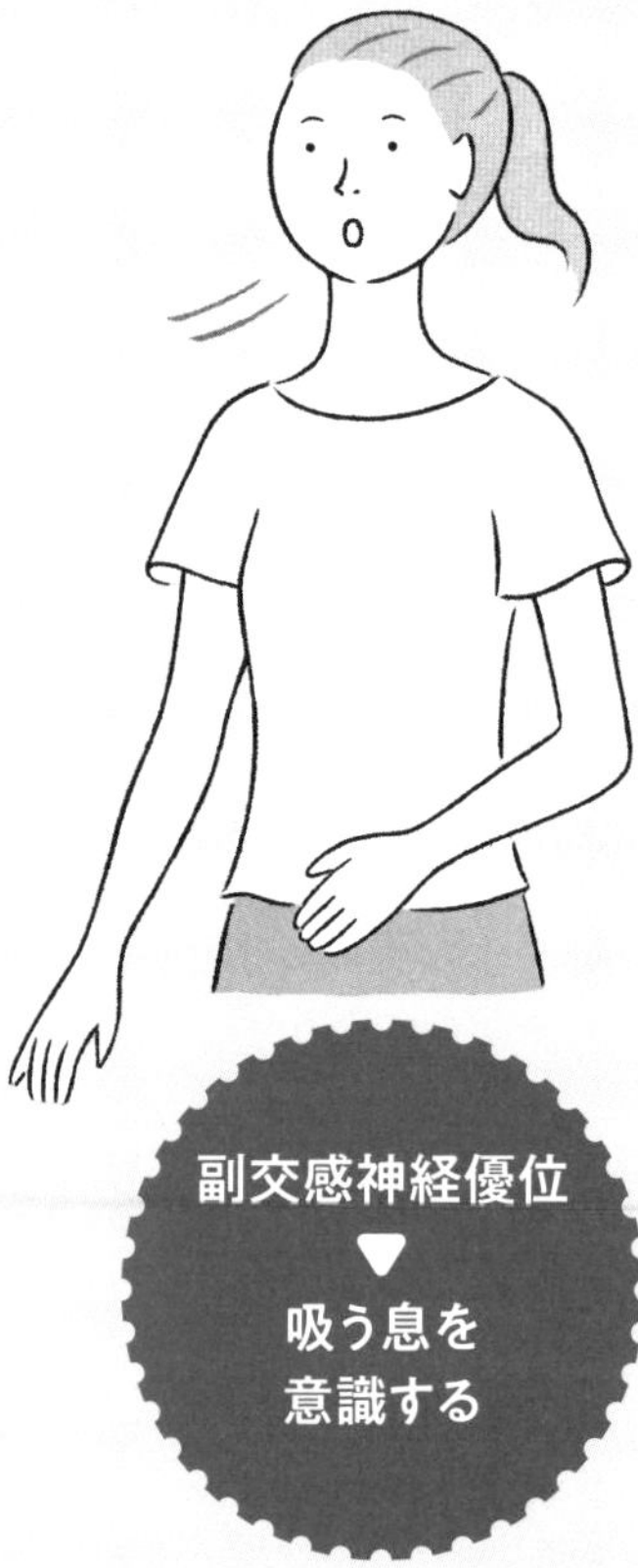

副交感神経優位
▼
吸う息を
意識する

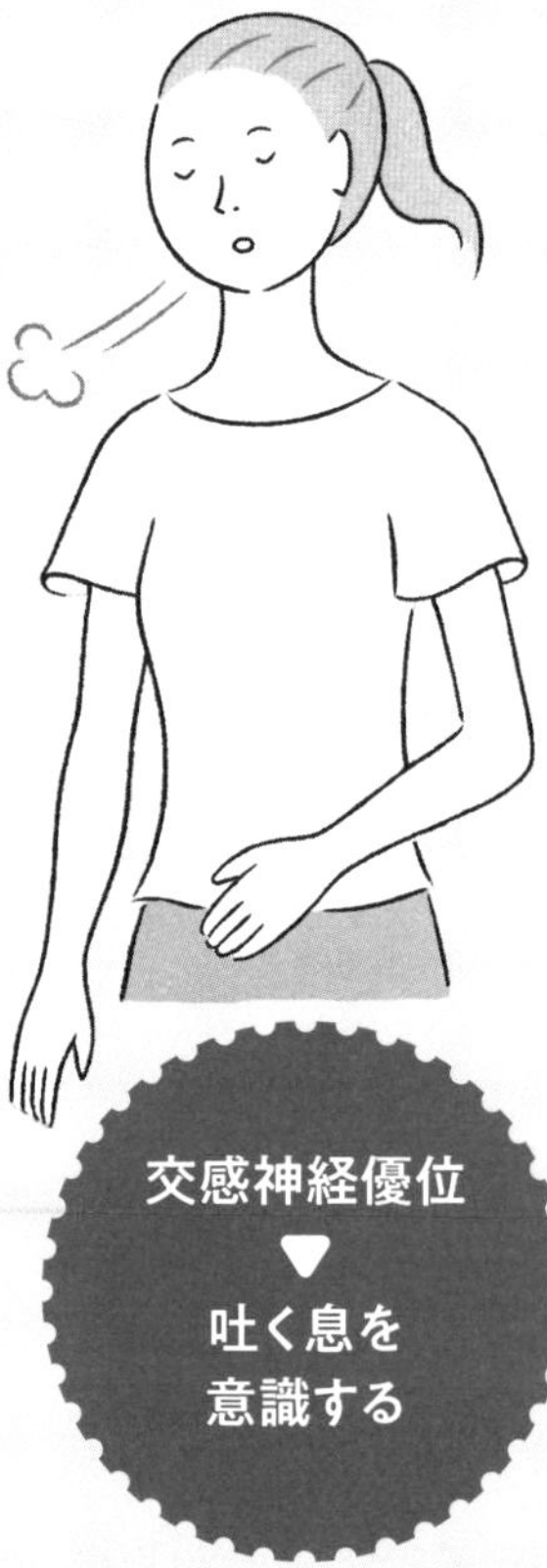

交感神経優位
▼
吐く息を
意識する

自律神経のバランスが乱れて、どちらかにかたよると次のような症状が出やすくなります。

交感神経優位にかたよると…

- 首肩こり
- 緊張型頭痛
- イライラ
- 動悸
- 胃痛（食後）
- 呼吸が浅い
- 頭部からの汗
- 高血圧
- のどの渇き
- 耳鳴り
- 感覚過敏
- 血行不良（血管が細くなる）
- 口の渇き
- 眼精疲労

副交感神経優位にかたよると…

- うつ
- だるさ
- 吐き気
- アレルギー反応
- 胃痛（食前）
- 関節痛
- 体が重い
- 低血圧
- 無気力になる
- 腹痛
- 落ち込みやすい
- 血行不良（血管が拡がり過ぎる）
- むくみ

現代人は交感神経にかたよっている人が多いため、「交感神経にかたよっているな」と感じた方は、ここで深呼吸してみましょう。呼吸は、吸う息で交感神経、吐く息で副交感神経が働きますので、〝吐く息を長く〟を意識して呼吸することがポイントです。

未病という考え方

私は普段、鍼灸マッサージ師として診療するかたわら、ＳＮＳで自律神経を整える方法をお伝えしています。その中で「（鍼灸は）東洋医学なのに、なぜ自律神経という西洋医学の言葉を使っているのか？」という質問を受けたことがあります。

その答えは、残念ながら、私たちは東洋人であるにもかかわらず東洋医学の言葉が浸透していないのが現状だからです。

例えば、交感神経を「陽」（交感神経優位を「実証《じっしょう》」）、副交感神経を「陰」（副交感神経優位を「虚証《きょしょう》」）と言い換えることもできるのですが、陰陽で説明をすると大抵の人は難しく感じてしまいます。ですので、患者様に説明をする時やＳＮＳで発信をする時には、多くの人が聞き慣れている用語に落とし込んで説明をしてきました。すると、分かりやすいという声が増え、受け入れてもらいやすくなったことを実感しました。

分野は違えど突き詰めると共通するところは多いので、みなさんには、東洋医学と西洋医学のいいとこ取りをしてほしいと思っています。

自律神経の調整や個人差がある症状には東洋医学が活躍しますし、緊急性を要するものや画像診断などは西洋医学が長《た》けています。例えば、ギックリ腰は炎症を薬や湿布で抑えながら（＝西洋医学）、炎症後は筋肉をゆるめるために鍼灸治療をする（＝東洋医学）ことで、早期治癒や再発の防止までできるのです。

人生100年時代に突入した現代。100年時代の最後まで健康で過ごしたいものですが、健康診断で病名を告げられたり、血液検査で悪い数値が出た時に焦っているのでは、残念ながら少し遅いのです。しかし、悪くなったものを元の状態に戻すのは大変ですが、私たちの体は、悪くなる手前（＝病気になる手前）の段階で、普段からあらゆる疲れサインを出しています。これを東洋医学では「未《み》病《びょう》」といいますが、未病への予防意識を高めることで、大きな病気や怪我を発症するリスクを最小限にでき、健康寿命を延ばせます。

首肩こりや睡眠不足で起きる目の下のクマなどは気がつきやすいサインのひとつですが、少し意識を向けないと気がつかないサインもたくさんあります。本書では、体の疲れサインと、それに合う養生（＝セルフケア）を、東洋医学と西洋医学の考え方や言葉をミックスしながらご紹介します。

現在、あなたが健康であれば養生を継続して生活の質を維持する。体に負担をかけている人は、養生＋時々プロに不調を見つけてもらい早めに解消しておく。不調のある場合は、治療をしながら養生を行うことで自己免疫力を向上させる。

こんなふうに養生を取り入れて、継続していただきたいと思います。

100歳まで、あなたの残りの人生は何年ありますか？　まだまだ長いと感じることでしょう。その長い間、不調を抱えて過ごすのか、今よりも良くなっていくのか。未病への意識を高め、セルフケアを始めることで、人生の質が徐々に変わることでしょう。

第 1 章

自律神経を整える習慣7か条

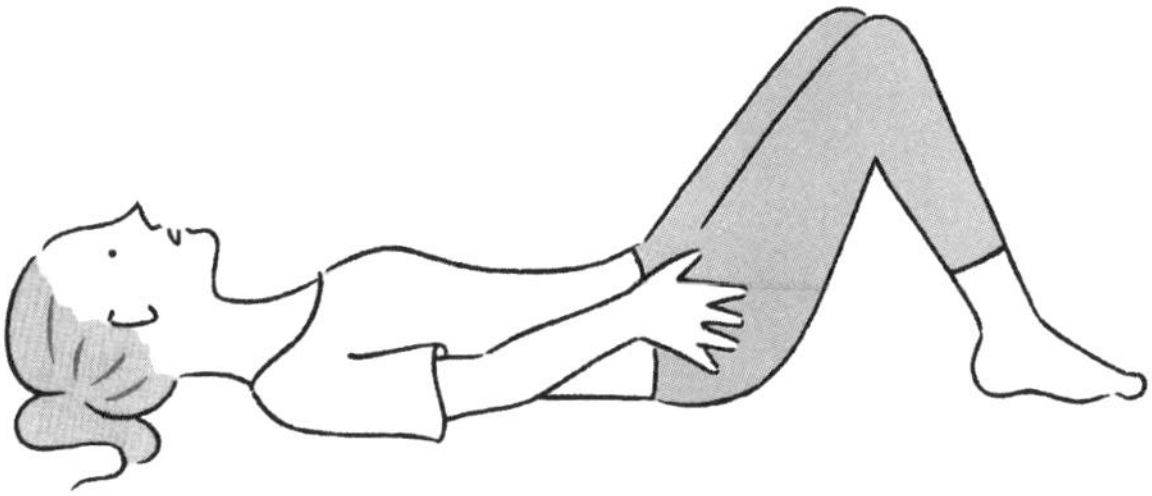

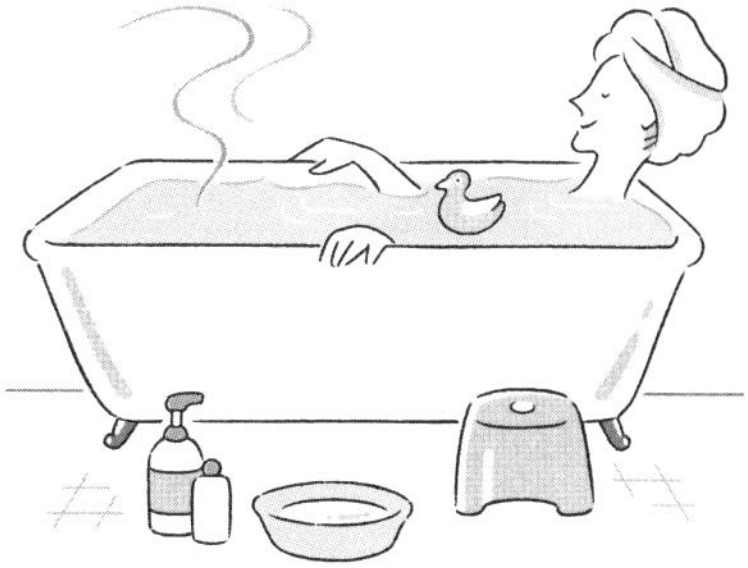

自律神経を整えることで健康になるといわれても、

「時間がない」「何から始めていいか分からない」

という人のために、「ここから始めてもらいたい！」

という特に大切なポイントを7つ厳選しました。

まずはこれらを取り入れて、習慣にしてみてください。

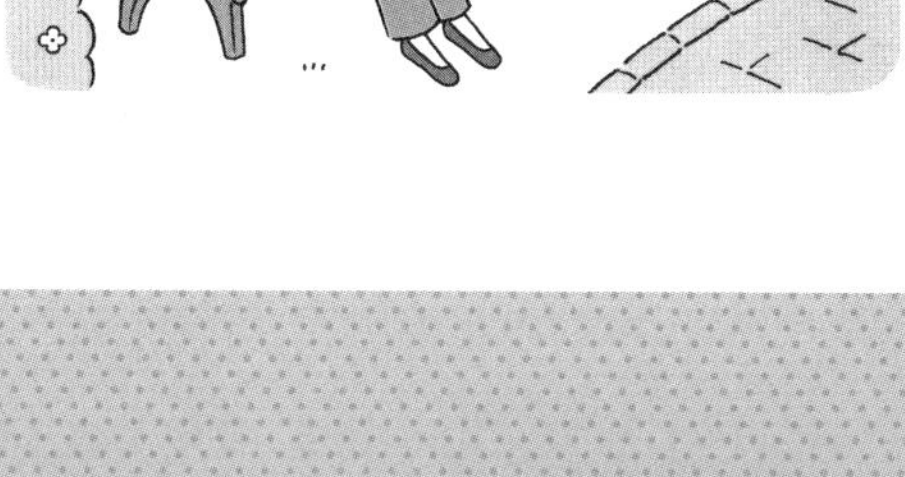

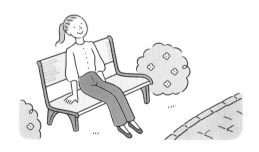

習慣7か条

1

朝日を浴びる

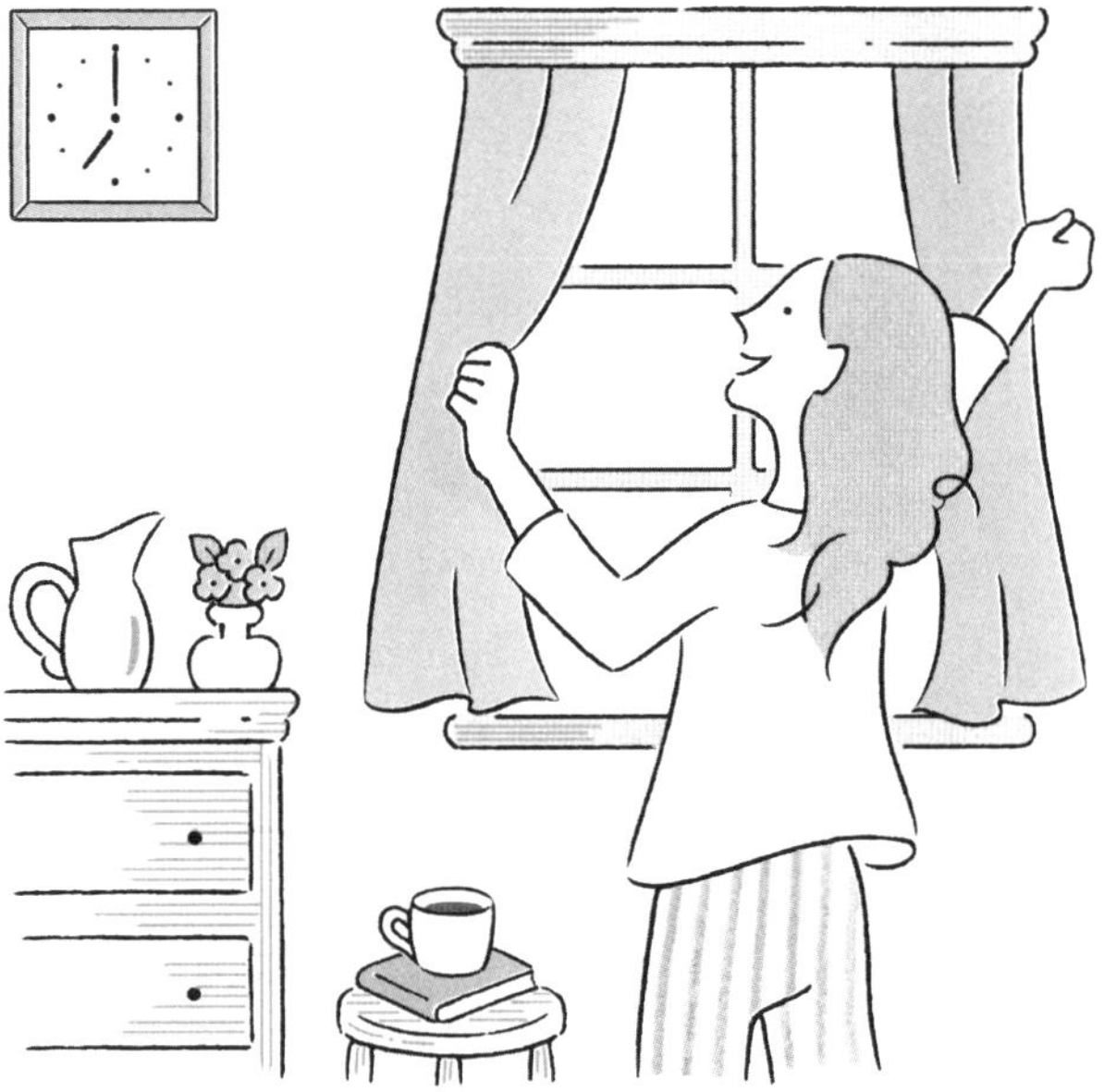

入眠障害／食欲低下／イライラ／（赤ちゃんの）夜泣き

一緒に読みたい 19 快眠ツボ【失眠《しつみん》】→P.56

体内時計をリセット

朝起きて太陽の光に触れることで、私たちの体内時計はリセットされます。じつは体内時計は24時間ぴったりではありません。23時間台の人もいれば25時間台の人もいるので、お腹が減るタイミングなどが徐々にズレていかないように、毎朝決まった時間にリセットしてあげましょう。これは、自律神経のバランスを整える上でとても大切です。

朝日を浴びると、睡眠ホルモンであるメラトニンの分泌から、精神や姿勢、集中力、記憶力などに関わるセロトニンの分泌に切り替わります。毎朝のスタートをそろえることで24時間に合わせて生活できるようになるのです。

そして、睡眠ホルモンのメラトニンの分泌をストップさせるためには、１５００～２５００ルクスの明るさが必要になります。通常、部屋の中の明るさは５００ルクス程度。健康や美容のためにも直接太陽を見ないように、例えばレースのカーテン越しに朝日を部屋に取り入れる程度でも十分な光が得られます。

夜の寝付きが良くなる

じつはこの朝の行動は夜の入眠にも影響しており、私たちの体は朝日を浴びた14～16時間後に眠くなる仕組みとなっています。ですので、なかなか寝付けないという人も朝の習慣の改善が重要になるのです。

また、朝起きてから動くまでに時間がかかる「朝が苦手なタイプ」の人にもおすすめです。最初は少しつらいかもしれませんが、習慣になると気持ちよく1日をスタートして活動できるようになるでしょう。

特に低血圧の人や朝方に気圧が下がっている時は、体が動きにくくなるため、朝起きて太陽の光に触れる習慣をつけてください。

習慣7か条

2

お風呂に浸かる

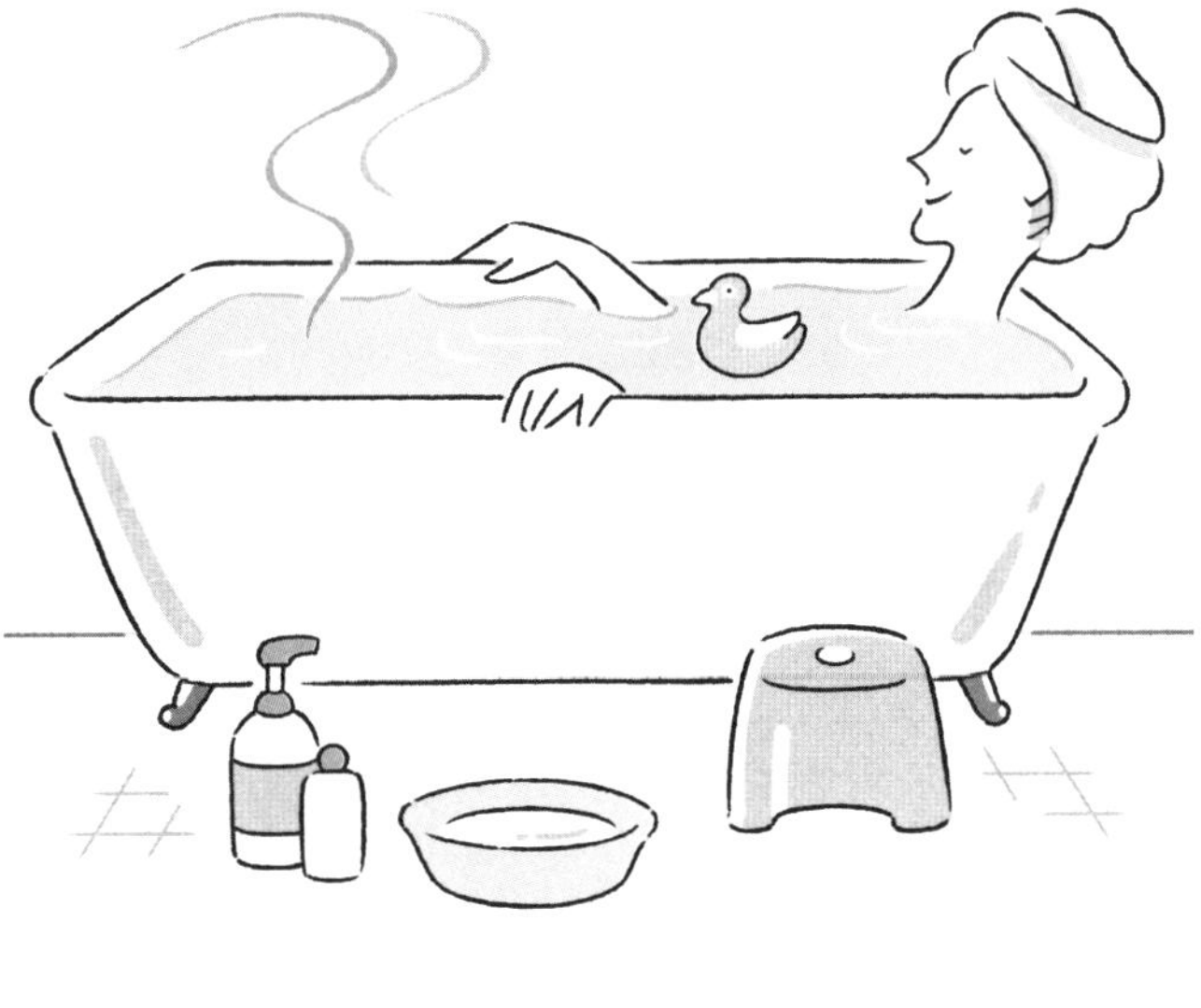

冷え性／むくみ／重だるさ／腰痛／風邪／脳卒中／心筋梗塞

一緒に読みたい
58 自分に合ったアロマを使い分ける→P.138

入浴の7大健康作用

入浴には次の7つの健康効果があります。

①温熱作用：老廃物や疲労物質の除去、こりがほぐれ疲労回復
②清浄作用：毛穴が開いて汚れや皮脂を除去
③水圧作用：体の余計な水分の回収を促進、心肺機能の向上
④浮力作用：体重を支える骨や筋肉が重力から解放される
⑤燃焼作用：有酸素運動レベルの燃焼効果
⑥蒸気作用：鼻や口腔《こうくう》内に湿り気を与え、免疫の低下を予防
⑦潜水作用：顔面に水が触れることで心拍数が減少

毎日お風呂に入る習慣がある人は週に2回以下しかお風呂に入らない人に比べ、脳卒中や心筋梗塞など脳・心臓疾患のリスクが3割近く軽減されるという研究※結果も発表されています。

正しい入浴のポイント

正しい入浴のポイントは、水温41度以下でトータル15分程度湯船に浸かることです。すると血管が拡張して血流が良くなります。長湯が苦手で15分間も湯船に入れないという人は、途中で湯船から出たり、足湯に切り替えたりして休憩しながら調整してみてください。

また、水温42度以上では血管が収縮する作用が働いてしまったり、入浴中にスマホやテレビを見るとリラックス作用とは反対の交感神経が優位になるため注意が必要です。現代人はシャワー派が増加傾向にありますが、健康にも美容にも良い入浴をできるだけ習慣にしましょう。

そして、**よりリラックス効果が増して入浴が楽しくなるおすすめアイテムが、アロマオイルです。**直接湯船に入れるのではなく、お湯を張ったガラスの容器に精油を2〜3滴たらして浴室の隅に置きましょう。

※2020年に発表された、大阪大学などの研究グループが約3万人の成人を20年間かけて追跡調査した研究結果。
https://epi.ncc.go.jp/jphc/outcome/8486.html

習慣7か条

3

昼寝をする

不眠／頻尿／慢性疲労／イライラ／集中力・記憶力の低下

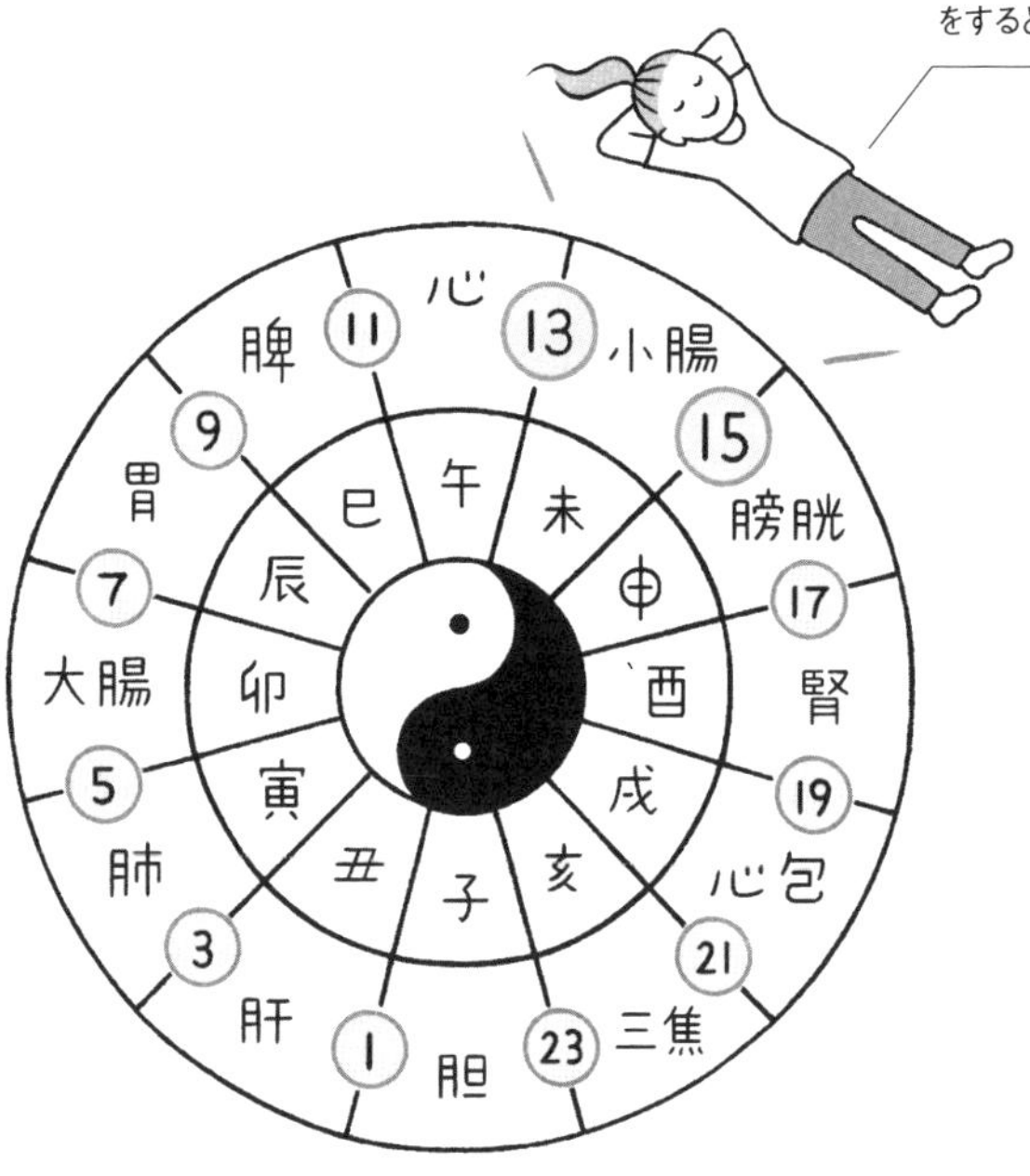

子午流注図《しごるちゅう》

一緒に読みたい 62 夕方のトイレは我慢しない→P.146

森田式・昼寝術のメリット

情報化社会で健康情報が多種多様な形で入手できる昨今ですが、私がおすすめする昼寝の仕方は、中国最古の医学書『黄帝内経《こうていだいけい》』に記されている子午流注《しごるちゅう》の内容と、コーネル大学の社会心理学者ジェームス・マース氏の研究発表をアレンジしたものとなります。それは、**「13～15時の間で15～30分の昼寝をする」**というもの。

この昼寝の仕方には、

①集中力の向上
②ストレス軽減
③記憶力の向上
④心臓疾患や認知症予防
⑤入眠障害の軽減
⑥むくみ改善

という6つのメリットがあります。

驚くことに、30分以内の昼寝の習慣がある人は、昼寝の習慣がない人に比べて認知症の発症率が5分の1になるという国立精神・神経医療研究センターの研究報告があるほどです。

13～15時は子午流注の小腸の時間ですが、横になることで重力の抵抗が少なくなり、手足などの末端の余分な水分を回収しやすくなります。すると、その後の膀胱《ぼうこう》の時間（15～17時）に尿として体外に排出しやすくなるのです。

昼寝は30分以内

ここで気をつけたいことは、1時間以上の昼寝をすると副交感神経が優位に働き過ぎてしまい、起きた後も体はおやすみモードのまま。昼寝後に体の重だるさや片頭痛、気分の落ち込み、頭がいつまでもぼーっとする症状がある場合は、昼寝の時間が長過ぎるというサインですので、長くても30分以内に起きられるようにアラームをかけて対策をしましょう。

さらに、**1時間以上の昼寝は心筋梗塞や脳梗塞、認知症の発症リスクを高めてしまうという研究も報告されているため注意しましょう。**

習慣7か条

4

腹式呼吸を習得しよう

あらゆる症状に関連

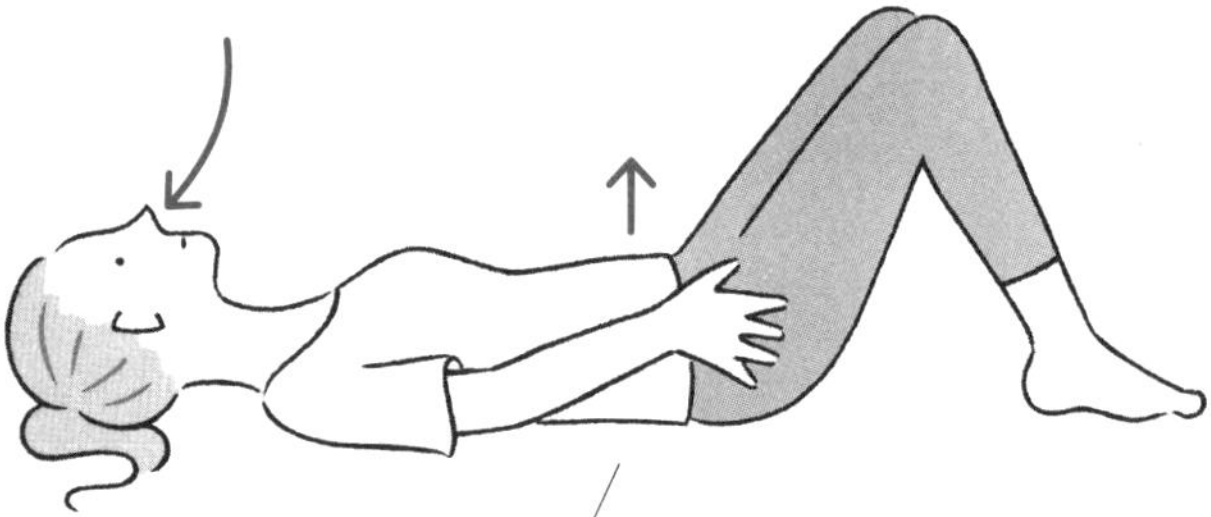

①骨盤の幅に足を開き、膝を立てる。鼻から息を吸いながらお腹を膨らませる。肛門をキュッと締める意識で。

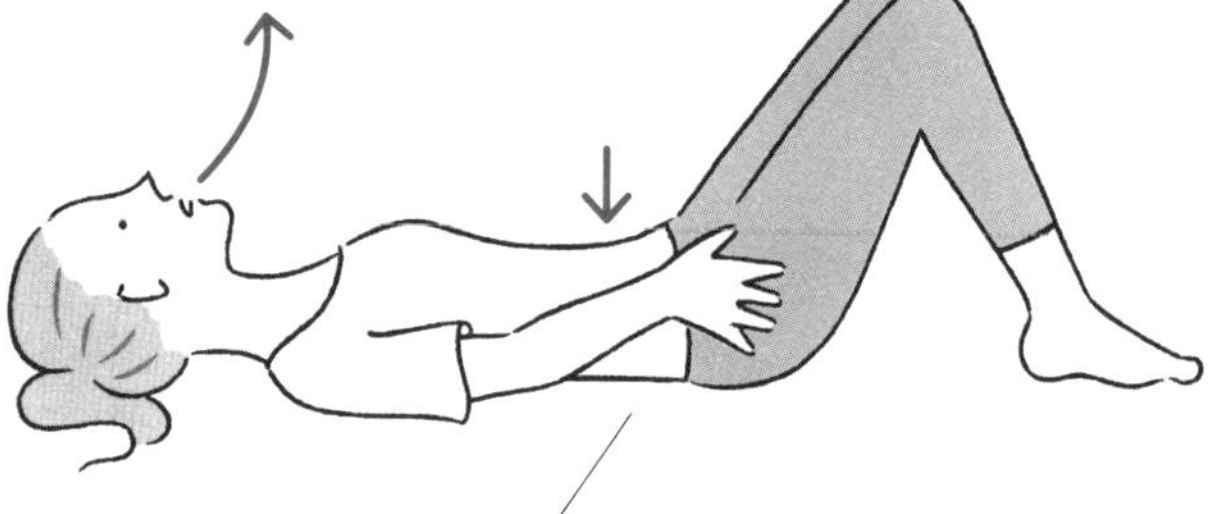

②口から息を吐きながらお腹を凹ませる。吸う息よりも吐く息を長く最後まで「ハーッ」と吐き切る。

一緒に読みたい 77 悲しい時こそ深呼吸→P.178

健康・美容・若返り・ストレスに効く

体幹や丹田《たんでん》、インナーマッスルという言葉を聞いたことがありますか？　これらはすべて体の軸・内臓の働きに関連、影響する言葉です。赤ちゃんは生まれてからすぐに「泣く」という仕事で体幹を鍛え始めますが、それほど大切な筋群を大人になってから上手に使えなくなっている人が多くいるのです。

体幹が弱くなると姿勢が悪くなり、内臓の位置が下がることで自律神経が乱れてしまいます。そこから腰痛や尿漏れ、メンタルの乱れなどあらゆる体の働きが悪くなるのです。血流が滞るとホルモン分泌も乱れますが、これは健康や美容、老化、メンタルに大きく影響します。

また、お腹の深い部分の筋肉の働きが落ちると、それを補うために別の大きな筋肉を使わなければならなくなり、姿勢が乱れ、疲れやすい体になってしまいます。最近疲れやすいなと感じる人は体幹を鍛えましょう。

基本の体幹トレーニング

体幹を鍛えるためには、まずは体幹トレーニングの基本となる腹式呼吸をマスターしましょう。**腹式呼吸は、朝行うことで全身へ巡る血流の勢いを助け、就寝前に行うことで睡眠の質が向上します。**腹式呼吸の方法は、

①鼻から息を吸いながら、お腹を膨らませる。
②口から息を吐きながら、お腹を凹ませる。

これを10回1セットで、朝と夜に1セットずつ行うことが理想的です。最初は横になって行うことをおすすめしますが、慣れると座位や立位でもできます。

体幹の筋力チェックは、おヘソの形が判断の目安になります。理想のおヘソは縦長でまっすぐな「｜」字形。三角形または漢字の「一」のような横長の場合は、お腹の深い部分の筋肉のひとつである骨盤底筋《こつばんていきん》が不活性で胃腸が下垂しているサインです。

習慣7か条

5

動画でチェック

最強万能ツボ【合谷《ごうこく》】と【百会《ひゃくえ》】

あらゆる症状に関連

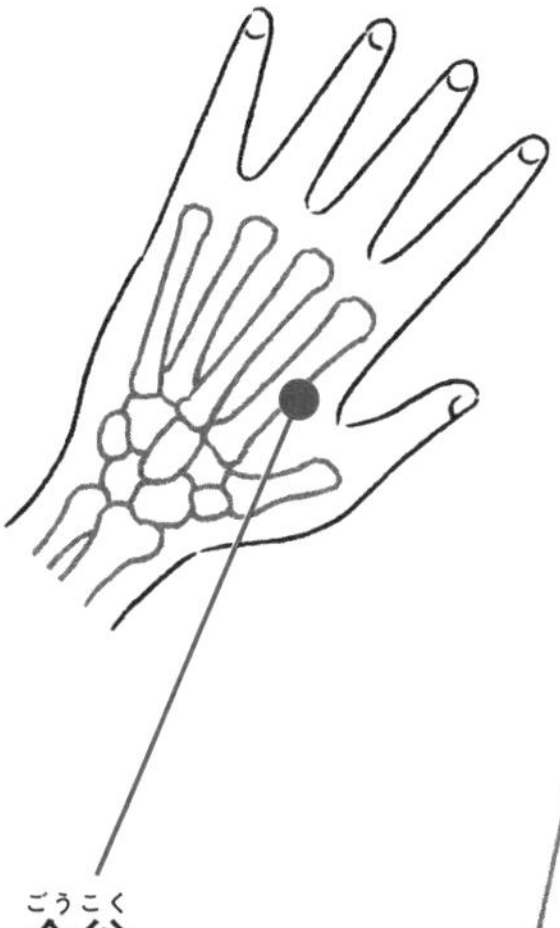

合谷《ごうこく》

手の甲を上に向けて指を広げ、人差し指の根本にある骨の中間点。

百会《ひゃくえ》

頭を左右に分ける縦のライン上で、左右の耳を結んだ交点。頭のてっぺん。

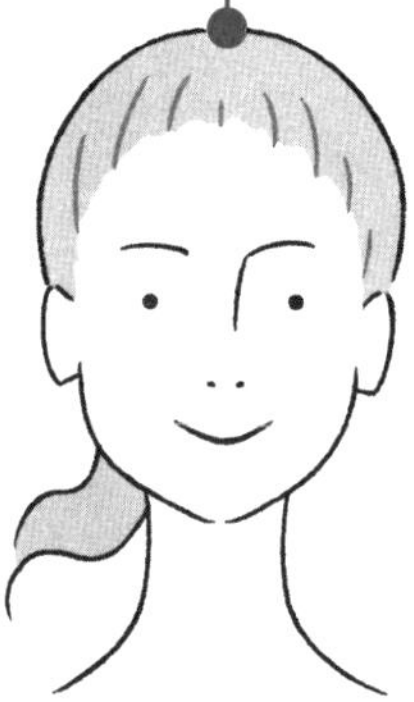

一緒に読みたい　8　ツボ押しの「3の法則」→ P.34

「迷ったらコレ！」の万能ツボ

現在、ＷＨＯ（世界保健機関）で公認されているツボの数は３６１種類あり、左右に一対ずつ存在するツボも合わせると全部で７００個あります。

そんな中から自分の悩みに効くツボを覚え切れないという方におすすめしたいのが「合谷《ごうこく》」と「百会《ひゃくえ》」です。この2つは「万能ツボ」といわれていて、私たち鍼灸師もよく使うツボです。

全身の幅広い不調に合谷

合谷は主に風邪や頭痛、眼精疲労、肩こり、歯痛、生理痛、便秘などの様々な症状に対応します。また、スマホの使い過ぎで指が疲れた時には、合谷を指圧すると気持ちが良く、手が楽になります。

場所は、手の甲を上に向けて指を広げ、人差し指の根本にある骨の中間点にあります。骨の際《きわ》を手の中心方向へ正しく押すことができるとツーンと響きますので、それが正しく押せている証拠です。

ツボの刺激の仕方には、指で押す手軽な指圧（Ｐ．34）の他、お灸（Ｐ．36）、カイロやホットタオル、ドライヤーで温める、揉むなどがあります。市販のお灸を使うと、台座面が直径１・５センチ程度あるため、指圧よりもツボに当たる確率が高まるメリットがあります。

ストレス系の症状には百会

百会は頭痛や抜け毛、耳鳴り、めまい、不眠など、主にストレスが関わる不調に対して効果を発揮します。場所は、頭を左右に分ける縦のライン（正中線《せいちゅうせん》）上で、左右の耳を結んだ交点です。

指圧でも効果的ですし、イライラしている時には、爪楊枝を15～30本ほど束にして輪ゴムで縛る自家製の「爪楊枝鍼《ばり》」をぜひ試してみてください。爪楊枝の先端側で、百会を中心に周囲をトントンと1～2分、頭皮を刺激すると気持ちがすっきりしますよ。

習慣７か条

6

体を温める陽性食材と体を冷やす陰性食材がある

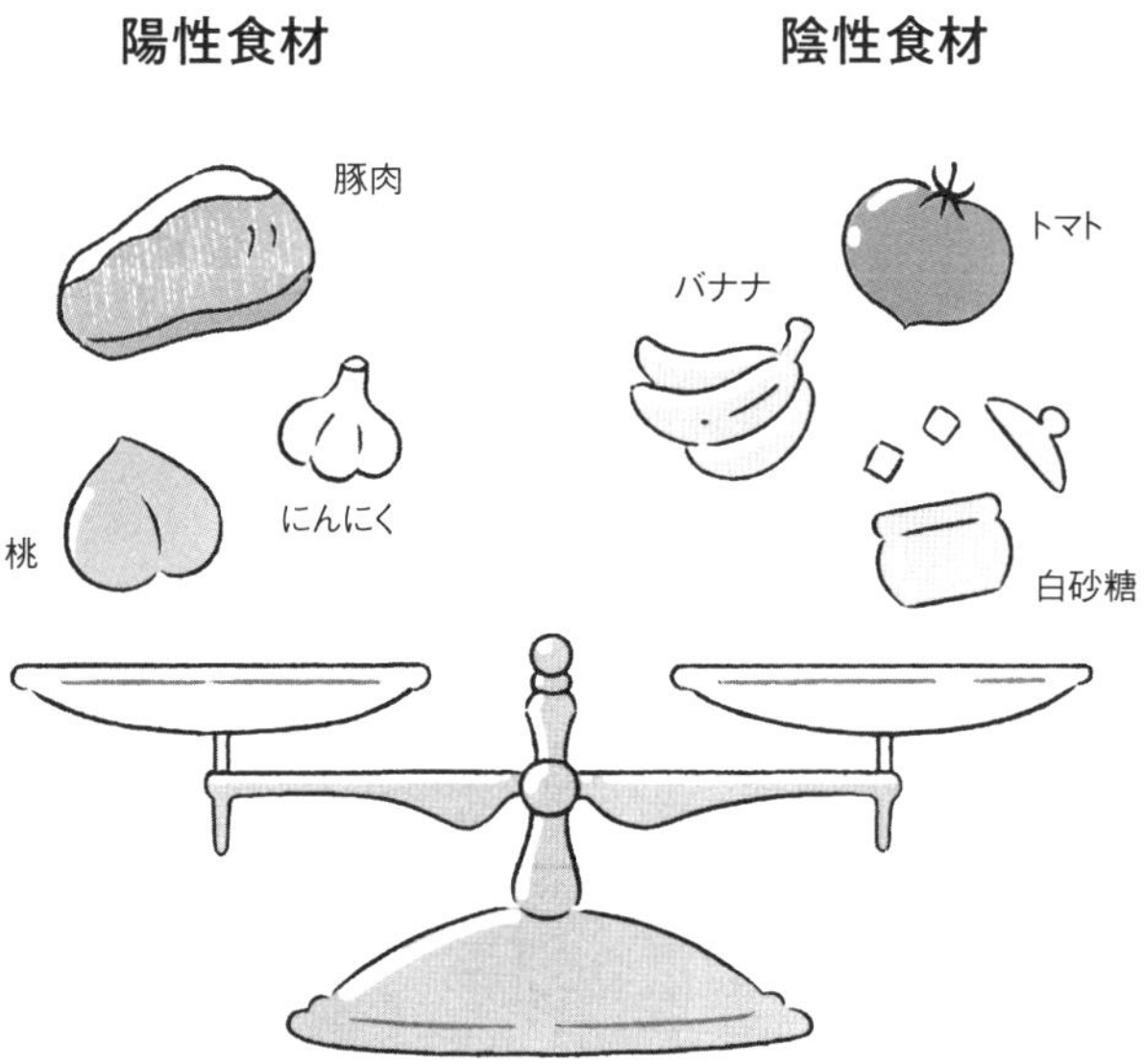

一緒に読みたい
巻末資料　陽性食材と陰性食材　→ P.232

体を温める食材と冷やす食材

私たちが口にする食材には、体を温める性質のある陽性食材と冷やす陰性食材があります。これらを季節やその時々の体の状態に合わせて使い分けましょう。陰陽は自律神経の働きと同じように、シーソーのようなバランスが大切です。健康な状態であれば陰性食材と陽性食材をバランスよく食べることが理想的ですが、大抵の人は乱れて体質にかたよりが生じています。

例えば、**イライラしやすい、のぼせ、口が乾く、顔が赤い、呼吸が荒い、舌の苔《こけ》が黄色い、月経中に痛みが出る人は、体に熱がこもりやすい体質であることが多いため、陰性食材を少し意識するといいでしょう。**陰性食材には、夏野菜や南国フルーツなどがあります。また、体に熱がこもりやすい季節である夏も、陰性食材を普段より多めに摂るといいでしょう。

反対に、**冷えからくる腰痛や腹痛、下痢、顔が青白い、むくみ、舌の縁に歯形の痕がある、月経前に痛みのある人は、体が冷えやすいため陽性食材を心がけてください。**根菜類や豚肉、生姜《しょうが》、にんにく、桃、プルーンなどを食べるといいでしょう。

旬の食材を選ぶ

スーパーなどで買い物中に、その食材が陽性か陰性か思い出せない場合は、旬の食材を選ぶようにしてください。**旬の食材は、その時期に合わせた性質を持っています。**また、夏野菜のトマトやナスなどは、陰性食材ですがスープに入れたり温野菜にすると体を冷やさずに食せます。

ちなみに、自分が暑がりだと思っていても、お腹や足首を触ってみて冷たいと感じる場合は、体が冷えている可能性があります。そういった人も陽性食材を意識して取り入れましょう。

習慣7か条

7

1日10分ぼーっとする

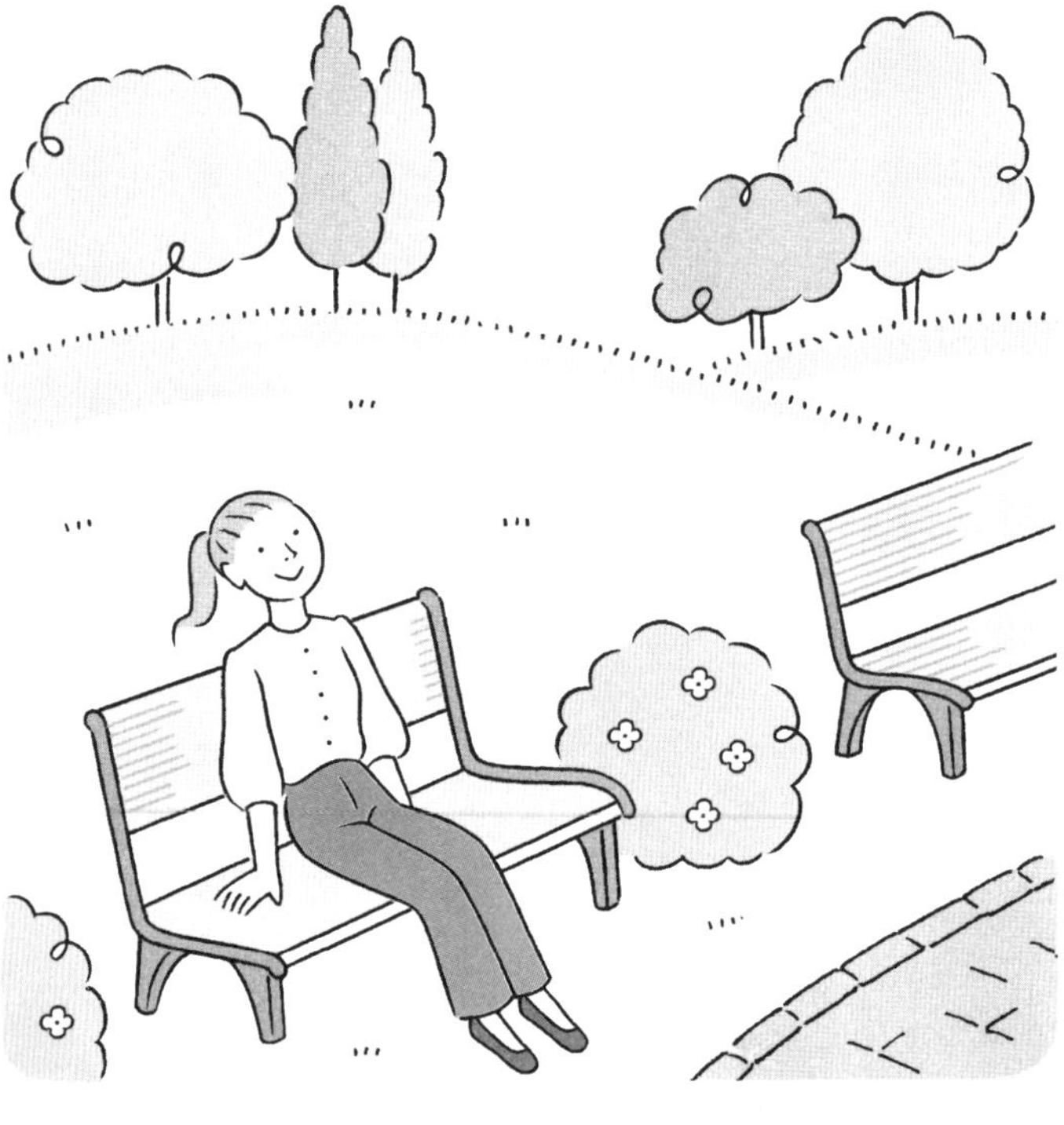

イライラ／頻尿／更年期障害／不眠／便秘／集中力・記憶力の低下

一緒に読みたい 73 ストレスのコップをいっぱいにしない→P.170

ストレスが多い現代人

現代人はとにかく働き過ぎる傾向にあります。私が普段治療をしていると、働きモードの交感神経にかたよりが強くなっている人が多いと感じます。また、テレビやスマホなどの画面を見る時も働きモードになるため体は休まりません。このような興奮や緊張状態が続くと、自律神経が乱れて不調につながります。

自律神経は心の状態にも関係するため、心のコップがストレスでいっぱいになってしまうと大きな病気や強い精神疾患に発展してしまいます。ですので、コップがいっぱいになる手前で意識的にストレスを解消して、定期的に発散する工夫が大切です。

1日10分、一人でぼーっとする

ストレスを溜めない具体的な方法は、**1日10分、一人時間を作ることです。植物が多い公園や湯船の中などであれば、よりリラックス効果が高まります。**その時は仕事や家事、悩みごとを考えずにぼーっとしましょう。一人の時間ですから、ため息も我慢せず、ストレスを吐き出すイメージで、吐く息を長く意識しながら、ゆっくりと深呼吸をしましょう。

この少しの休息で、リラックス作用のある副交感神経が優位に働く癖がつくのです。副交感神経のスイッチを入れる癖づけをしていくことは、体にとって非常に大切です。

東洋医学の考え方で、病気とはいえないけれど「なんとなく不調」な状態を「未病《みびょう》」といいます。そして未病を解消したり、これから起こりうる病気の発症リスクを最小限にするために行う日頃のケアのことを「養生」といいます。生活の質をできるだけ良い状態でキープするために、未病と養生への意識アップの第一歩として、この7か条を習慣にしてみてください。

第 2 章

自律神経を
整えて
不調に効くツボ

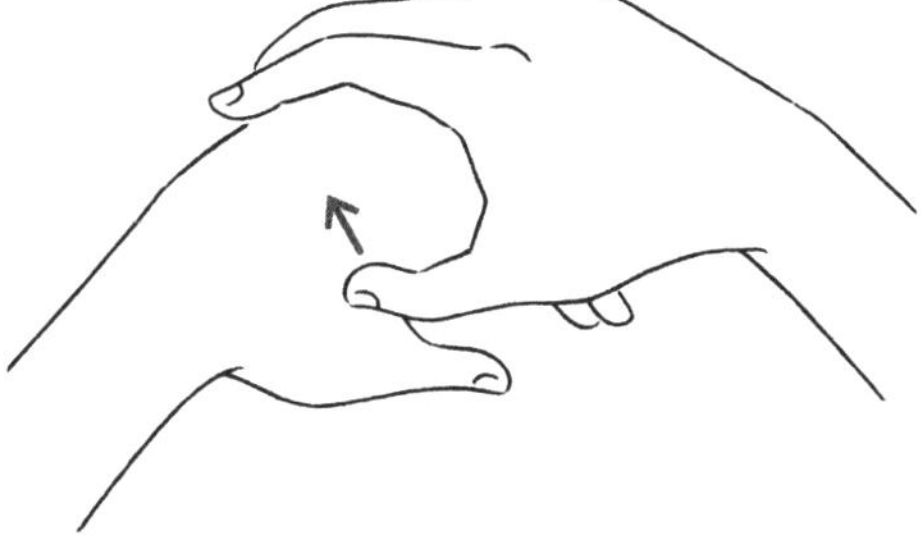

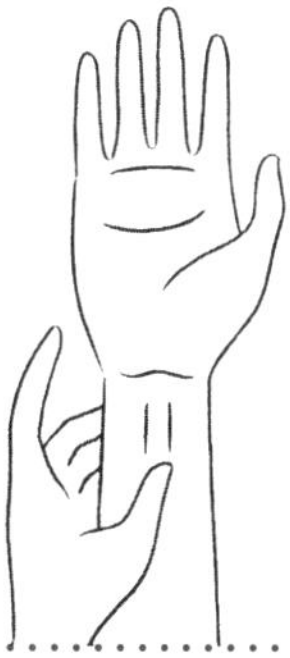

基本的なツボの刺激方法と不調別に
おすすめのツボをご紹介します。
「ツボってなんだか難しそう」と思われるかもしれませんが、
ひとつでもかまいませんので
自分に合うツボを見つけましょう。
巻末資料「全身のツボ一覧」も参考にしてください。

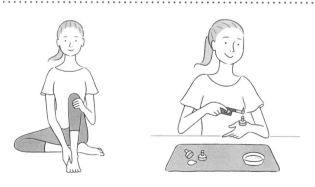

不調別ツボ

動画でチェック

8

ツボ押しの「3の法則」

ツボ指圧は「3」をキーワードに行う。
- 3秒かけて徐々に押す。
- 3秒キープする。
- 3秒かけて徐々に力を抜く。
- 3回ほどくり返す。

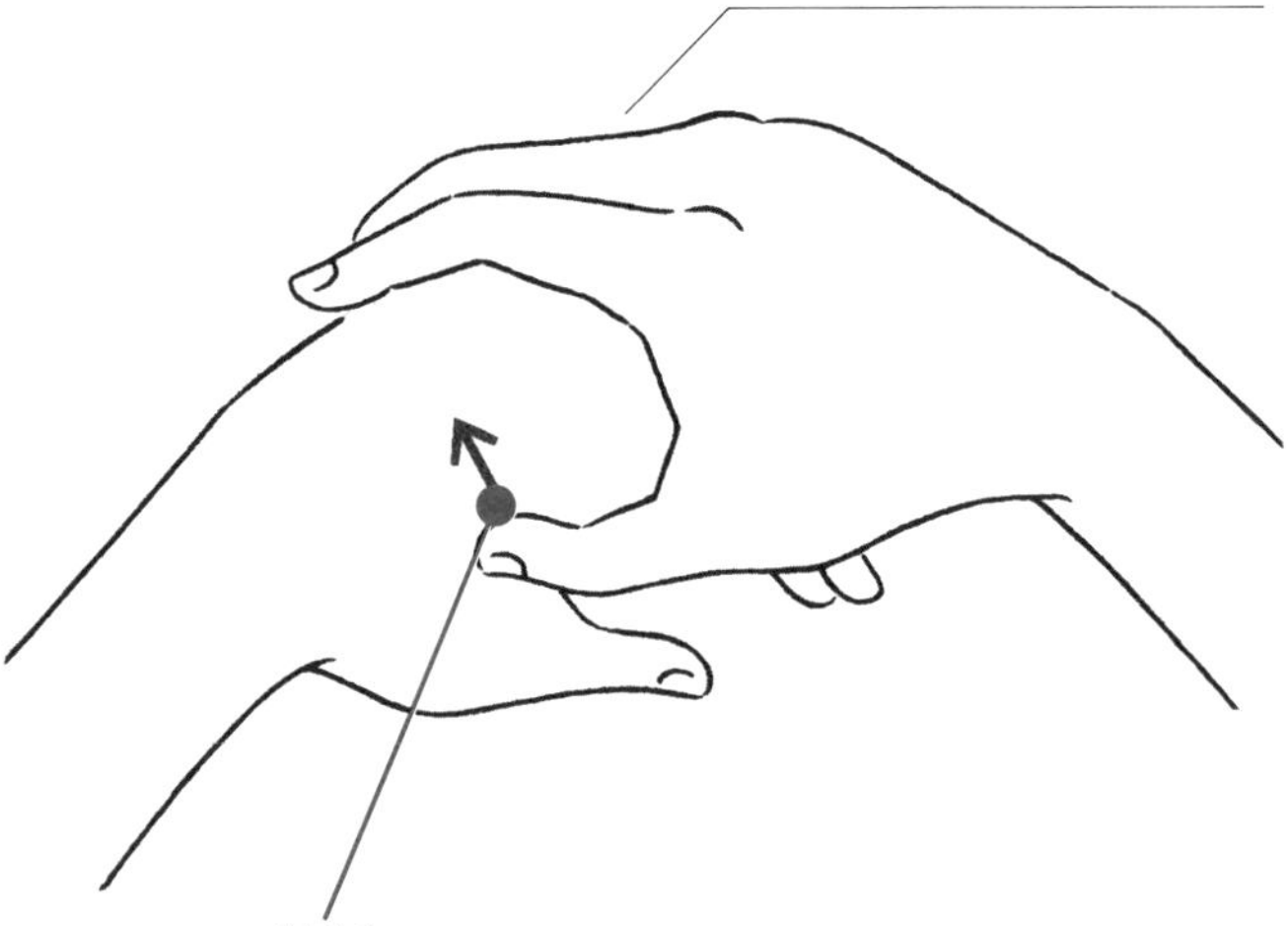

合谷《ごうこく》（P.26）

一緒に読みたい　5　最強万能ツボ【合谷《ごうこく》】と【百会《ひゃくえ》】→P.26

正しいツボ押しの手順

「この不調にはこのツボを押しましょう」という情報は、近年あらゆるところで目にするようになりましたが、正しい押し方が分からないという人は多いようです。正しい押し方を心得なければ効果が出にくく、せっかく養生のために始めても継続をする気にならなくなりますよね。正しいツボ押しの手順は、次の通りです。

①圧痛点を探し、皮膚に対して垂直に押す。
②3秒かけて徐々に押していく。
③痛気持ちいい強さで3秒キープする。
④3秒かけて徐々に力を抜いていく。
⑤これを3回ほどくり返す。

姿勢をできるだけ正し、ゆっくりと呼吸をしながら行いましょう。**特に大切なポイントとしては、「圧痛点を正しく探すこと」「3秒間持続圧を入れること」の2つです。**圧痛点とは、内臓や筋肉の不調が現れる点であり、集中的に刺激することで脳に信号を送ります。圧痛以外にもズーンとした響きなども体からのサインになりますので、そのような反応のあるツボを選んでください。

鍼灸院に行ける方は、その時に自分に合ったツボをマジックなどで印をつけてもらう方法も正確でおすすめです。

また、押す強さは「痛気持ちいい強さまで」を心がけましょう。強過ぎる刺激に慣れると筋肉が緊張して、逆に硬くなってしまいます。

「推しツボ」を見つけよう

同じ症状でも、その時の状態や季節によって適切なツボが変わることも珍しくありません。ですので、本書では、これから様々な症状に対するツボをご紹介していく中で、サブのツボもいくつか一緒に紹介していきます。複数のツボを確認し、反応が大きく感じる自分の「推しツボ」を選んでみてください。

不調別ツボ

9

セルフお灸をやってみよう

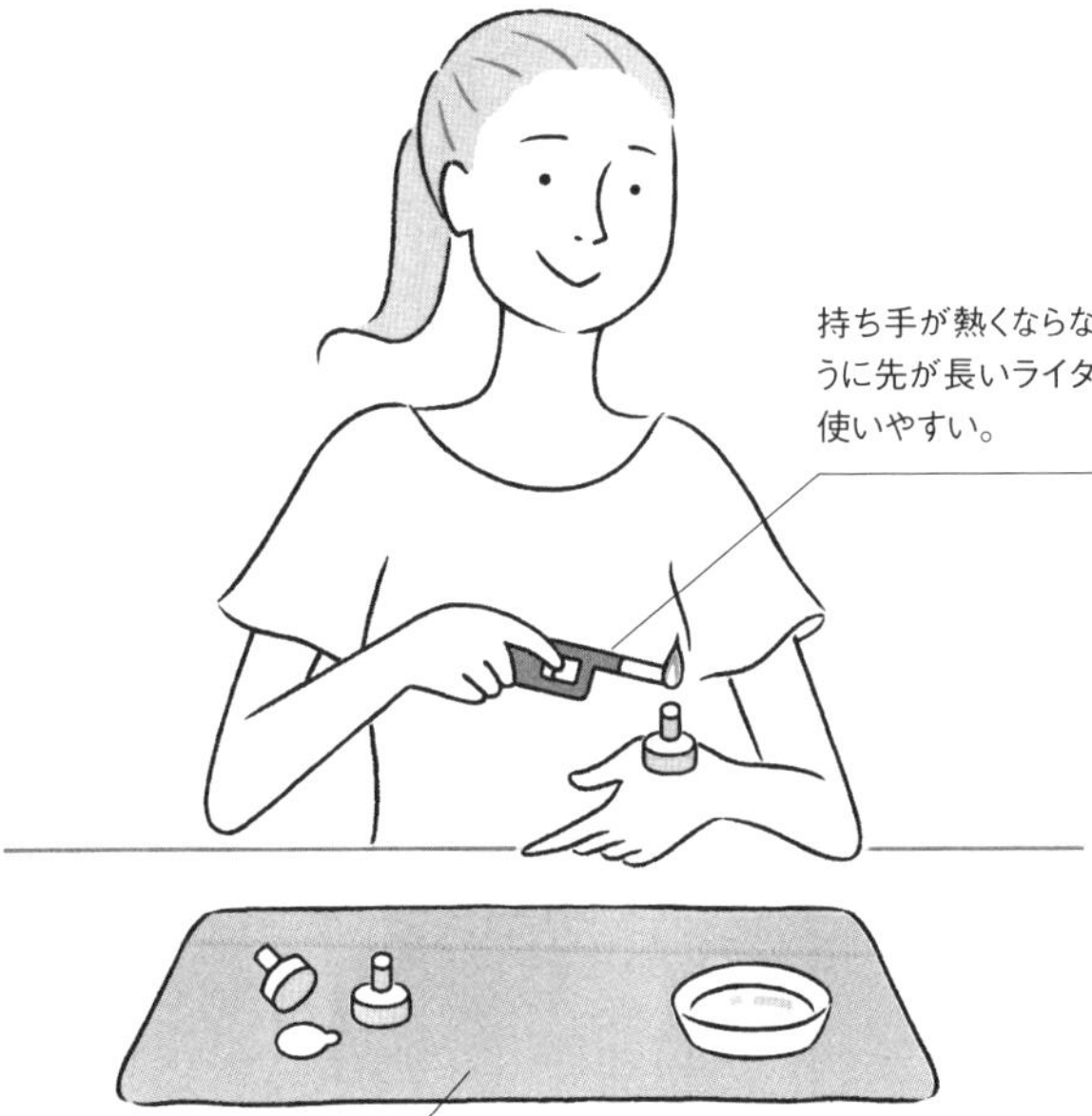

持ち手が熱くならないように先が長いライターが使いやすい。

万が一お灸が落ちた時を想定し、タオルを敷いて行う。

一緒に読みたい 8 ツボ押しの「3の法則」→P.34

セルフお灸は意外と簡単

ツボを刺激する方法には、前項でご紹介した指圧の他に、「お灸」があります。お灸には温熱刺激からの血行促進作用や、香りに鎮静作用のある成分が含まれています。初めての方は少しハードルが高いと感じられるかもしれませんが、ネットやドラッグストアで販売されており、意外と身近で手軽に手に入ります。

選び方としては、火傷の心配が少ない「台座《だいざ》灸《きゅう》」という種類が扱いやすいでしょう。熱さにも種類がありますので、最初は温度の低いソフトタイプから試し、温かく感じないようでしたらレギュラータイプを選んでください。

基本的なやり方は、商品に説明がありますのでそれに従いましょう。**ひとつのツボに対して3回ほどくり返しお灸を据えるとより効果的です。冷えが強い場合にはもう1回、2回くり返すといいでしょう。**火傷には十分お気をつけください。

片づける際は、少し水を張った灰皿や小皿に使用後のお灸を入れ、しっかりと鎮火したことを確認してからゴミ箱に捨ててください。

また、顔面や粘膜、湿疹、かぶれ、傷口、急性外傷患部への使用は避けましょう。なお、糖尿病の方のセルフお灸は注意が必要ですので、必ずかかりつけ医にご確認ください。

鍼灸院で使用するお灸

一口にお灸といっても様々な種類があります。鍼灸師によって使用する種類が異なり、治療の特徴が出ますので、こんなところも鍼灸院を巡る楽しさになることでしょう。

具体的には、もぐさをひねった米粒大の「透《とう》熱灸《ねっきゅう》」、2～3センチ大の「知熱灸《ちねつきゅう》」、棒状の筒にもぐさを敷き詰めた「棒灸《ぼうきゅう》」、鍼《はり》の上部にお灸をのせた「灸頭鍼《きゅうとうしん》」、中にもぐさを入れた箱型の「箱灸《はこきゅう》」、もぐさの下に塩や生姜《しょうが》、にんにく、味噌などを置いて熱する「隔物灸《かくぶつきゅう》」などがあります。

不調別ツボ

10

【天柱《てんちゅう》・風池《ふうち》・完骨《かんこつ》】が効果を発揮する4大症状

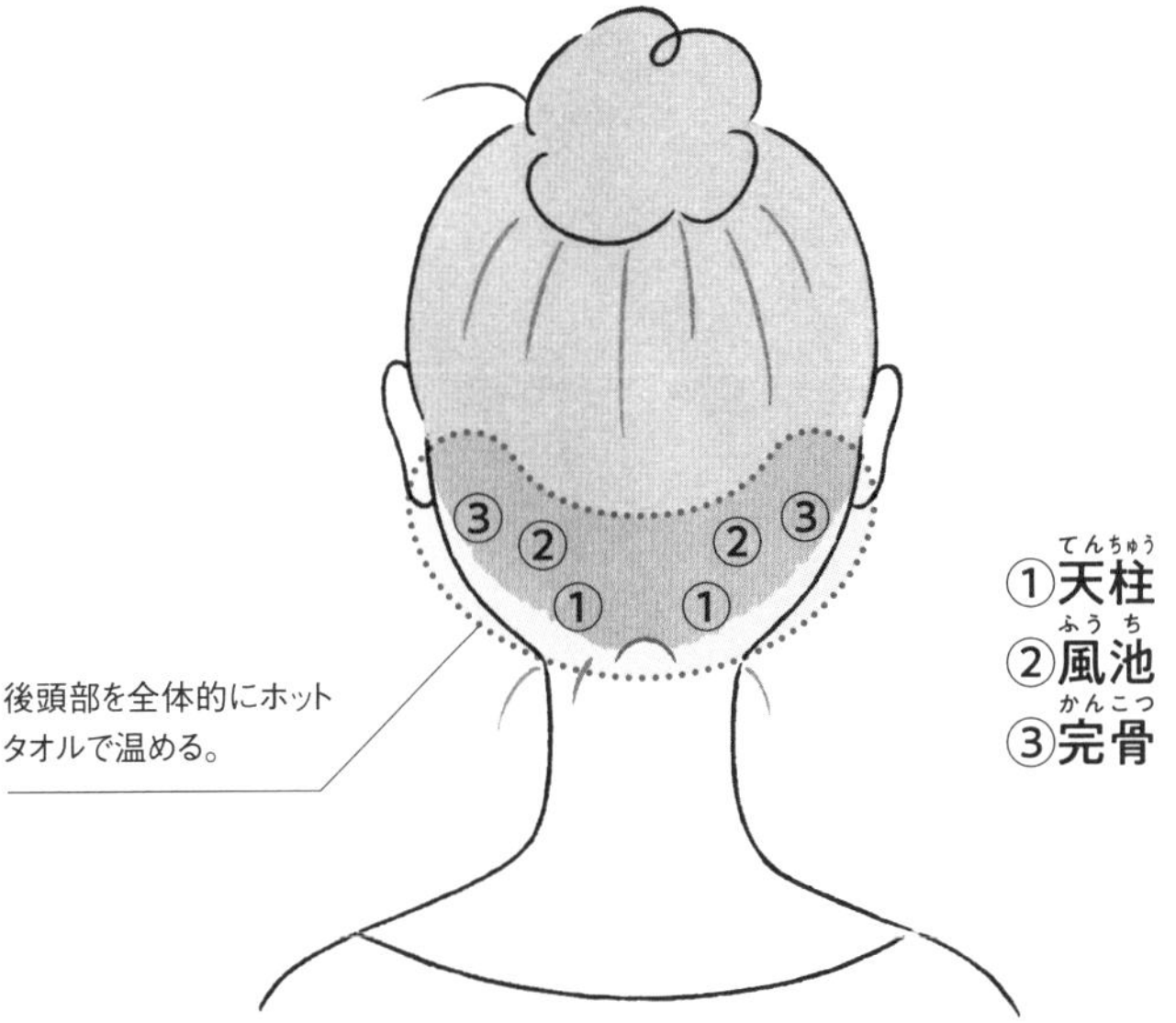

一緒に読みたい 49 超簡単！　首・肩・背中ストレッチ→ P.120

後頭部全体を温める

後頭部が硬くなると、不眠や緊張型頭痛、眼精疲労、首肩こりが発症しやすくなります。これらに効果的なツボは「天柱《てんちゅう》・風池《ふうち》・完骨《かんこつ》」です。

この3つのツボは正しい場所を探すのが難しく、押す方向を少しでも間違えると効果が現れにくい部分のため、**ホットタオルなどで後頭部を広範囲に温めるやり方がおすすめです。**

ご家庭でホットタオルを作る場合は、タオルを水で濡らして絞り、ラップに包みます。そして500～600Wの電子レンジで30～60秒ほど温めればできあがり（2枚のタオルを重ねると、保温効果が長くなります）。取り出す時や皮膚に当てる時には火傷をしないよう十分に気をつけましょう。

後頭部は治療でよく手が届く部位ですが、血流が良くなり筋肉が柔らかくなると、視界がパッと明るく広がった実感を得られるはずです。

20分に一度の休憩を

後頭部のこのエリアは首・肩・背中の筋肉の始まりであり、普段下を向く姿勢が多い人や歯の噛み締め癖がある人は硬くなりがちです。ツボ刺激によるケアだけでなく、**スマホやパソコンの操作時、調理中、書き物をしている時などには、20分に一度くらいのペースで上を向いたり肩を回してこまめに休息をとるように心がけるといいでしょう。**

首や肩が硬くなると交感神経が優位になり血管が収縮します。すると血流が悪くなり筋肉がさらに硬くなるという負のスパイラルに陥ってしまいます。日頃から負担を蓄積させないようにして、この悪循環を断ち切りましょう。

また、後頭部は入浴後のドライヤーで髪を乾かし切れていないことが多い部分でもあります。冷えや湿気は筋肉を硬くしますので、特にお子さんやお孫さんがいるご家庭はしっかりとチェックをして乾かしてあげましょう。

不調別ツボ

11

動画で
チェック

首肩こりに【手三里《てさんり》】

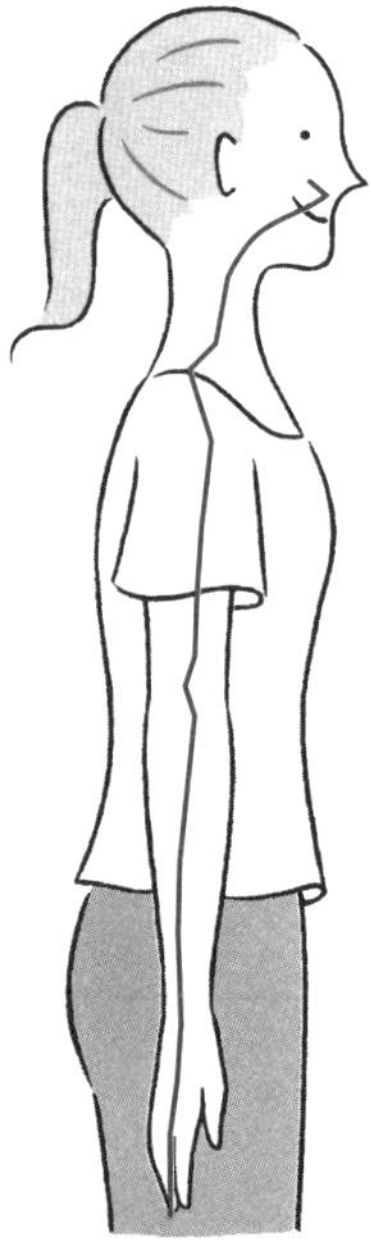

手の陽明大腸経《ようめいだいちょうけい》

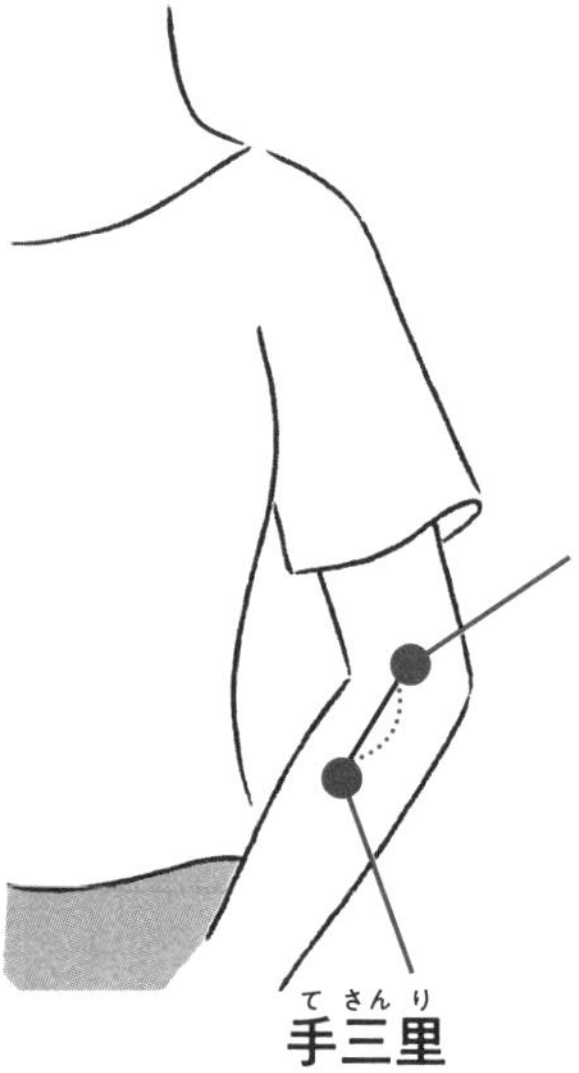

曲池《きょくち》

肘のシワの
外側の端。

手三里《てさんり》

曲池から人指し指方向へ指3
本分（人差し指から薬指の幅）
スライドさせたところ。

首肩こり／頭痛／眼精疲労／不眠／歯ぎしり／腕の神経痛

手三里は自分で刺激しやすい

首や肩のこりに効く代表的なツボのひとつに「手三里《てさんり》」があります。

腕からのつながりを見てみると、場所は、肘を曲げた時にできるシワの先端から、人差し指方向へ指3本分（人差し指から薬指の幅：2寸）スライドさせたところの圧痛点を探してください。刺激する方法は、指圧や優しく揉む、お灸やカイロなどで温めましょう。

鍼灸院では仰向けの体位で治療をスタートするところも多いですが、私はここの硬さを触るだけで首肩こりの度合いがある程度分かります。みなさんの中にも、首や肩がつらい時、無意識にコリコリとツボを触っている人も多くいると思うのです。

特に、**集中して画面を凝視している時に頭が前に出ている姿勢が多い人や、歯の噛み締め癖がある人は、首の側面にある胸鎖乳突筋《きょうさにゅうとつきん》（P.176）や、あご周囲の筋肉が張りやすいことから、首肩こりが発症しやすくなります。**

ところで、つらい局所（首や肩）以外の部分を刺激することに疑問を持つ人もいるかと思いますが、それは手三里が属する経絡《けいらく》が、肩や首へとつながっているためです。経絡とはツボとツボを結ぶ道のことで、手三里が属する経絡である「手の陽明大腸経《ようめいだいちょうけい》」は、人差し指から始まり合谷《ごうこく》（P.26）や手三里を通って、肩・首の側面・顔面へとつながりがあります。

首肩こりのサブツボ・曲池

「曲池《きょくち》」は、肘を曲げてできるシワの外側端にあるツボです。曲池は、首肩こりの他にも歯痛や過敏性皮膚炎、風邪の頭痛、眼精疲労、生理不順、のぼせなどの治療時に使用されます。

手三里から曲池の間のエリアにこりを見つけられる人も多いので、一緒にチェックしてみましょう。

不調別ツボ

12

動画で
チェック

腰痛に【陽陵泉《ようりょうせん》】

陽陵泉《ようりょうせん》

外くるぶしからすねの外側を触りながら上がっていき、膝の下付近の出っ張った骨のやや前下方にある凹み。

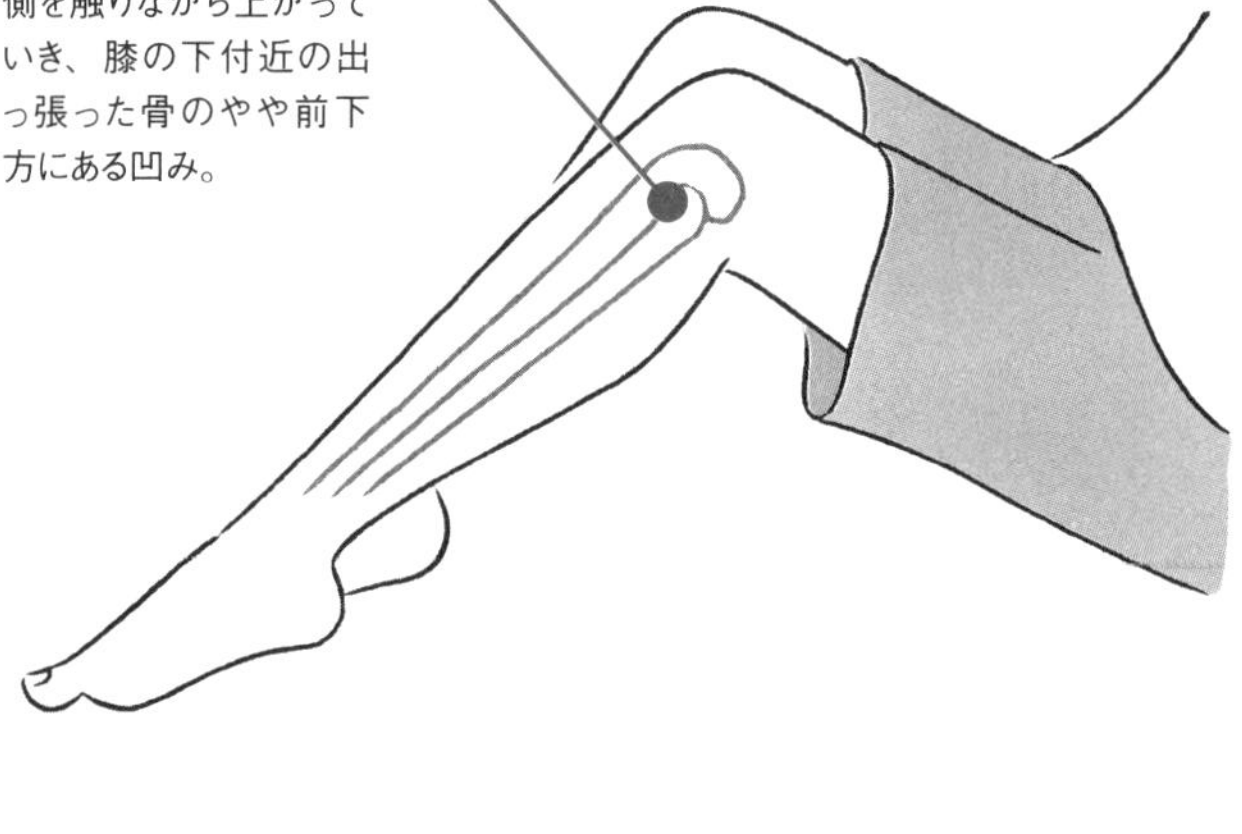

腰痛／膝痛／便秘／足の神経痛／胃酸過多症／脳血管障害の後遺症

一緒に読みたい 54 腰痛を改善する臀筋《でんきん》のストレッチ→P.130

腰は体の「かなめ」の部位

腰は冷えとストレスに弱いのが特徴です。「肝腎要《かんじんかなめ》」の「要」という文字が入る「腰」は、まさに体を動かす上で要《かなめ》となる部位で、非常に大切な役割を果たしています。そしてストレスを抱えた時には、東洋医学の五臓《ごぞう》の「肝《かん》」（P.82）が乱れ、冷えは「腎《じん》」と深く関係しますが、冷えを防ぐためには腰や下腹部、お尻、脚全体を冷やさないことも大切です。

さらに、ストレスの蓄積がある状態で、急にカーッと怒りを覚えた時にギックリ腰を発症する人も少なくないので気をつけましょう。

「陽陵泉《ようりょうせん》」は、腰痛をはじめ、筋肉の不調全般に効果を発揮するツボになりますので覚えておくと役に立ちます。探し方は、外くるぶしからすねの外側を触りながら上がっていくと、膝の下付近で大きな出っ張りのある骨に到達するはずです。その骨のやや前下方に陽陵泉があります。

刺激の仕方はお灸がおすすめ。名前に「陽」と付くツボは比較的熱に強い性質があるので、温度が低いソフトタイプのお灸の場合は、くり返すお灸の回数を増やしたり、ひとつ上の熱さになるレギュラータイプを選択しましょう。

腰痛のサブツボ3選

腰に効くツボは、他にも次のものがあります。

①**足臨泣《あしりんきゅう》**：P．46参照。
②**腰腿点《ようたいてん》**：P．230参照。
③**腎兪《じんゆ》**：P．229参照。第二腰椎《ようつい》の外2～3センチ付近にあるツボですが、簡単な探し方としては腰がつらくなると自然に叩いているところ。

腰は自覚症状が出にくい部位ですので、違和感や痛みがある場合は、筋肉がすでに凝り固まっている可能性も高いです。セルフケアに加え、早めに治療を始めるようにしましょう。

不調別ツボ

13

動画でチェック

O脚改善と膝痛に【曲泉《きょくせん》】

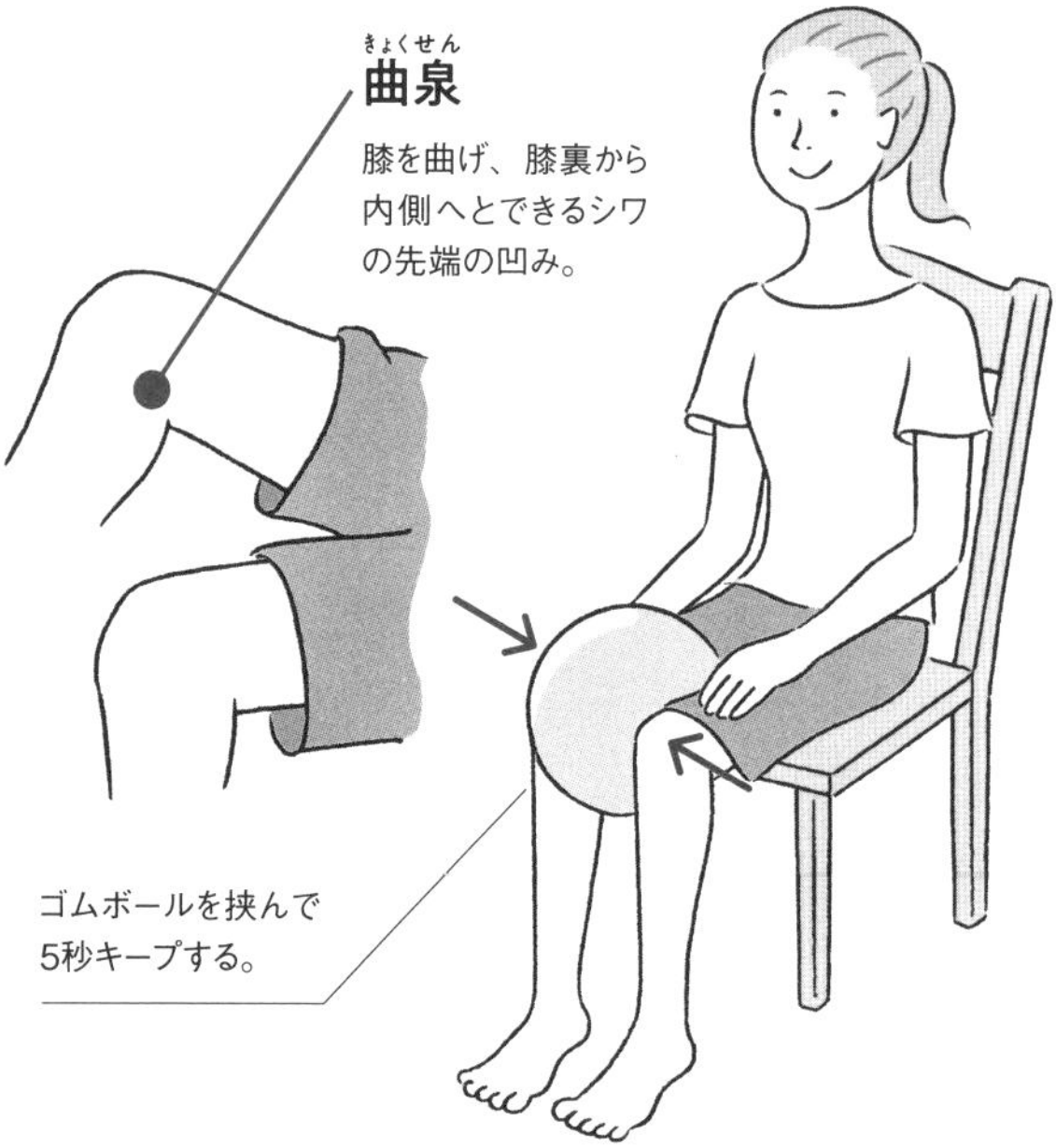

膝痛／めまい／下痢／お腹の張り／イライラ／落ち込み／生理不順

内転筋を鍛えてO脚改善

内くるぶしをつけた状態で立った時、膝と膝の間に指が3本以上入る場合にO脚と診断されます。O脚は、内転筋という太ももの内側の筋肉が弱くなると起こりやすくなります。

O脚を改善するためには、直径30センチ程度のゴムボールを膝の内側で挟み5秒キープ。これを1日5セット行いましょう。

ボールは100円ショップのもので十分です。O脚改善のみならず、太ももが引き締まって足がすっきり見えるはずですよ。

O脚は将来の膝痛を招く

O脚は見た目の観点だけでなく、将来の膝痛を招く可能性もあります。膝の軟骨がすり減って痛みが出ると聞いたことがある人も多いと思いますが、これはO脚になるにつれて起こりやすい症状です。

例えば、機械の関節には油をさしますが、人間の関節の中にも油の役割をするものが入っているのです。血流が良ければ油が適度に関節内に浸透し、関節の動きを滑らかにします。しかし、この油が少ないと軟骨へのダメージが大きくなってしまうのです。

軟骨がすり減っていても痛みが出ずに生活を普通に送っている人は多くいますが、症状が進行すると人工関節手術が必要になってしまうことも。人間の体は車の部品などのように簡単に交換ができないため、膝周りの筋肉を鍛え、将来のためにも血流をいい状態にキープしておきましょう。

膝の内側の痛みに曲泉

現在、膝の痛みなどの症状があるという方には、膝の内側にある「曲泉《きょくせん》」というツボをご紹介します。探し方は、一度膝を最大に曲げ、膝裏から内側にできるシワの先端で凹みがあるところです。マジックなどで印をつけて膝を伸ばし、指圧またはお灸を据えましょう。

不調別ツボ

動画でチェック

14

疲れやすい人は【足臨泣《あしりんきゅう》】

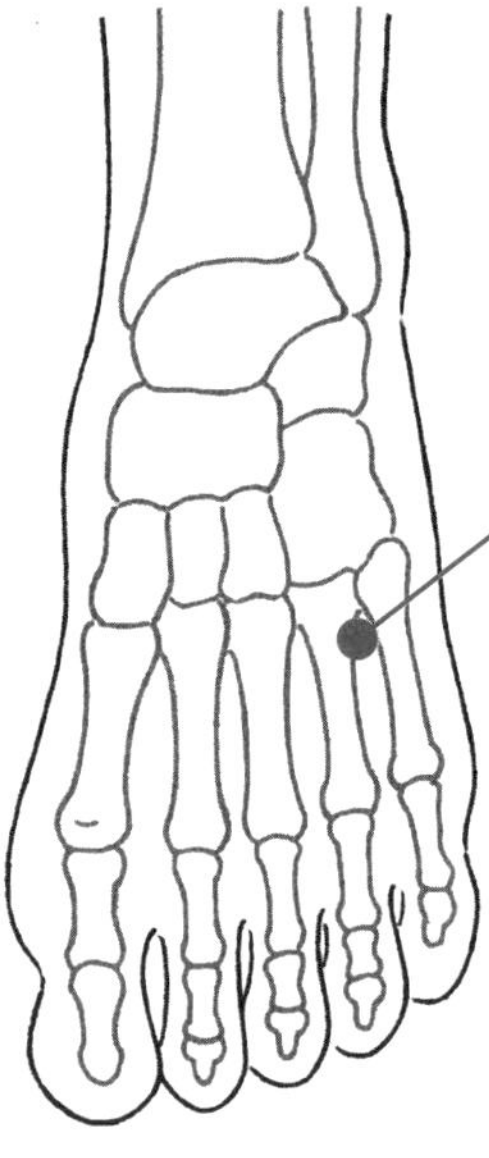

疲労／腰痛／膝痛／めまい／難聴／目の腫れ／眼精疲労

一緒に読みたい
33 疲れが取れにくい人は鶏肉の「イミダペプチド」→P.86

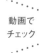

外側重心は疲れのサイン

私たちの体は、疲れてくると重心の外側で体重を支える癖が出てきます。そうすると必然的に足の小指の方へ体重の負担がかかりやすくなってしまいます。人によっては小指が内向きになり、大袈裟《おおげさ》にいうとペンギンのような左右に大きく揺れる歩き方になってしまいます。見た目にも美しくありませんし、燃費が悪い歩き方になります。そしてますます疲れて、足の外側に負担が蓄積しやすくなるという悪循環に。

足底の外側の皮膚が厚く硬くなっている人やタコがある人、靴底が外側ばかり擦り減っている人は、普段の歩き方が外側重心になっているサイン。歩く時は、最後は親指側へ体重を乗せて地面を踏み込む意識を心がけましょう。正しい歩き方は腰痛の予防や改善にもつながります。

疲労に足臨泣と風市

疲れやすさを感じる時におすすめのツボは、「足臨泣《あしりんきゅう》」です。探し方は、足の薬指と小指の間に指をあて、足首方向へスライドさせます。すると指が止まるところがあるので、そこで皮膚に対して垂直方向に押してみましょう。**普段から外側重心の癖がある人は、足臨泣を押すと痛みやジーンと響きがあるはずです。**

また、足臨泣は「泣」という文字が含まれているように、疲れ目などの目の疾患にも効果を発揮します。足臨泣は、胆のうにつながる経絡《けいらく》である「胆経《たんけい》」に属しますが、消化を助けるツボにもなります。一番は食べ過ぎないことが大切ですが、脂っこいものなどを食べた後に押すと消化の助けになるでしょう。

疲労に効くその他のツボには、「風市《ふうし》（P.231）」があります。まっすぐ気をつけの姿勢になって太もも外側中央、中指の先にある圧痛点を探します。足臨泣と同じ経絡に属するツボで、外側重心の癖がある人は、ここにある大きな腸脛靭帯《ちょうけいじんたい》が張っています。強く押すと強烈な痛みになるため、優しく探してください。

不調別ツボ

15

動画で
チェック

足のむくみに【豊隆《ほうりゅう》】

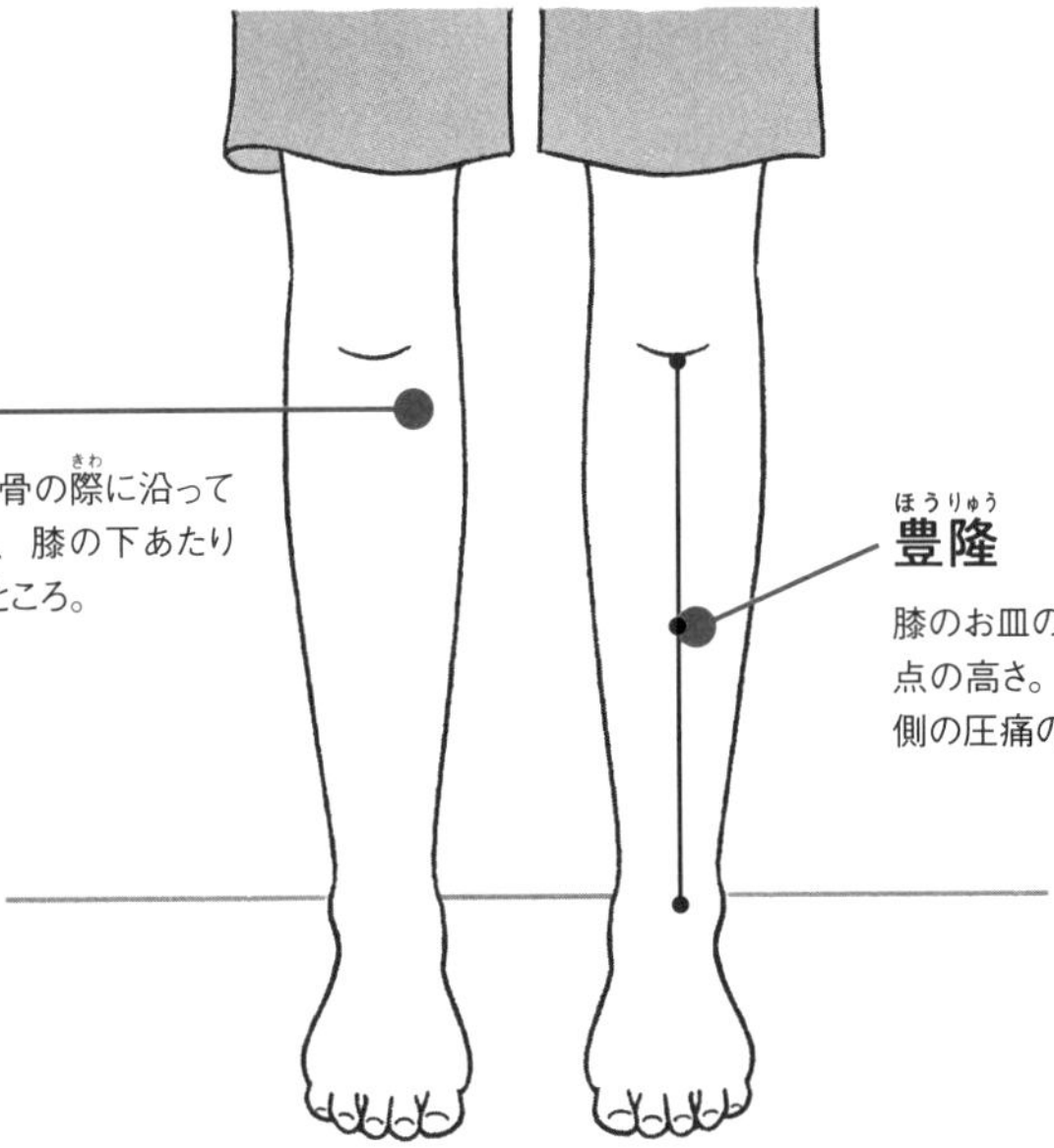
陰陵泉《いんりょうせん》
内くるぶしから骨の際《きわ》に沿って上がっていき、膝の下あたりで指が止まるところ。
膝のお皿の下から足首の中点の高さ。正面から少し外側の圧痛のあるところ。

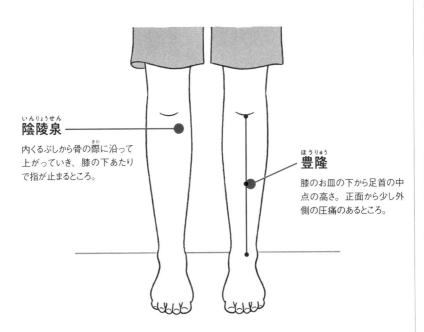

むくみは胃腸の調子が原因

むくみってすごく気になりますよね。特に足のむくみが気になる方は多いと思います。**体の余計な水分が回収できていない時に、重だるいむくみの症状が出ますが、むくみは胃腸の調子が関係します。**

そこで、**水分代謝に効く胃のツボ「豊隆《ほうりゅう》」**をご紹介しましょう。探し方は、膝のお皿の下と足首の中点の高さで、5ミリ～1センチほど外側にある圧痛点を探してください。

豊隆は、温めることがおすすめです。お灸やカイロ、ぬるめのお湯が入った耐熱ペットボトルを当てる、体を洗うついでにシャワーを長めに当てる、髪を乾かす延長でドライヤーを適度に当ててあげると効果が現れやすいです。

むくみのサブツボ・陰陵泉

水分代謝は五臓《ごぞう》の「腎《じん》」と関係が深いですが、腎に属するツボの中でむくみに効果的なのが「陰陵泉《いんりょうせん》」です。探し方は、陽陵泉《ようりょうせん》（P．42）と膝を挟んで反対側、ふくらはぎの内側の同じ高さに陰陵泉があります。指で内くるぶしから骨の際《きわ》に沿って上がっていき、膝の下のあたりに指がピッと止まるところがあるはずです。その付近で圧痛点を探しましょう。軽く触って痛みがあるようでしたら、余計な水分が溜まっています。

陰陵泉は、婦人科系や泌尿器系の不調の訴えがある時にも効果があります。豊隆と同様にお灸やカイロなどで温めてあげましょう。正月太りもむくみが原因となっている場合が多いので、これらのツボを温めると効果的です。

東洋医学では舌の状態を見て体調を診断しますが、舌の苔《こけ》が厚く、舌の縁のところに歯の跡がギザギザとある人は、水分代謝が悪いむくみサインです。

不調別ツボ

16

動画でチェック

ふくらはぎのつりに
【承山《しょうざん》】

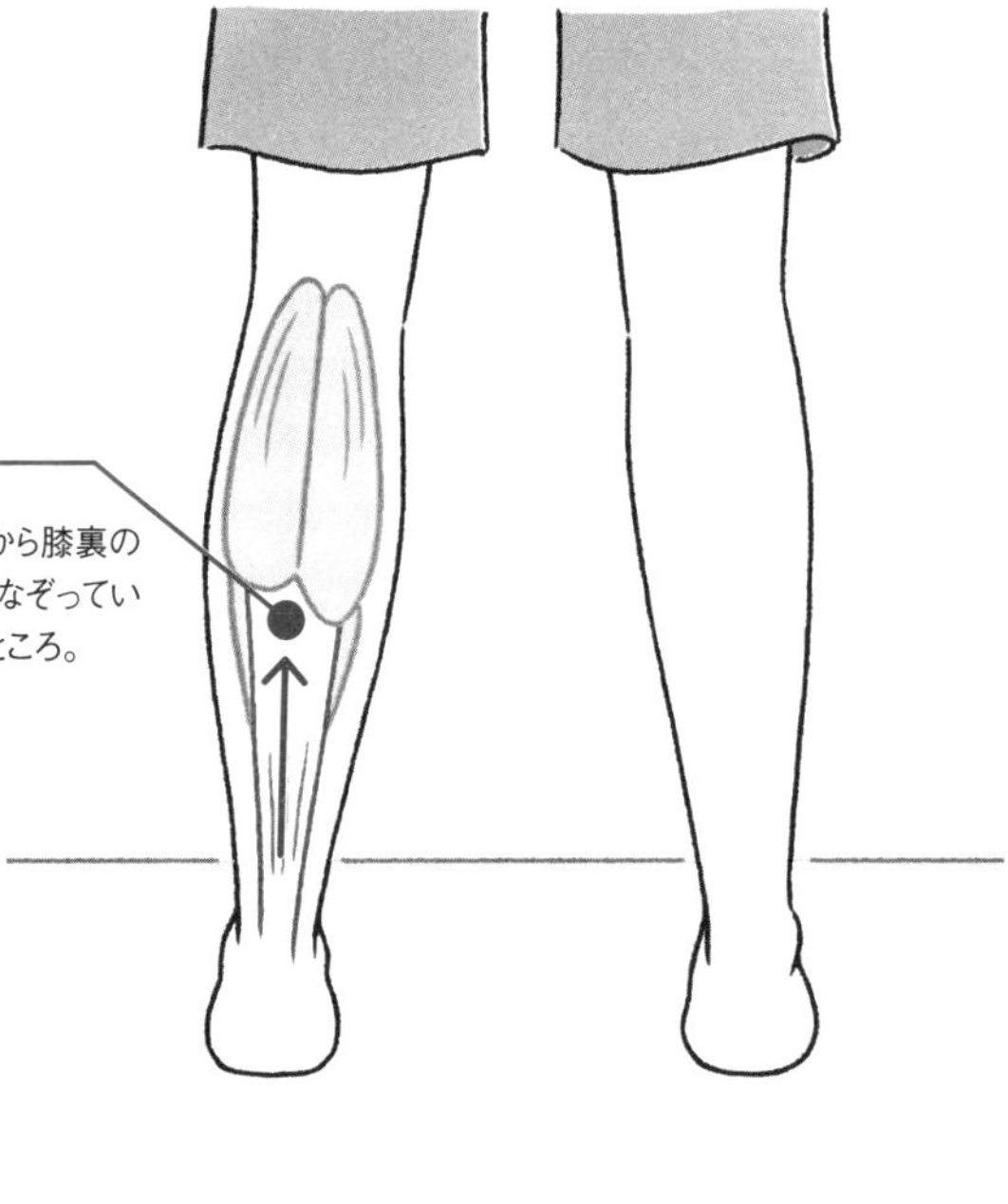

承山《しょうざん》

アキレス腱から膝裏の方向へ指でなぞっていき、止まるところ。

よく足がつる人は承山

「承山《しょうざん》」はアキレス腱とふくらはぎの筋肉の境目にあるツボです。大抵の人は、アキレス腱から膝裏方向に指で触りながら上がっていくと中点付近で止まるところがあります。**この付近の圧痛点を押したり温めたりすると、足のつりに効果的です。**

鍼灸院では、足のつりの症状に対して、治療効果を持続させる「置き鍼」を使用するところが多いです。シールの真ん中にほんの少し鍼が付いているアイテムで、最近ではスポーツ選手が付けながら練習をするほど痛みを感じないものになります。

これは鍼灸師に付けてもらうタイプになりますが、付けている間は足のつりが発症しないと喜ばれる患者様も非常に多いので、セルフケアで解消できないほどひんぱんに起きる場合は、一度鍼灸院で相談してみるのもいいでしょう。

筋肉のつりは水分不足も原因

そもそも、筋肉がつりやすくなる原因には、①筋肉量の低下、②冷えやこりからの血流不足、③水分不足の３つがあります。もし、「普段の生活で十分に運動をして気をつけているのに、なんで足がつるのだろう？」と感じている人は、水分摂取量に原因があるかもしれません。

適切な水分量は個人差がありますが、１日１・２〜２リットル程度を目安に飲むようにしましょう。たくさん摂るほどいいと思って水分を摂り過ぎると、反対に胃腸に負担がかかりますので、適度な摂取量を心がけてください。

そして、胃腸の働きを損ねないもうひとつの工夫としては、できれば暑い日は常温で、それ以外の日は温めて飲むと健康面だけでなく美容面にも良い効果をもたらします。お肌がとても綺麗な状態にもかかわらず「特に何もやってない」という方の中には、これらを日頃から常識のように行っている人が多くいらっしゃいます。

不調別ツボ

17

動画でチェック

足の冷えには【八風《はっぷう》】手の冷えには【八邪《はちじゃ》】

冷え性／リウマチ／脳血管障害の後遺症／しびれ／手足の疲労感

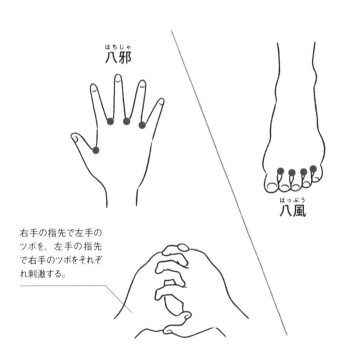

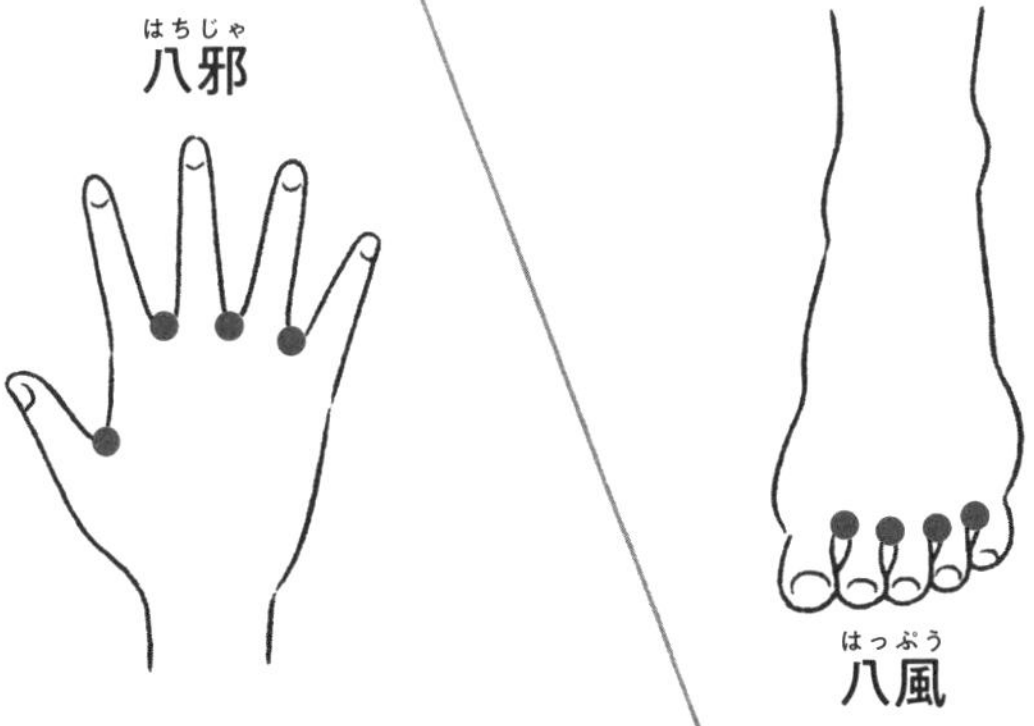

右手の指先で左手のツボを、左手の指先で右手のツボをそれぞれ刺激する。

一緒に読みたい 48 温活のすすめ→ P.118

末端の冷えに効く指間のツボ

末端の冷えには、足の指の間にある「八風《はっぷう》」と、手の指の間にある「八邪《はちじゃ》」を選択しましょう。手足の指の水かき部分にそれぞれ左右8穴あります。

これらのツボは少し特殊な「奇穴《きけつ》」といい、ある疾患に対して有効的な効果を示す単独のツボになります。普通、ツボは経絡《けいらく》というツボとツボを結ぶ14本のライン上に属しますが、この奇穴は経絡に属さない単独のツボで、長年の臨床経験から効果が認められた奇穴は29種類存在します。

八風と八邪の刺激の仕方は、一つひとつお灸をしていったり、手の指で順に押していく方法もあります。

簡単な刺激方法

次のような刺激方法も時短になりますのでおすすめです。

八風

①手指と足指で握手をするように、足指の間に手指を差し込み、優しく握る。
②足指を反らせて、足の裏を5秒伸ばす。
③足指を丸めて、足の甲を5秒伸ばす。
④これを左右10セットくり返す。

八邪

①両手を組むようにして右手の指先で左手のツボを、左手の指先で右手のツボを刺激する。
②押しながら5秒キープする。
③これを10セットくり返す。

八風を刺激する際は、手指を深くまで入れ過ぎないようにし、握る・曲げる力も強過ぎないように注意してください。行った後は足がポカポカしたり軽くなる実感があることでしょう。日頃の生活で足の指を広げる機会は少ないので、時々足指のストレッチを行うことは、血流を良い状態に保つ秘訣になりますよ。

不調別ツボ

動画でチェック

18

胃の疲れに【足《あし》三《さん》里《り》】

胃痛／胃もたれ／食欲不振／便秘／下痢／貧血／疲労感／頭痛

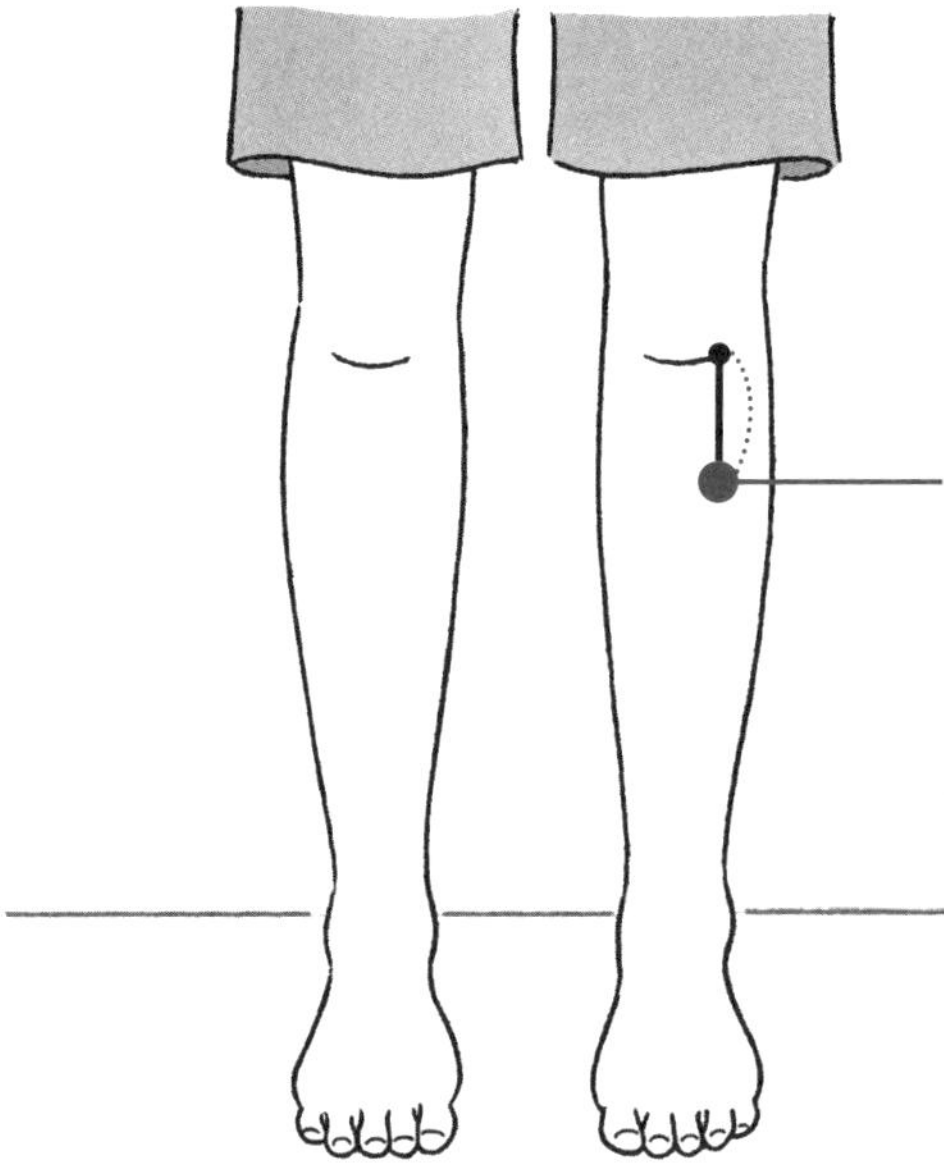

足《あし》三《さん》里《り》

膝のお皿の下にある凹みから、すねの骨に沿って指4本分（人差し指から小指の幅）下がった、やや外側。

一緒に読みたい　30　お腹が鳴ってから１時間後に食べる→P.80

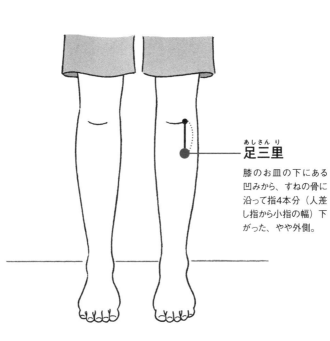

胃腸トラブルに足三里

胃をはじめとする消化器は、体の中で最も重要な器官です。なぜなら、脳や内臓、筋肉などは「血流」によって働きますが、その血流の元になるものを、胃腸で食べものや飲みものから消化・吸収できなければ何もはじまらないからです。ですので、**複数の不調がある時に、消化器の症状が含まれる場合には、胃腸の調子を優先的に気を使ってあげると他の症状の改善経過が良くなります。**

胃痛・胃もたれ・食欲不振・便秘や下痢などの胃腸トラブルには、「足三里《あしさんり》」のツボを温めましょう。足三里の場所は、膝のお皿の下にある凹みから、すねの骨に沿って指４本分（人差し指から小指の幅：３寸）下がり、やや外側で圧痛点を探してください。

足三里は有名なツボで、世界でもポピュラーです。医療設備が整っていないアフリカなどで、２００８年からイギリスの鍼灸師を中心に足三里にお灸を据えることを促す「moxafrica《モクサアフリカ》」という活動もあるほどです。

胃の疲れのサブツボ・中脘と天枢

次のツボも胃腸トラブルに効果があります。お灸がおすすめですが、お腹を露出して冷えないように、寒い時期は服の上からカイロで温めるとよいでしょう。

①**中脘《ちゅうかん》**：P．２２８参照。みぞおちからヘソの中点。

②**天枢《てんすう》**：P．２２８参照。ヘソから左右に指３本分（人差し指から薬指の幅）外側。

東洋医学では、舌を見て胃の疲れを診断できます。舌の苔《こけ》が白くベターっとしている時は、お疲れ気味。他にもゲップが多い、口内炎、口角炎、口周りの吹き出物がある時も胃腸をいたわってあげてください。

不調別ツボ

19

快眠ツボ【失眠《しつみん》】

不眠／むくみ／足の冷え／生理前のかかとの痛み

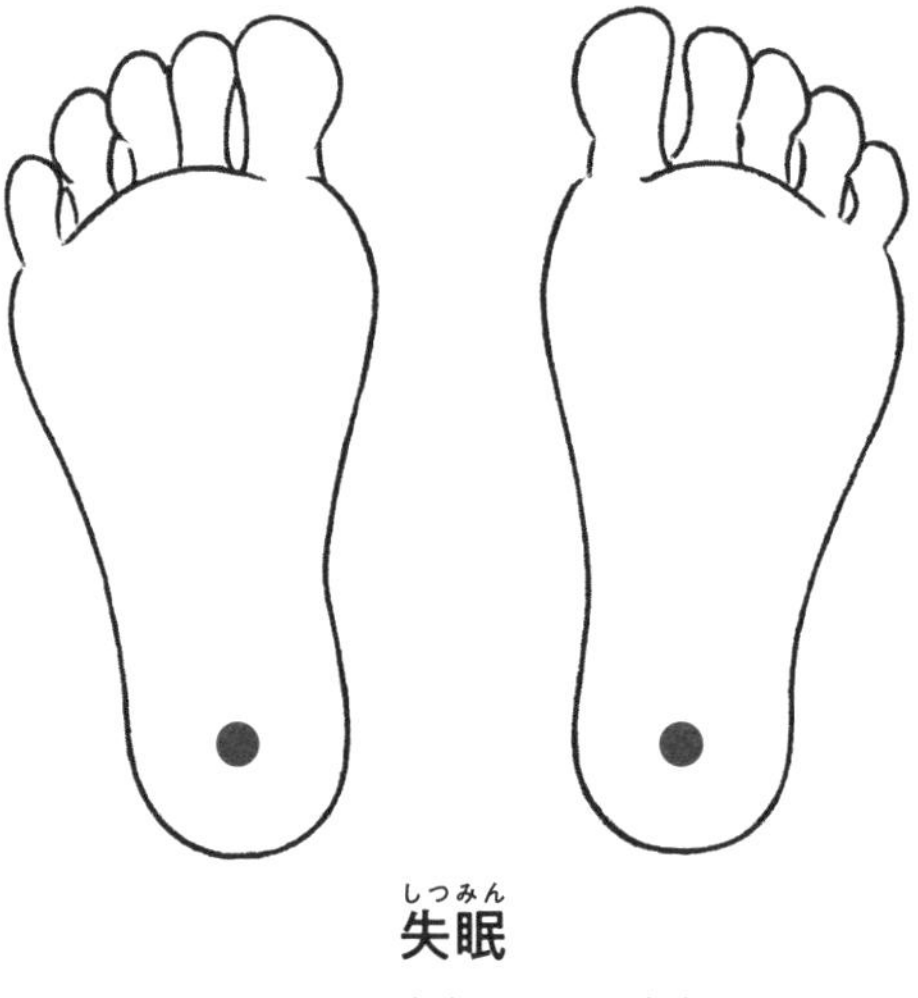

失眠《しつみん》

左右のかかとの中央。

一緒に読みたい 51 23時に寝ることが理想→P.124

失眠を刺激するコツ

不眠にお悩みの方に、失眠《しつみん》というツボがあります。スーッと眠りに誘う、快眠のツボとされています。失眠の探し方は簡単で、かかとの真ん中にあります。指圧とお灸がおすすめですが、行う時には、体をリラックスさせる工夫がいくつかありますのでご紹介します。

まず、就寝30分～1時間前に行うことです。そして、部屋の明るさを少し落とし、できれば黄色い電球色に変えられるとリラックスが促されて理想的です。

ゆっくりと深呼吸をしながら行いますが、指圧の場合は強く押し過ぎないように気をつけてください。強い刺激は、リラックス作用とは反対に、緊張や興奮作用が働いてしまいます。スマホやテレビなどの画面を見ることも緊張・興奮作用の交感神経が優位になる行動ですので、リラックスタイムには避けるようにしましょう。

不眠のサブツボ・おヘソの神闕

もうひとつ不眠時に紹介したいツボは「神闕《しんけつ》（P．228）」です。こちらも覚えやすい位置にあり、おヘソにあります。

東洋医学では、睡眠時に陽気（エネルギー）がお腹に集まることで、寝付きや睡眠の質が良くなるといわれています。ですので、**陽気がおなかに集まりやすいように、カイロやぬるめのお湯を入れた耐熱ペットボトルなどで睡眠前から神闕を温めてあげましょう。**鍼灸院では塩灸といって、塩の上にお灸をのせておヘソを温めるところもあり、すぐに眠りにつきますよ。

寝不足になると目の下にクマができますが、寝付きが悪い、途中で起きて目が覚める、朝起きても寝足りない感じがする、夢をよく見る、日中すごく眠たくなるなども、すべて不眠症状です。失眠と神闕のツボを活用して、睡眠の質を高めていきましょう。

不調別ツボ

20

動画で
チェック

生理トラブル・更年期障害に
【三陰交《さんいんこう》】

生理痛／生理不順／更年期障害／婦人科系の疾患

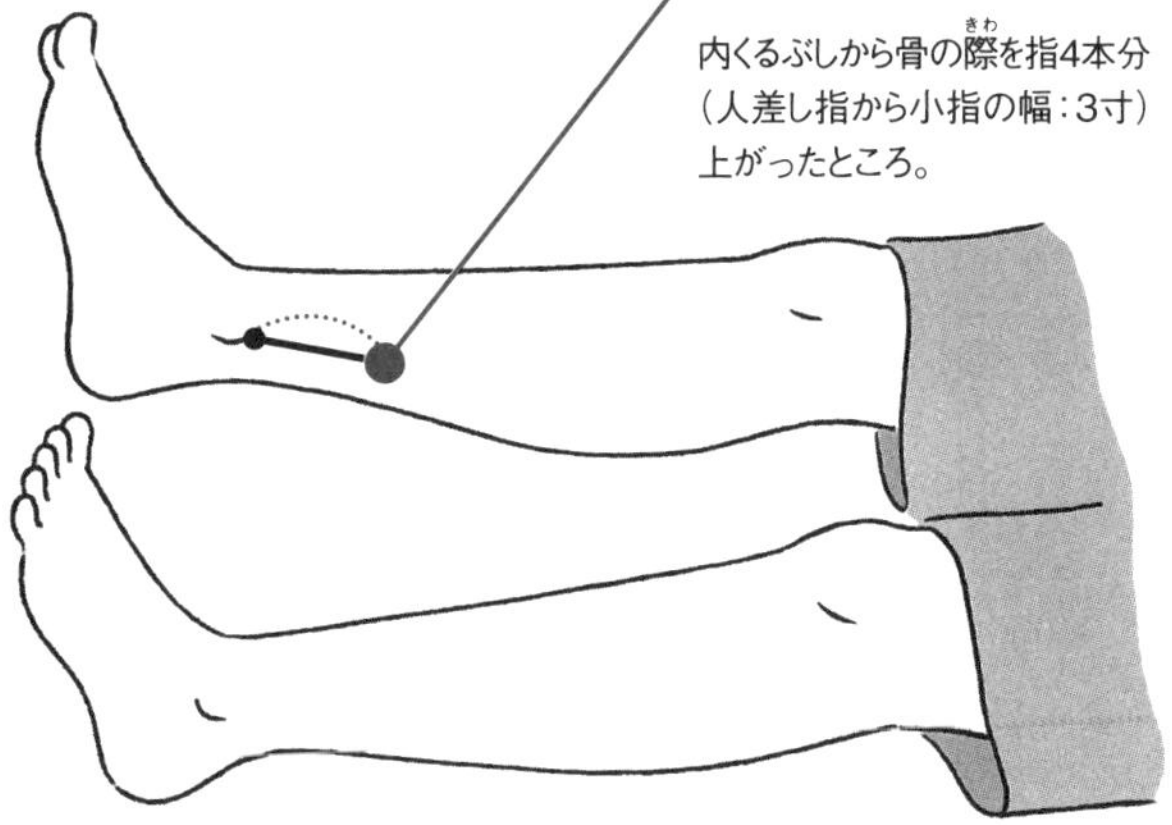

三陰交《さんいんこう》
内くるぶしから骨の際《きわ》を指4本分
（人差し指から小指の幅：3寸）
上がったところ。

一緒に読みたい
44 生理痛には「チラミン」を避ける→ P.108

3つの経絡が集まるツボ

「三陰交《さんいんこう》」は、ツボとツボを結ぶ3つの経絡《けいらく》（肝経《かんけい》・脾経《ひけい》・腎経《じんけい》）が交差する重要な場所になります。**東洋医学で血《けつ》※は陰血《いんけつ》といいますが、子宮は「血の海」といわれるほど血が重要で、3つの陰の経絡が交わる三陰交は、生理トラブルに効果的なツボです。**

探し方は、内くるぶしから骨の際《きわ》を指4本分（人差し指から小指の幅：3寸）上がったところです。

三陰交を皮膚に対して垂直に押して痛みがある場合は、生理トラブルや婦人科系の疾患があるサイン。またはこれから悪くなる可能性が高いため、早めに養生を始めることをおすすめします。

三陰交は、更年期障害にも効果が期待できます。更年期障害とは、簡単にお伝えすると体の中でクールダウンができずに熱が溜まっていく症状だと思ってください。熱は上にのぼる性質があるため、頭部の方へ熱がこもると緊張型頭痛やイライラ、のぼせ、頭から汗が吹き出すなどの症状を発症します。

上にのぼる熱を抑える時にも三陰交が活躍するので、お灸やカイロ、アンクルウォーマーなどで温めると気持ちがいいと感じる人は多いはずです。

生理トラブルは足の冷えが原因

婦人科系の疾患は、足の冷えが原因のことも多いです。冷えは下に降りる性質があるため、足首を中心とする下半身を冷やさず温めることを年間通して気をつけましょう。また、近年注目されている腸にとっても、良い養生になります。

人間の体は冷えや筋肉のこりが一定期間続くと慣れてしまいます。これを順応といいますが、自分で冷えに気がついていない人も多いため、手で足首を実際に触って冷えを感じないか確認をしてあげましょう。

※陰血（血）は、東洋医学の言葉で血液や栄養、ホルモン作用のことを指す。

不調別ツボ

21

動画でチェック

貧血に【血海《けっかい》】

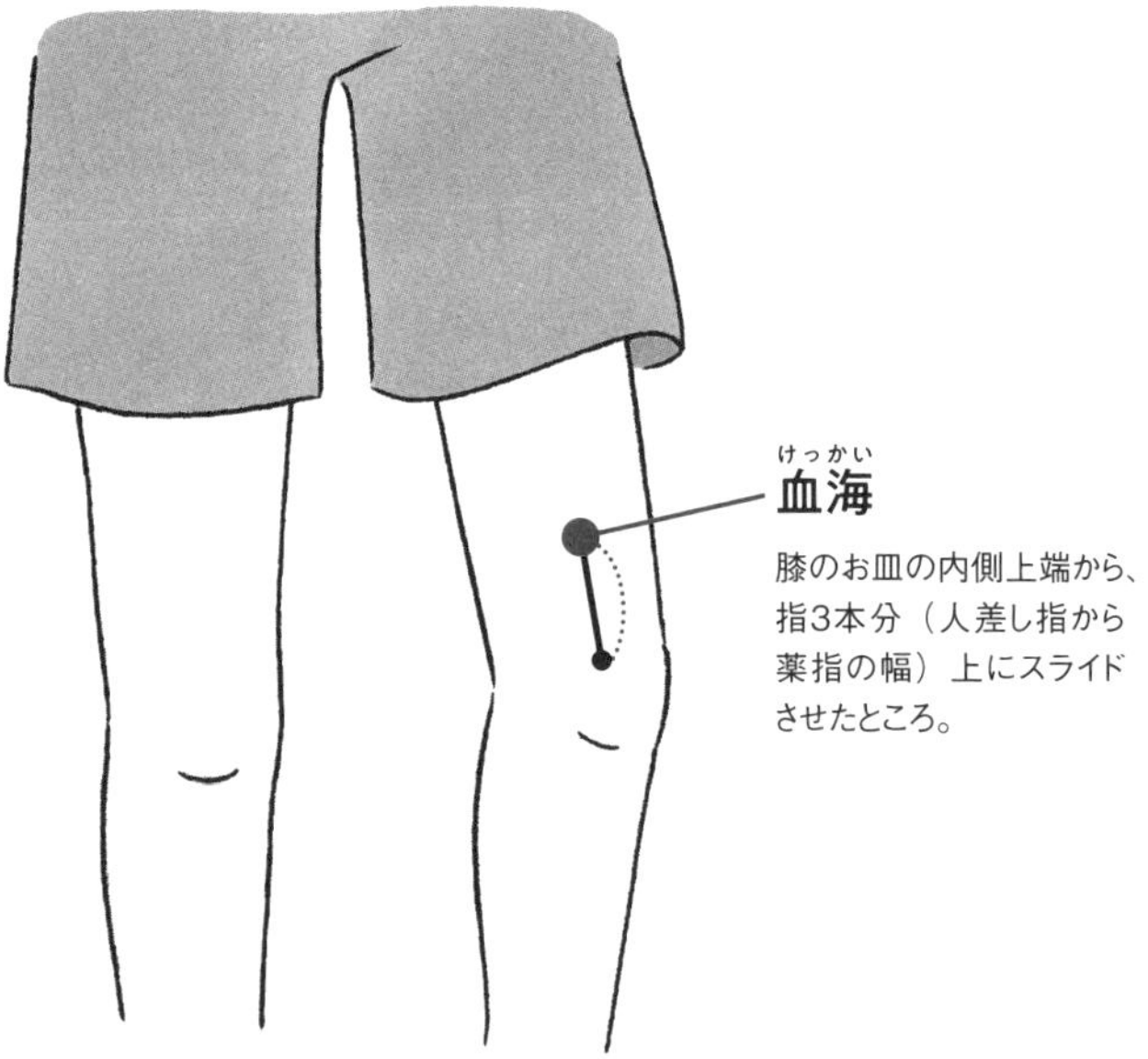
血海《けっかい》
膝のお皿の内側上端から、指3本分（人差し指から薬指の幅）上にスライドさせたところ。

貧血に悩む女性の味方

胃腸が弱く睡眠が浅い傾向にある日本人は、貧血の人が多いです。日本は雨が多く湿度が高いことが特徴ですが、胃腸は湿に弱いため食物から血になる材料を吸収する力が落ちてしまいます。そして、東洋医学では睡眠時に血《けつ》を増やすと考えられているため、この両方の働きが落ちると血の不足である「血虚《けっきょ》」という状態になり、これが貧血の原因です。

そこでおすすめするツボは、「血海《けっかい》」。まさに「血」という文字が使われているツボになります。場所は、膝のお皿の内側上端から指3本分（人差し指から薬指の幅：2寸）上にスライドさせ、圧痛点を探しましょう。

血海は温めることが良いため、カイロやぬるめのお湯を入れた耐熱ペットボトルを火傷に注意して当てる、またはシャワーやドライヤーで温めてください。

血海は、冷え性や生理痛にも効果が期待できるツボです。生理のある女性は、男性よりも貧血になりやすいです。そして、貧血だと生理痛も強くなってしまいます。前項でもご説明しましたが、婦人科系の疾患には冷えからくる血行不良も良くないため、脚の内側を触って冷えている部分がある場合には、そこを重点的に普段から温めてあげる養生が大切になります。

特に、膝の内側や太ももの前面や内側に、静《じょう》脈瘤《みゃくりゅう》や細絡《さいらく》という細い赤紫色の血管（P.72参照）がある場合は、普段から冷えていて血行が悪いサインです。

血と関係するツボ・膈兪

その他に貧血に効くツボには、「膈兪《かくゆ》（P.229）」があります。肩甲骨《けんこうこつ》の下端と同じ高さで、背骨から外側へ指幅2本分、脊柱《せきちゅう》起立筋《きりつきん》という背筋の一番盛り上がっているところに圧痛点を探しましょう。膈兪は、しゃっくりにも効果的です。

不調別ツボ

22

美容のツボ代表【四白《しはく》】

顔のむくみ・シワ・たるみ・クマ・吹き出物・こわばり／眼精疲労

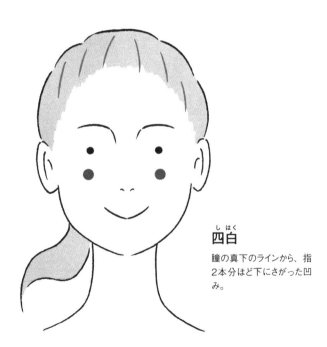

四白《しはく》

瞳の真下のラインから、指2本分ほど下にさがった凹み。

一緒に読みたい 94 1年のお肌の調子は冬の生活で決まる→P.214

美容に良い四白

美容に良い、顔の局所のツボをご紹介します。「四白《しはく》」といって、場所は瞳の真下のラインを指2本分ほど下にさがり、凹みのあるところ。**顔のむくみやシワ、たるみなどに効果がある代表的な美容のツボです。**

顔は特にデリケートな場所ですので、四白を刺激する際は、強く押さず、皮膚を引っ張らないように心がけながら、皮膚に対して垂直方向に優しく押してあげてください。また、顔の血行促進や水分代謝を良くするために温かい手で行います。手が冷えている場合は、洗面器にぬるま湯を張り、数分間手を温めましょう。

また、**顔の血流は背中と深い関係があります。**美容目的でなく治療を受ける人の中にも、背中の筋肉が柔らかくなり血行が改善すると、「最近化粧のノリが良くなりました！」と言っていただけることも珍しくありません。背中がヒヤッと冷たく感じる時には、カイロを貼ったり、服を着たままでよいので襟を少し後ろに抜き、そこからドライヤーで2～3分背中を温めることを習慣にしてみてください。顔の血色も良くなるはずですよ。

顔と体はつながっている

顔も体も1枚の皮膚で全身つながっているため、美容面でも普段の姿勢は大切になります。足組みや片方の足ばかりに重心をかけることが多くなると、顔の歪《ゆが》みにつながってしまいます。また、片方の肩にバッグをかける癖も顔の歪みにつながるため、できればリュックがおすすめです。

美容には内臓の働きと体全体のバランスを改善することが必要になりますが、美容鍼灸に興味のある方へ私からすすめる治療院としては、できれば内臓の調節からターンオーバーの周期を改善しつつ、体全体の歪みを整え、お顔にも鍼を刺す60～90分程度のメニューがあるところが良いでしょう。

不調別ツボ

23

動画で
チェック

ほうれい線や たるみ・むくみに【下関《げかん》】

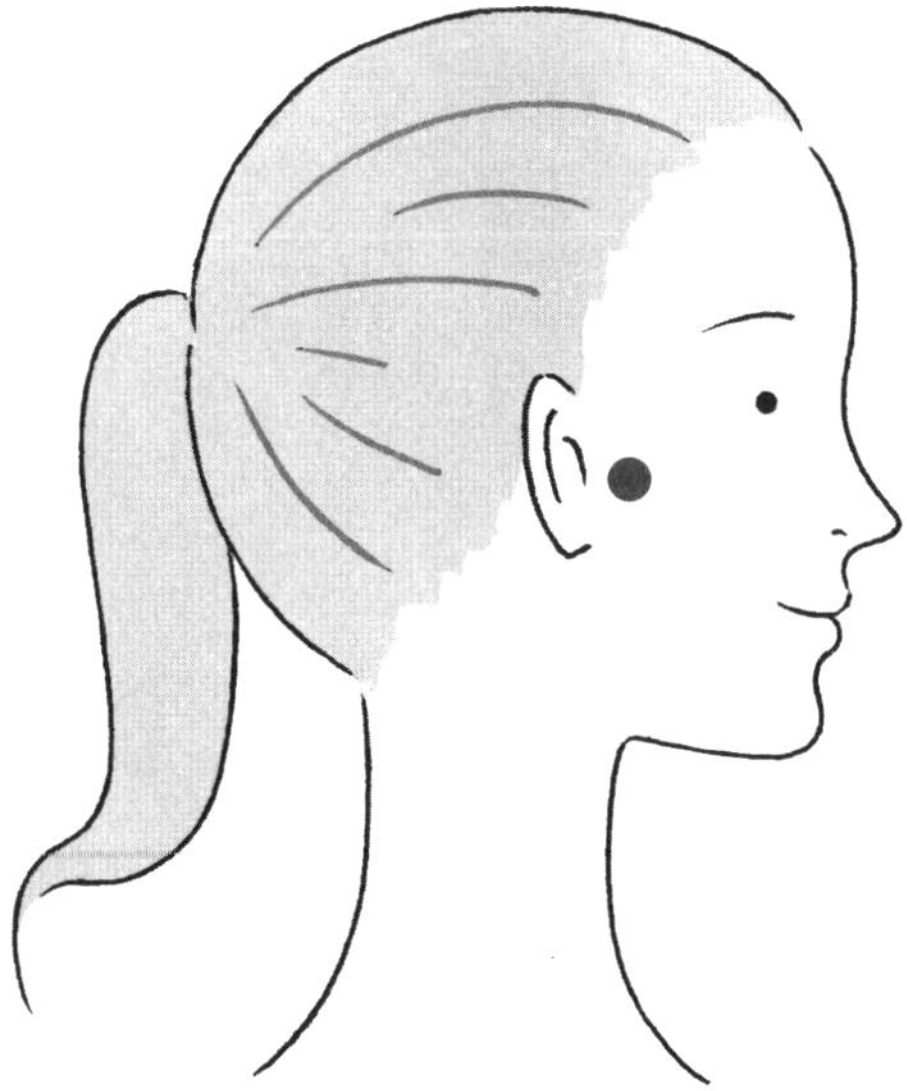

下関《げかん》

耳の穴の前の凹み。
あごの関節を動かすと盛り上がる部分。

ほうれい線／顔のたるみ・むくみ／歯痛／顔面神経痛／顎関節症《がくかんせつしょう》／耳鳴り

ほうれい線の解消に下関

「下関《げかん》」は耳穴の前の凹み部分で、あごの関節を動かすと盛り上がる場所になります。**下関を刺激すると顔の血流が良くなるため、頬のむくみ・たるみが取れ、ほうれい線や二重あごの解消につながり、小顔に近づけます。**

また、皮脂腺や汗腺を活性化させて皮膚の汚れを排出させる効果もあります。メイクを落とした後、下関を押してから洗顔をすることで、きちんと肌の汚れを落とすことができるでしょう。

下関周囲の筋肉が凝り固まっていると、側頭部の筋肉が硬くなり、慢性的に続くと頭部全体がむくみやすくなってしまいます。そのむくみは当然、顔にも悪影響を及ぼすため、普段から負担を溜めないことが大切です。

また、ツボを刺激するとリンパと血流がアップし、溜まった老廃物や血液の流れがスムーズになります。筋肉もほぐれて皮膚の温度も上昇し、顔色が良くなります。ぜひ、これらのケアを毎日のスキンケアにプラスしたり、入浴中や家事、仕事の休憩時間に刺激する習慣をつけてみてはいかがでしょうか。小さな工夫を少しでも早く始め、継続することで、ほうれい線の解消や予防になり、若々しさを保つことができるはずです。

歯の噛み締めに注意

歯を噛み締める癖も側頭部や頭部全体のむくみにつながります。通常は口が閉まっていても、上下の歯の間に隙間がある状態が正常です。噛み締め癖は頭皮の硬さに影響し、ストレスサインでもあります。歯を噛み締めていないか、時々意識を向けてみましょう。

また、普段あごの開閉が痛くない場合でも、開けた時にカクッとあごがズレる感覚があったりパキッと音がするのは、あご周囲の筋肉のバランスが悪いサインです。大きな歪《ゆが》みや痛みが起こるひどい顎関節症《がくかんせつしょう》になる前に、早めに処置をするようにしましょう。

不調別ツボ

24

動画でチェック

ストレスに効くツボ①
イライラに【太衝《たいしょう》】

イライラ／眼精疲労／頭痛／めまい／ED／排尿障害／まぶたの痙攣《けいれん》

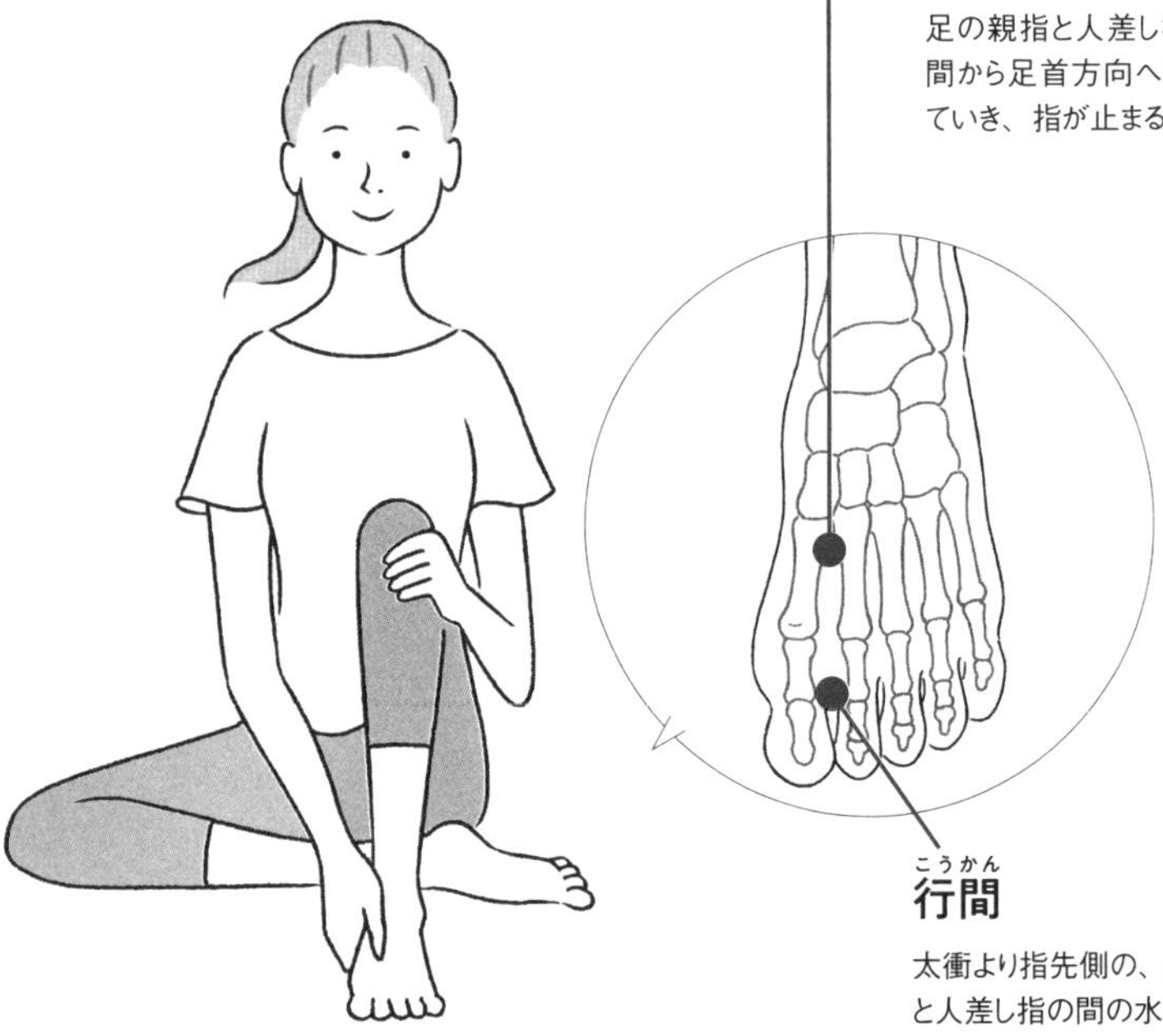

太衝《たいしょう》

足の親指と人差し指の骨の間から足首方向へスライドしていき、指が止まるところ。

行間《こうかん》

太衝より指先側の、足の親指と人差し指の間の水かき部分。

一緒に読みたい　66　8つのストレスサインを見逃さない→P.156

イライラに太衝

イライラ時におすすめなツボは、「太衝《たいしょう》」です。全身の緊張を抑える効果があります。怒ることを「頭に血がのぼる」といいますが、太衝を刺激することで血が頭部へのぼりにくくする働きがあります。

探し方は、足の親指と人差し指の骨の間を足首に向かってスライドしていき、指が止まるところ。そこで、かかと方向へ押して圧痛点がある人は、ストレスが溜まっているサインになりますのでチェックしてみましょう。

太衝は、五臓《ごぞう》の「肝《かん》」に属する経絡《けいらく》ですが、血と関係が深いため生理トラブルや更年期障害にも効果が期待できます。

そして、イライラしている時は、自律神経の交感神経が優位に働いています。体が興奮や緊張作用へとかたよっているため、心にも力が入っている状態。そして筋肉や血管が緊張するため、血流が悪くなります。交感神経が優位になると目力が強くなるのも特徴です。

そんな**イライラ状態が慢性的に続くと、「イライラする→心と体にストレスが蓄積する→筋肉が硬くなる→さらにイライラする」という負の循環から抜け出せなくなってしまうのです。**

イライラや全身のこり、首肩こりや食いしばり、頭痛、眼精疲労、不眠につながる要因は、日頃からこまめに解消することが大切です。

イライラのサブツボ・行間と労宮

次のツボもイライラに効果があります。

①**行間《こうかん》**：少し鋭い刺激が効果的なため、爪楊枝でツンツンと押すと怒りがスーッと落ち着くはずです。

②**労宮《ろうきゅう》**：P．230参照。手のひらにあるツボです。緊張した時に手に「人」と書いて飲み込む仕草は有名ですが、手のひらを揉みほぐすだけでも精神が落ち着きます。

不調別ツボ

25

動画でチェック

ストレスに効くツボ②
落ち込みに【神門《しんもん》】

落ち込み／不安／動悸／胸の痛み／不眠／イライラ

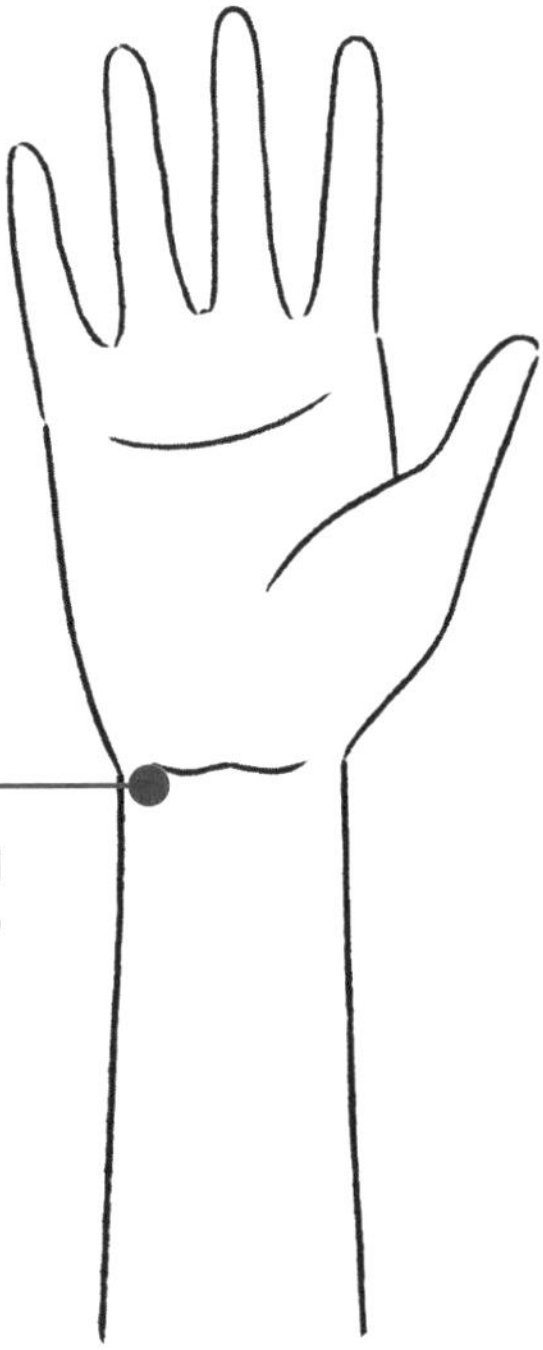

神門《しんもん》

手首の横ジワの小指側にある、出っ張った骨（豆状骨《とうじょうこつ》）のすぐ内側。

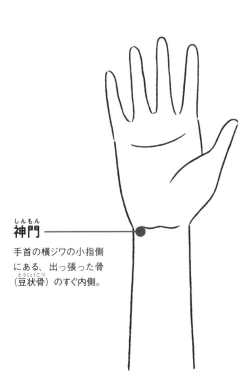

気持ちの落ち込みに神門

「神門《しんもん》」は、自律神経の興奮状態を抑えて気持ちをリラックスさせ、ストレスによる便秘などの腸のトラブルに効果があります。また、排尿困難や小指の痙攣《けいれん》、手のひらの熱感、皮膚のかゆみ、疲労、食欲不振、嘔吐、むくみなどにも効果的なツボです。

探し方は、手のひら側の手首にある横ジワのライン上にあります。シワに沿って小指側にスライドしていくと、いつもは気にもしない豆のような出っ張った骨に出会えるはずです。豆状《とうじょう》骨《こつ》といいますが、そのすぐ内側に神門があります。

神門は少し細かいツボの配列部分になりますので、押す面積を狭く指の先で押したり、お灸で温めたりするといいでしょう。気分の落ち込みを感じた時に刺激することで、精神が楽になるはずですよ。

神門は「心経《しんけい》」の経絡《けいらく》に属するツボで、「神」という文字が使われているツボは東洋医学では脳や精神と関係が深く、「心《しん》は神を蔵《ぞう》す」「心《しん》は神明《じんめい》を主《つかさど》る」という言葉が東洋医学の医学書『黄帝内経《こうていだいけい》』に記されています。

落ち込みのサブツボ・膻中

気持ちの落ち込みには「膻中《だんちゅう》（Ｐ．２２８）」も効果的です。両乳首の間または両脇を結んだ中点にあります。胸骨という骨の上にありますが、ストレスが溜まっている人はこの部分を押すと痛みがあるはずです。息苦しさや乳腺炎の予防などにも使用します。

目を閉じて舌を出した時、まぶたや舌が細かく震えている場合はストレスが強く溜まっているサインです。自分では確認できないため、他の人に確認してもらう必要がありますが、まぶたや舌が細かく震えている時は、体からのＳＯＳサイン。早めの対処をおすすめします。

不調別ツボ

26

動画でチェック

ストレスに効くツボ③
パニック・緊急時に【内関《ないかん》】

頭痛／不安／車酔い／二日酔い／イライラ／胃の不快感／吐き気／嘔吐

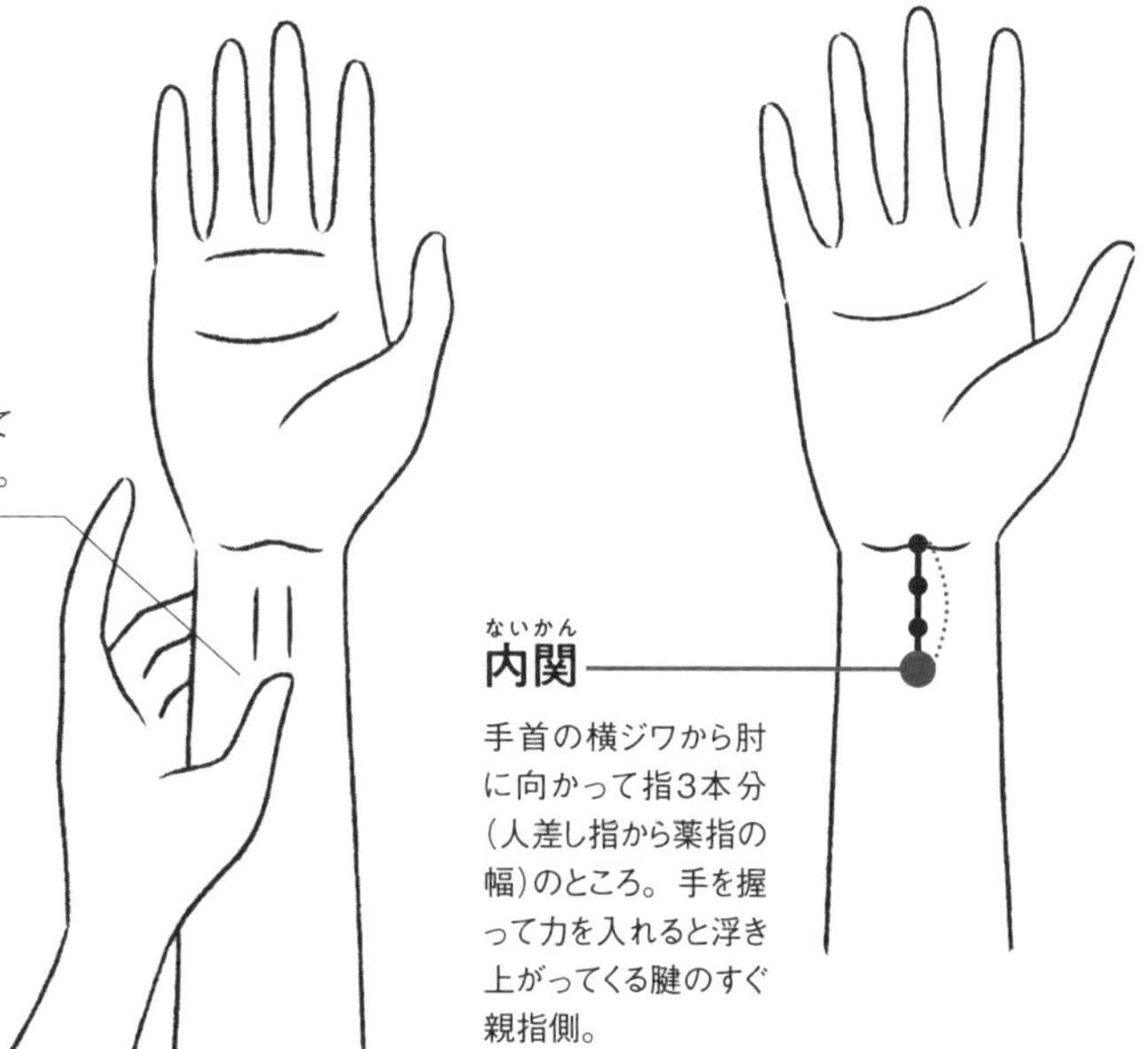

親指を斜めにして側面を使って押す。

内関《ないかん》

手首の横ジワから肘に向かって指3本分（人差し指から薬指の幅）のところ。手を握って力を入れると浮き上がってくる腱のすぐ親指側。

パニックを落ち着かせる内関

急な災害に見舞われると心の準備ができないため、パニックになってしまうという方は多いようです。心臓がドキドキしたり強い不安感に襲われそうになりますよね。似たような精神状態は、運動直後や急な不安に襲われた時、仕事や家事で動き過ぎてしまった時、イライラしている時にも起こります。

そんな時に備えて、**心を落ち着かせるお守りツボの「内関《ないかん》」を覚えておきましょう。内関は車酔いや二日酔いにも効くツボです。**

探し方は、手のひら側の手首の横ジワ中央から肘に向かって指3本分（人差し指から薬指の幅：2寸）のところ。グーにして力を入れると浮き上がってくる腱のすぐ親指側で圧痛点を探します。腱が浮き出てこない人は、指でコリコリと腱を探ってみましょう。2本の並列した腱があるのでその間にとります。

押し方は、腱と腱が並列している細い間にあるため、親指を斜めにし、指先の側面を使って押しましょう。痛気持ちいい強さで押しながら、吐く息を長く2～3回深呼吸をすると精神が落ち着くはずですよ。

お守りツボを持っておく

自分に合う精神を安定させるお守りツボを持っているという安心感があるだけでも、不調の発症頻度が抑えられる人は少なくありません。**内関以外にも、百会《ひゃくえ》（P.26）や太衝《たいしょう》（P.66）、神門《しんもん》（P.68）、膻中《だんちゅう》（P.228）が合う人もいます。自分に合う「押すと心が落ち着くお守りツボ」を事前に探しておきましょう。**

緊急時は冷静な判断が難しく、転倒などで怪我をすると命の危険につながります。私は、東日本大震災の影響で避難されてきた方々の心身のケアをした経験がありますが、その中で様々な「まさか」という経験談を聞いてきました。お守りツボがあれば、そんなまさかの危険を少しでも減らせるかもしれません。

不調別ツボ

27

気象病対策に【翳風《えいふう》】

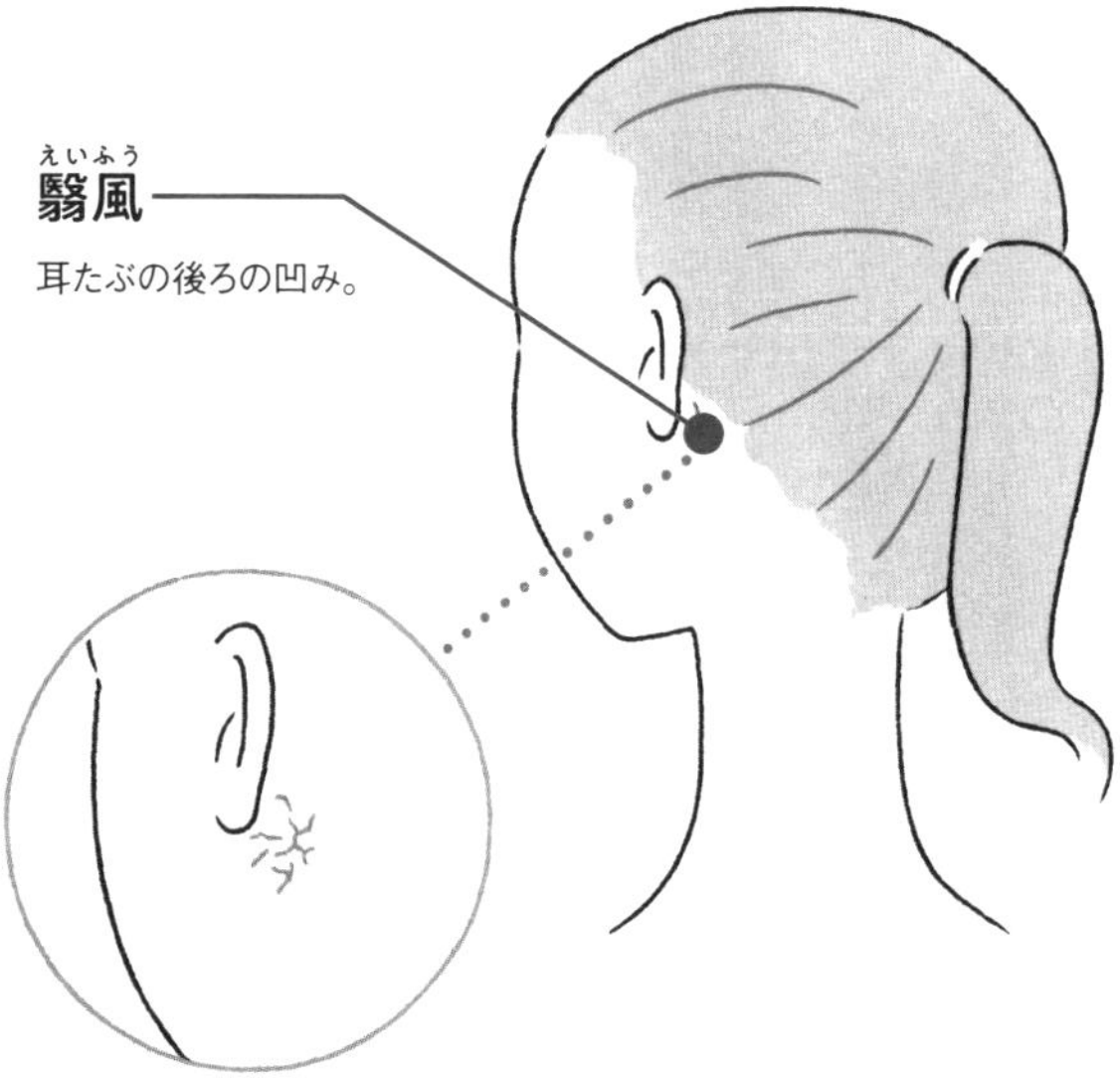

翳風《えいふう》

耳たぶの後ろの凹み。

細絡《さいらく》

細かい赤紫色の血管が
数ミリ走っている状態。
冷えのサイン。

気象病／首肩こり／頭痛／顔面麻痺／難聴／耳鳴り

一緒に読みたい 81 毎年くり返す不調は2～3か月前から対策する→P.188

気象病の予防に翳風

気象病、寒暖差疲労、寒暖差アレルギーには「翳風《えいふう》」を使います。場所は、耳たぶの後ろに凹みがあるところの圧痛点。気候の影響を受けやすい方は、日頃から翳風を冷やさず、温めるようにしましょう。

注意する点としては、頭痛や耳鳴り、めまいなど、耳や頭の症状の発作時に温めてしまうと症状が悪化する危険があります。ですので、**症状が出ている時ではなく、症状が落ち着いているタイミングで予防として行うことが効果的です。**

翳風付近に細かい赤紫色の血管が数ミリ走っているのが見える場合がありますが、これは細絡《さいらく》といい、普段から体が冷え、血流が悪くなっているサイン。今の時点で頭痛や耳鳴り、めまい、難聴などの症状がない場合でも、将来発症するリスクが高いため、対策をしておきましょう。

自然に左右される人間の体

東洋哲学思想の中には、「天人合一《てんじんごういつ》思想」というものがあります。「天」とは自然界を指し、天気と地中は互いに影響し合っています。その間《はざま》で生活している私たち人間は、この自然の影響に大きく左右されるのです。

近年、自然界の法則が大きく崩れています。気圧や気温の乱高下や激しさを増す台風・ゲリラ豪雨・積雪量など……。これだけ自然が乱れれば人間の体も乱れるのは当然なので、自分を責める必要はありません。

ただし、この自然の乱れは容易に止められるものではないため、これからは一人ひとりが今まで以上に自分の体と向き合う必要があります。そして不調の改善と同じくらい大切な意識は、「予防（＝養生）」をすること。**治すよりも整えることの方が結果に結びつきやすいので、予防をして日頃の生活の質を落とさないように心がけていきましょう。**

不調別ツボ

動画でチェック

28

腱鞘炎《けんしょうえん》に【陽渓《ようけい》】

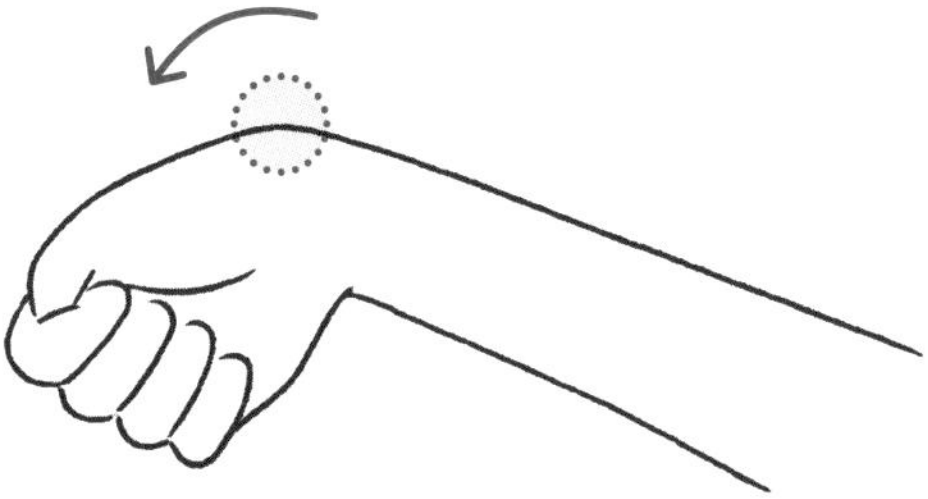

腱鞘炎《けんしょうえん》チェック

①親指を包みグーを作る。
②ゆっくりと小指側へ手首を倒した時に、陽渓に痛みがある場合は腱鞘炎の可能性が。

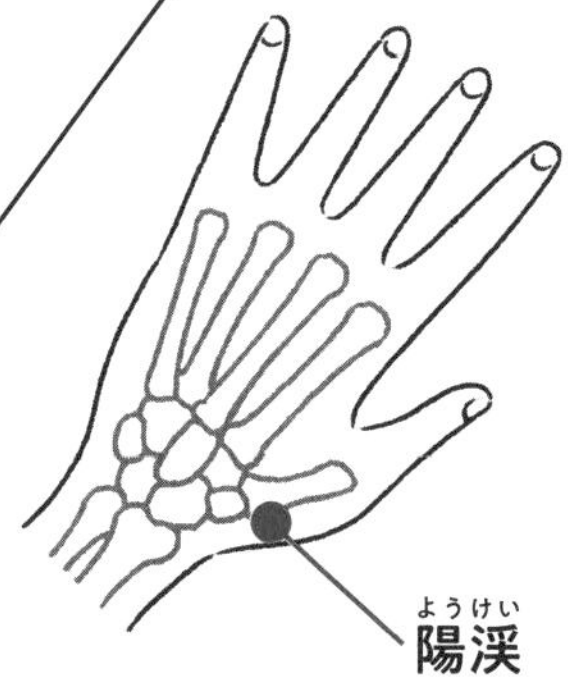

陽渓《ようけい》

手をパーに開いて手首を甲側に反らせた時、親指の付け根に2本の腱が浮き上がる三角形の凹み。

一緒に読みたい 64 現代病「スマホ肘」の予防と改善→P.150

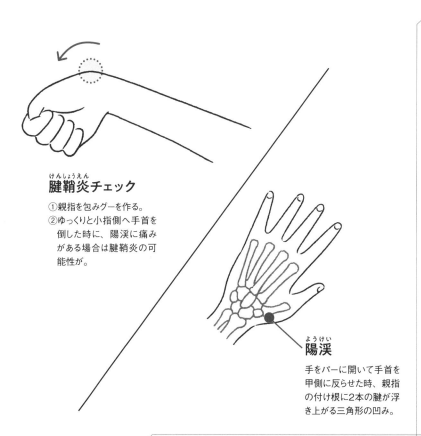

現代人に多い腱鞘炎

近年、スマホの使い過ぎによる親指の付け根の腱鞘炎《けんしょうえん》が増えています。スマホより重いタブレットや、フライパンをよく使う人も発症しやすいです。

腱鞘炎には、「陽渓《ようけい》」という手首にあるツボがおすすめです。合谷《ごうこく》（P.26）や手三里《てさんり》（P.40）、曲池《きょくち》（P.40）などと同じ「手の陽明大腸経《ようめいだいちょうけい》」というツボとツボを結ぶ経絡《けいらく》に属します。**大腸経というくらいなので、下痢や消化不良など、消化器系のトラブルにも活躍するツボになりますが、腱鞘炎に対しても効果的なのでぜひ覚えておいてください。**

探し方は、手をパーに開きながら手首を甲側に反らせます。そうすると、親指の付け根に2本の腱が浮き上がって三角形の凹みができるところがあるはずです。ここを押してみて痛みがありませんか？　普段痛みがなくても、陽渓を押して痛みを感じた場合は、負担がかかっている証拠です。

腱鞘炎チェック

腱鞘炎の疑いは、フィンケルシュタインテストでも確認できます。まず、親指を包みグーを作ります。そこからゆっくりと小指側へ手首を倒してください。その際に陽渓付近に痛みが走った場合は、腱鞘炎の可能性が高くなります。

関節は炎症が起きると痛みが鋭く、治療の回数もかかりやすいのが特徴です。ですので、予防の意識が特に大切で、体からの小さな訴えを発見したタイミングにお灸などで温めて血流を良くしておくと、発症リスクを下げられます。

現在、腱鞘炎にお悩みの方は、熱感が起きていないか確認をしてください。また、安静時に強い痛みがある場合も炎症が起きている可能性が高いですが、その場合は温めずに冷やす処置をして接骨院や鍼灸院へ行きましょう。**炎症時にお灸などで温めてしまうと余計に状態が悪化するためお気をつけください。**

第3章

自律神経にいい食のこと

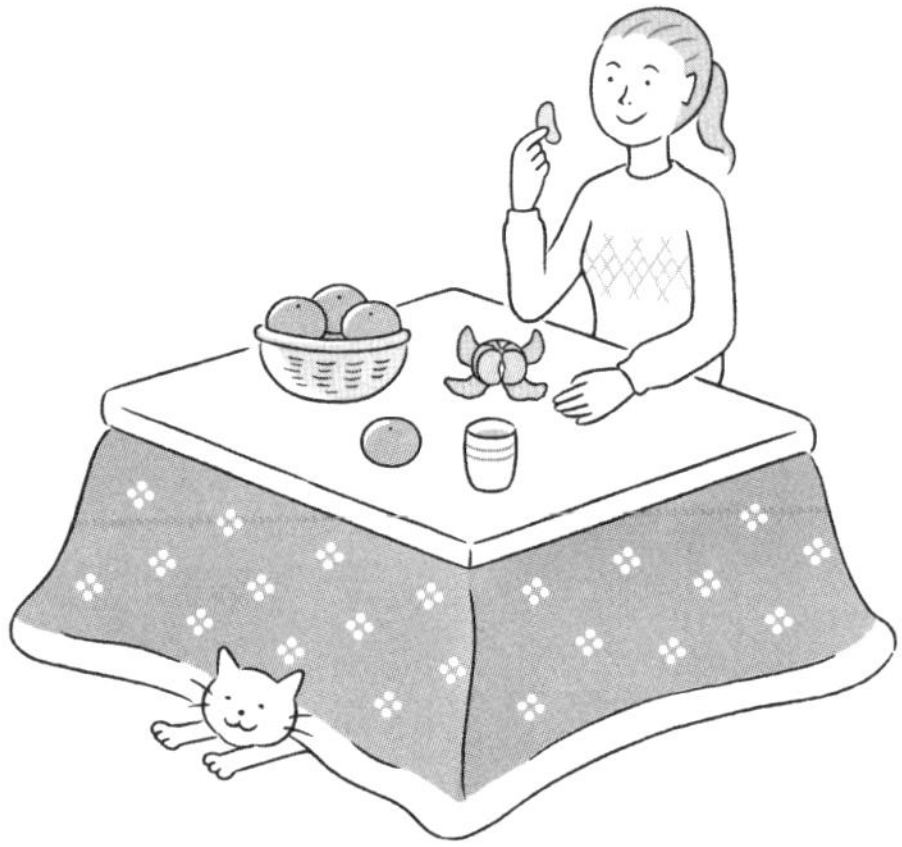

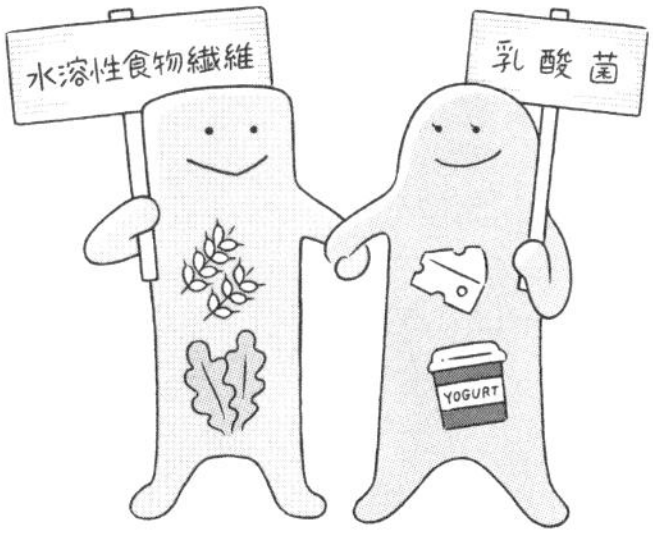

毎日の食事は健康の基本です。
でも決して、特別な食事法や
変わった食材を摂る必要はありません。
大切なのは「バランスのいい食事」。
今日から簡単に実践できる食べ方のポイントや、
不調・お悩みに効く具体的な食材をご紹介します。

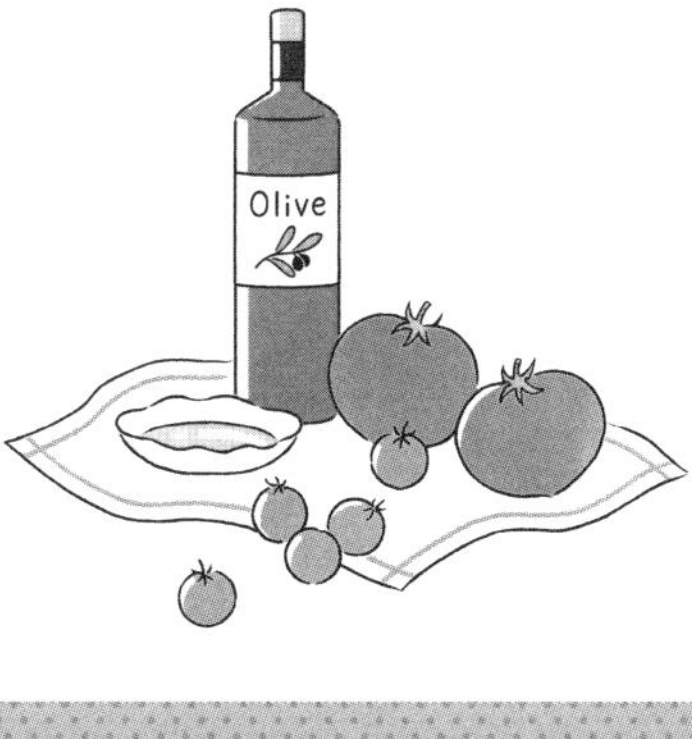

食のこと

29

バランスのいい食事は和食が基本

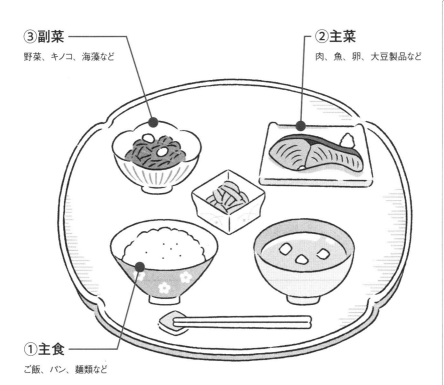

バランスのいい食事って何？

食養生は、栄養バランスのいい食事の中で工夫をすることが大切です。しかし、それが分かっていても、いざ実践しようとすると「バランスのいい食事って何だろう？」と悩んでしまう人も多いのではないでしょうか。

結論から伝えますと、日本人が慣れ親しむ和食です。**エネルギーおよび栄養バランスの取れた食事の基本は、主食・主菜・副菜をそろえること。和食中心の食事を摂ることで、自然とこれらがそろいます。旬の食材を積極的に加えるとなお良いでしょう。**

①**主食**：ご飯、パン、麺類など、主にエネルギー源になる

②**主菜**：肉、魚、卵、大豆製品など、主にタンパク質を多く含む

③**副菜**：野菜、キノコ、海藻など、ビタミン・ミネラル・食物繊維を多く含む

農林水産省と厚生労働省が提案する「食事バランスガイド」[※]は、1日に何をどれだけ食べればよいかの目安が分かりやすいので参考にしてみてください。

また、「便秘に効く食材は○○！」と聞いたからといってひとつの食材ばかりにかたよるのではなく、バランスのいい食事の中にその食材を取り入れるようにしてください。

健康とダイエットに効く食べ方

食べ方の工夫としては、できるだけ**「味噌汁」→「野菜」→「タンパク質」→「糖質」の順を心がけましょう。**最初に味噌汁を飲み、消化器官を温めて消化を良くする準備をします。次に野菜を体に入れることで、太りやすくなる原因でもある「糖」の吸収をゆるやかにしてくれます。それから主菜と主食です。この食べ方は健康だけでなく、ダイエットや美容の面でもおすすめです。

※主食・主菜・副菜の摂取量の目安などが示されている。
https://www.maff.go.jp/j/balance_guide/

食のこと

30

お腹が鳴ってから 1時間後に食べる

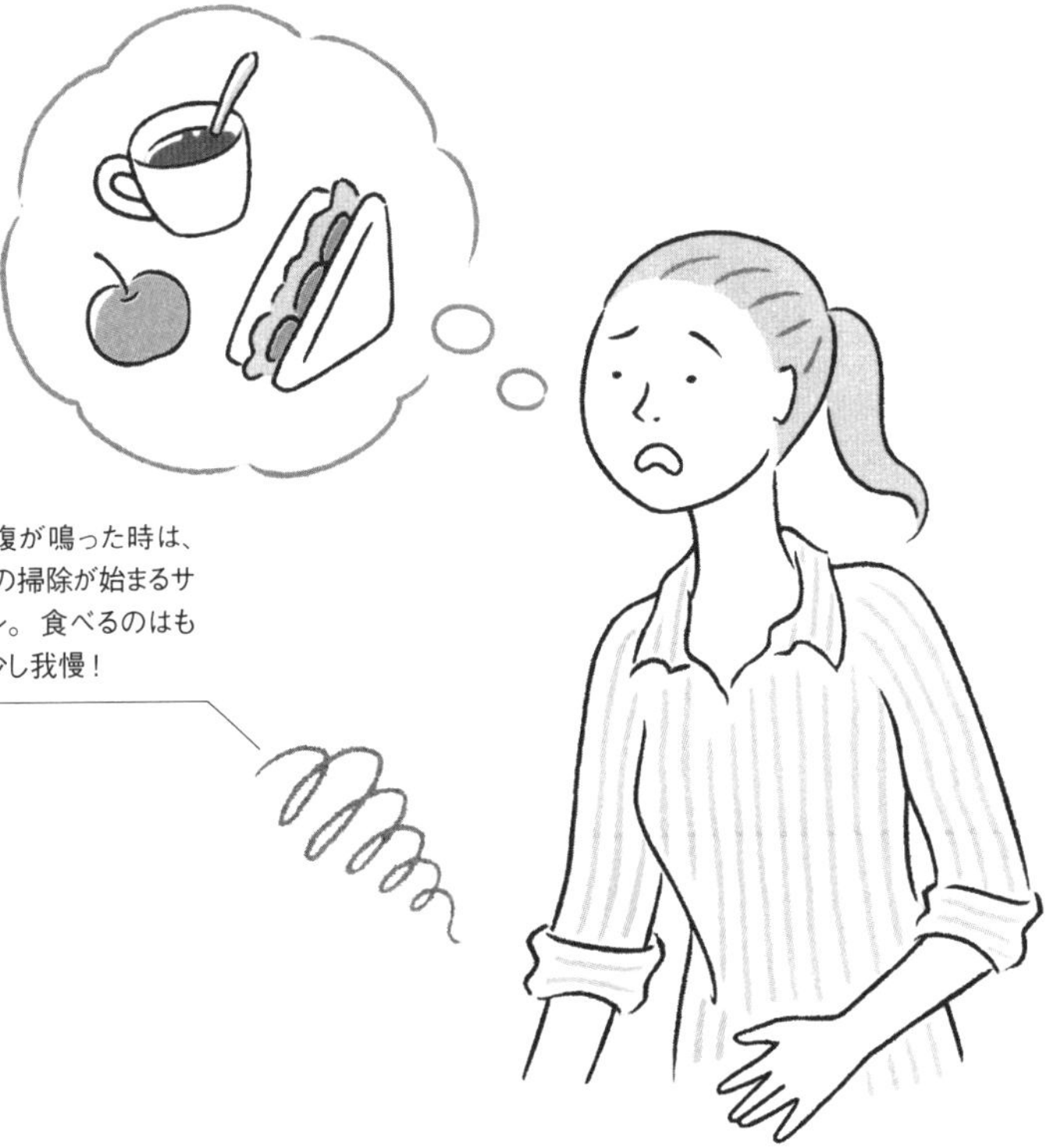

お腹が鳴った時は、腸の掃除が始まるサイン。食べるのはもう少し我慢！

下痢／便秘／アトピー／吹き出物／ストレス／不眠／肥満

一緒に読みたい 78 幸せホルモン「セロトニン」を増やす食材→P.180

食べるのはもう少し待って！

空腹でお腹が鳴った時が食事時だと思っていませんか？　あるいは、お腹が鳴る前に次の食事を摂っている人も多いかもしれません。これがじつは違うのです。**腹鳴時は腸内活動が活発になり、腸内を大掃除しているサイン。**これから腸が掃除を始めるぞという時なので、ここで食事を開始してしまうと、胃腸が疲れて腸内環境がどんどん悪くなってしまいます。

腸内環境が悪くなると便秘や下痢の症状だけでなく、皮膚トラブルにも発展してしまいます。肌を綺麗に保つための栄養素が充分に吸収されず、グダメージを受けても上手に修復できなくなるのです。

今後はお腹が鳴った時に「腸内が綺麗になる時間だ」とグッと食事を我慢してください。理想はお腹が鳴ってから1時間空けることですが、難しい時は30分だけでも心がけましょう。

腸の様々な働き

腸については、近年様々な働きが科学的にも証明されてきました。腸では、疲労回復や脂肪燃焼に必要なビタミン類の合成が行われており、腸の不調は疲れやすさや肥満にもつながります。また、腸には免疫細胞全体の70％ほどが集まっているため、風邪や花粉症、アトピー、がんなど様々な病気にも影響します。

さらに、精神安定や姿勢の維持などに関係するホルモンである「セロトニン」は腸内で90％以上が合成されているため、腸内環境の悪化は心身の不調を引き起こすのです。

腸内環境が悪化する要因としては、不摂生な食事、ストレス、冷え、運動不足、老化などが挙げられます。そして、就寝前の食事も腸に負担をかけます。睡眠中も腸内を大掃除しますので、就寝3時間前までに食事を済ませると胃腸トラブルや皮膚トラブル、メンタルトラブルなどの改善につながるでしょう。

31

欲する味は内臓の疲れサイン

バランスのいい食事を中心に、体調や季節に合わせて酸・苦・甘・辛・鹹をアクセントとして取り入れるといい。

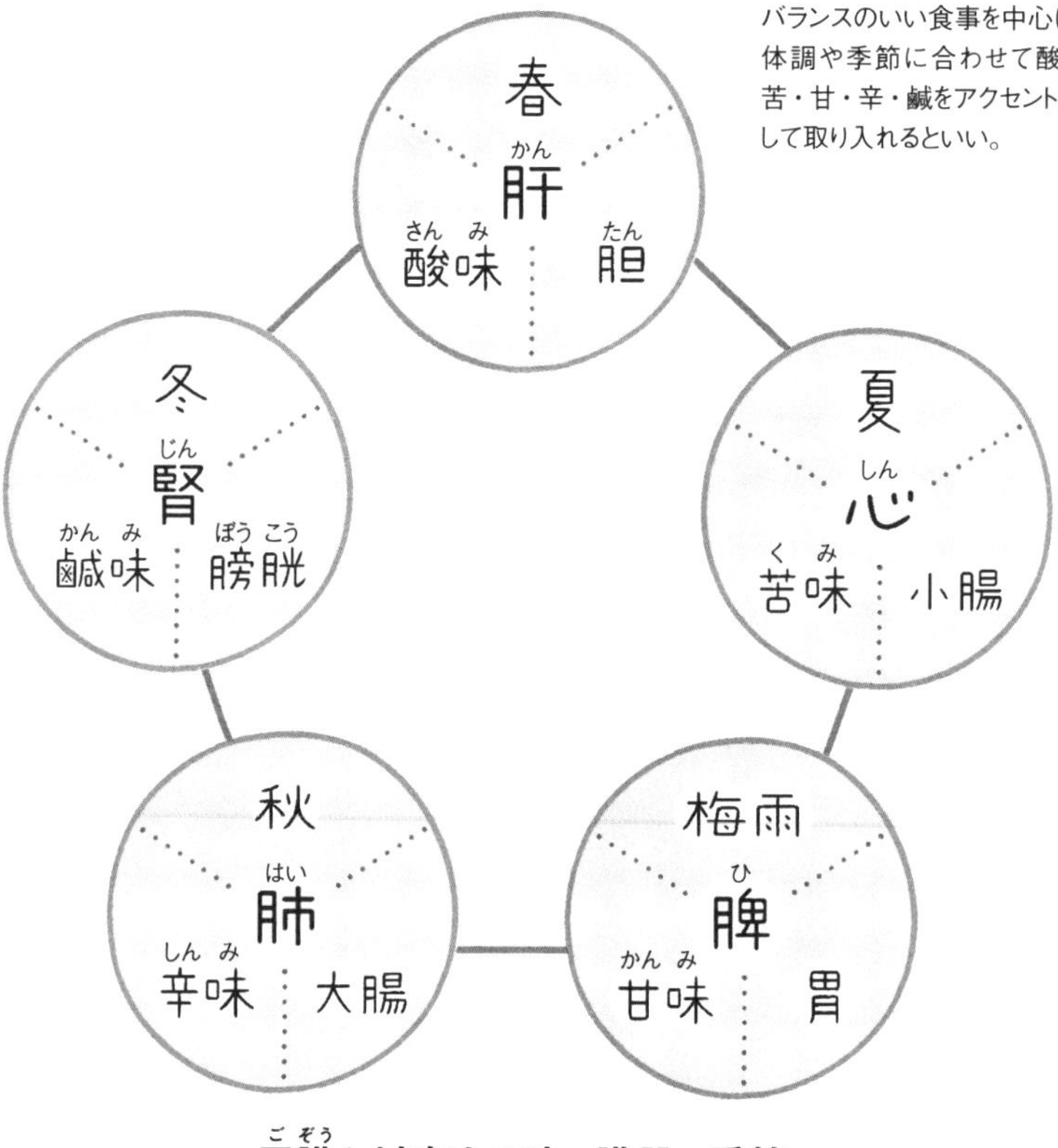

五臓《ごぞう》と対応する味・臓器・季節

東洋医学の【五味】

食べものを、酸《さん》・苦《く》・甘《かん》・辛《しん》・鹹《かん》の5つの味（五味《ごみ》）に分類し、味などと臓器が密接に関係する東洋医学の考え方を五行論《ごぎょうろん》といいます。東洋医学の古い書物には、**酸は「肝《かん》・胆《たん》」、苦は「心《しん》・小腸」、甘は「脾《ひ》・胃」、辛は「肺《はい》・大腸」、鹹は「腎《じん》・膀胱《ぼうこう》」**に入るとあり、口から入った食べものは味の違いによってそれぞれの臓器に働きかけると書かれています。

例えば、酢の物やレモン、梅干しの酸味には物を固めて出す作用があり、下痢や頻尿の改善に効果的だとされています。その他、汗を抑える効果やストレスの発散作用があります。

苦味の食べものの代表としてはゴーヤが挙げられますが、暑い沖縄などの地域で食べられる野菜である通り、体の余分な熱を取り除き、ほてりや口の渇きなどを改善する効果があります。

また、ストレスを感じた時に甘いものを欲する人が多いと思いますが、甘味は緊張をやわらげる効果があります。ハチミツは保湿効果が高く、のどの緊張や痛みを改善する効果もあります。

風邪の引き始めに辛味成分が含まれるネギや生姜《しょうが》大根を用いた料理を食べると、発散作用で汗をかき、風邪を悪化させずに早い段階で治すことが期待できます。

最後の鹹味は塩辛いという意味なのですが、海藻類やえび、イカ、貝類などのミネラルを多く含む食材を選びましょう。結石や固くなった便を柔らかくする作用があります。

五味は季節と関わりが深い

このように、**私たちが無意識にも欲する味が体を整えるのです。この五味は季節にも分けられ、酸味は春、苦味は夏、甘味は季節の変わり目や梅雨、辛味は秋、鹹味は冬となっています。そして旬の食材は、その季節に合った性質をもって体調を整えてくれます。**私も詳しく知るほどに、自然食は体のバランスに合わせて本当に上手くできているなと思わされます。

食のこと

32

毎日食べるべき最強食材トマト

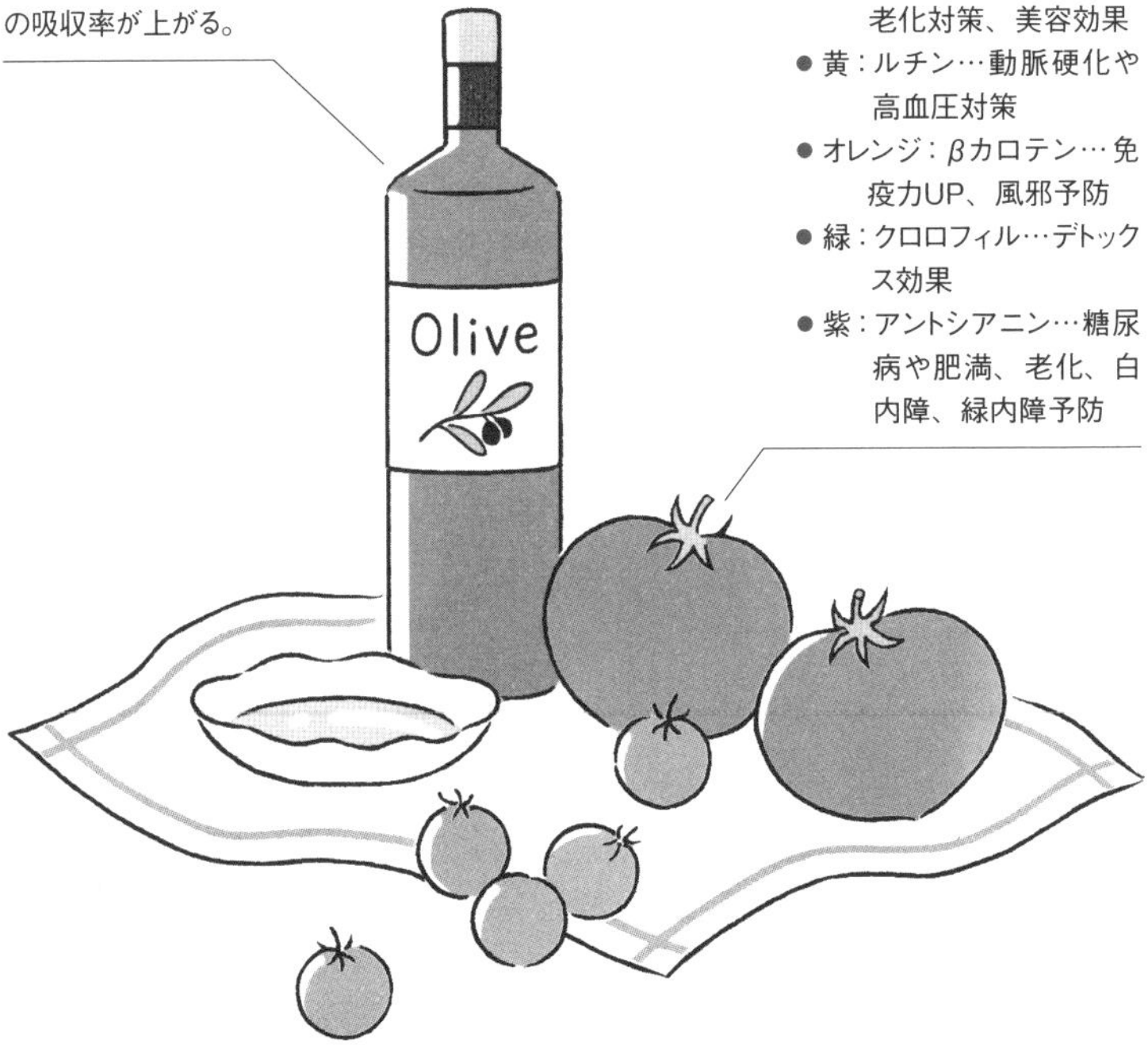

オリーブオイルと一緒に摂るとリコピンの吸収率が上がる。

トマトは色によって期待できる栄養成分が異なる。

- 赤：リコピン…動脈硬化や老化対策、美容効果
- 黄：ルチン…動脈硬化や高血圧対策
- オレンジ：βカロテン…免疫力UP、風邪予防
- 緑：クロロフィル…デトックス効果
- 紫：アントシアニン…糖尿病や肥満、老化、白内障、緑内障予防

肌荒れ／老化／むくみ／動脈硬化／高血糖／胃腸トラブル

トマトは毎日食べていい

トマトには様々なすばらしい効果があります。**美白・美肌効果や老化防止、むくみ解消、動脈硬化対策、急激な血糖値の上昇を抑える働き、血中アルコール濃度を抑える働き、胃の粘膜を保護する働き、心臓病や脳卒中の発症リスクを下げる働き、抗発ガン作用、髪の健康維持、視力維持**など、こんなにもたくさんのメリットがあるのです。

「食材がかたよらないように」と先述しましたが、トマトは毎食でも取り入れてよい食材です。そして、**特に「朝」は多めに食べることをおすすめします。起床後すぐの食事は血糖値が急激に上がりやすいですが、それをトマトが抑えてくれるからです。**

理想としては、1日20㎎のリコピンが摂れる量を食べましょう。大きなトマトでは1個、ミニトマトなら8～10個分になります。ただし、トマトの皮は消化しにくい食物繊維のため、食べ過ぎると消化器系に悪い影響を与える可能性もあるので、この分量を目安にしましょう。

オリーブオイルと一緒に摂る

トマトは、オリーブオイルを一緒に摂ることでコレステロール値が下がりやすく、非常に強い抗酸化作用を持つリコピンの吸収率が上がるという相乗効果が生まれます。

また、お酒を飲む時にトマトを食べることで、お酒単独の場合に比べて血中アルコール濃度が3割ほど低くなることや、体内からのアルコール消失時間が早まることが分かっています。

一方で、夏野菜であるトマトは、体を冷やす陰性食材になります。ですので、暑い日以外は基本的に温かいものを口に入れてから食べるか、スープなどに入れると栄養を無駄なく吸収できるのでおすすめです。

食のこと

33

疲れが取れにくい人は 鶏肉の「イミダペプチド」

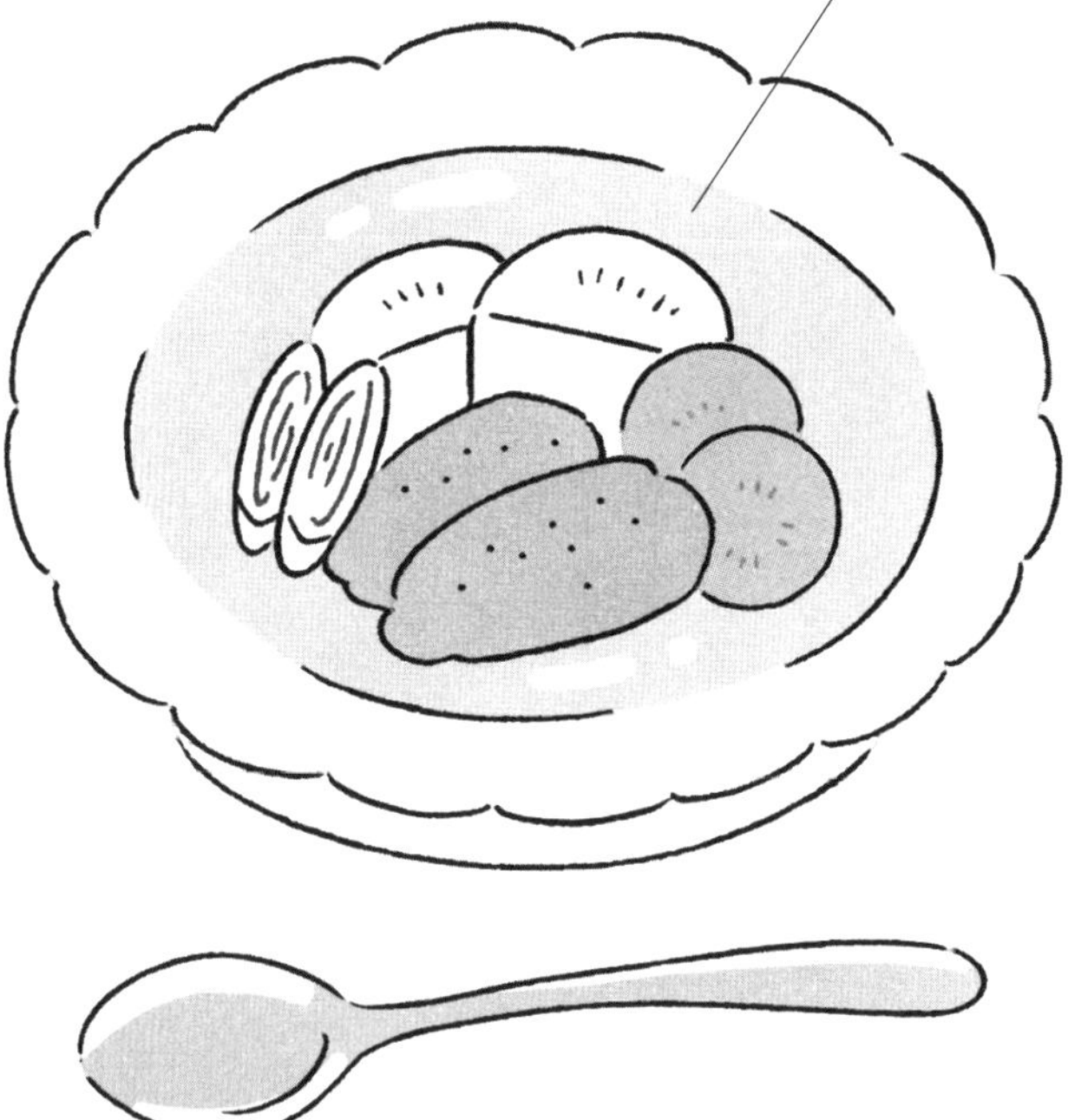
骨つきの鶏肉をスープにすることで、栄養を無駄なく摂取できる。

疲労／食欲不振／冷え性／生理痛／不眠／眼精疲労／イライラ／不安

一緒に読みたい　14　疲れやすい人は【足臨泣《あしりんきゅう》】→ P.46

疲労にイミダペプチド

慢性疲労や疲れやすさを感じている人は、抗疲労物質「イミダペプチド」を摂取しましょう。代表的な食材は、鶏むね肉。鳥が長距離・長時間飛べる理由は、この疲労分解成分を豊富に持っているからです。摂取量の目安は1日200㎎で、鶏むね肉100gで約200㎎のイミダペプチドを摂ることができます。

鶏むね肉には、自律神経細胞のサビを防ぎ、乱れた自律神経を整える働きがあります。そして、筋肉への負荷によって生じる筋肉組織の損傷や酸化によるダメージも抑え、様々な疲労を解消してくれます。

鉄分も豊富な鶏肉

むね肉に限らず鶏肉は、血の元となる鉄分やタンパク質を効率良く摂取できる滋養食です。野菜や豆類などの「非ヘム鉄」に比べ、肉や魚などの「ヘム鉄」の方が吸収率が高くなります。そして、胃腸を助けて気血《きけつ》（エネルギーと血液）を補い、体を温める効果や生理痛、不眠、眼精疲労、イライラ、不安を解消させる働きがあります。

女性は月経で血を失うため、鉄分を補うことは非常に重要です。最低でも1日10㎎（鶏肉100gあたり9㎎）必要で、血が増えて血流が良くなれば、心も体も良い状態になります。おすすめの食べ方は、骨つき肉をスープにすることです。栄養を無駄なく摂取できますよ。

作り方は次の通りです。

①手羽中10本に塩ふたつまみ（1g程度）を振って5分ほど置く。
②鍋に①、生姜《しょうが》のせん切り（またはチューブ）1かけ分、酒大さじ2を入れ強火にかける。
③煮立ったら、かぶるほどの水を加えて中火にする。
④再沸騰したら弱火で20分ほど煮込む。ダシは昆布などお好みで、大根、にんじん、ネギなどお好みの野菜を一緒に入れましょう。

食のこと

34

納豆は夜に20分常温に置いて食べるといい

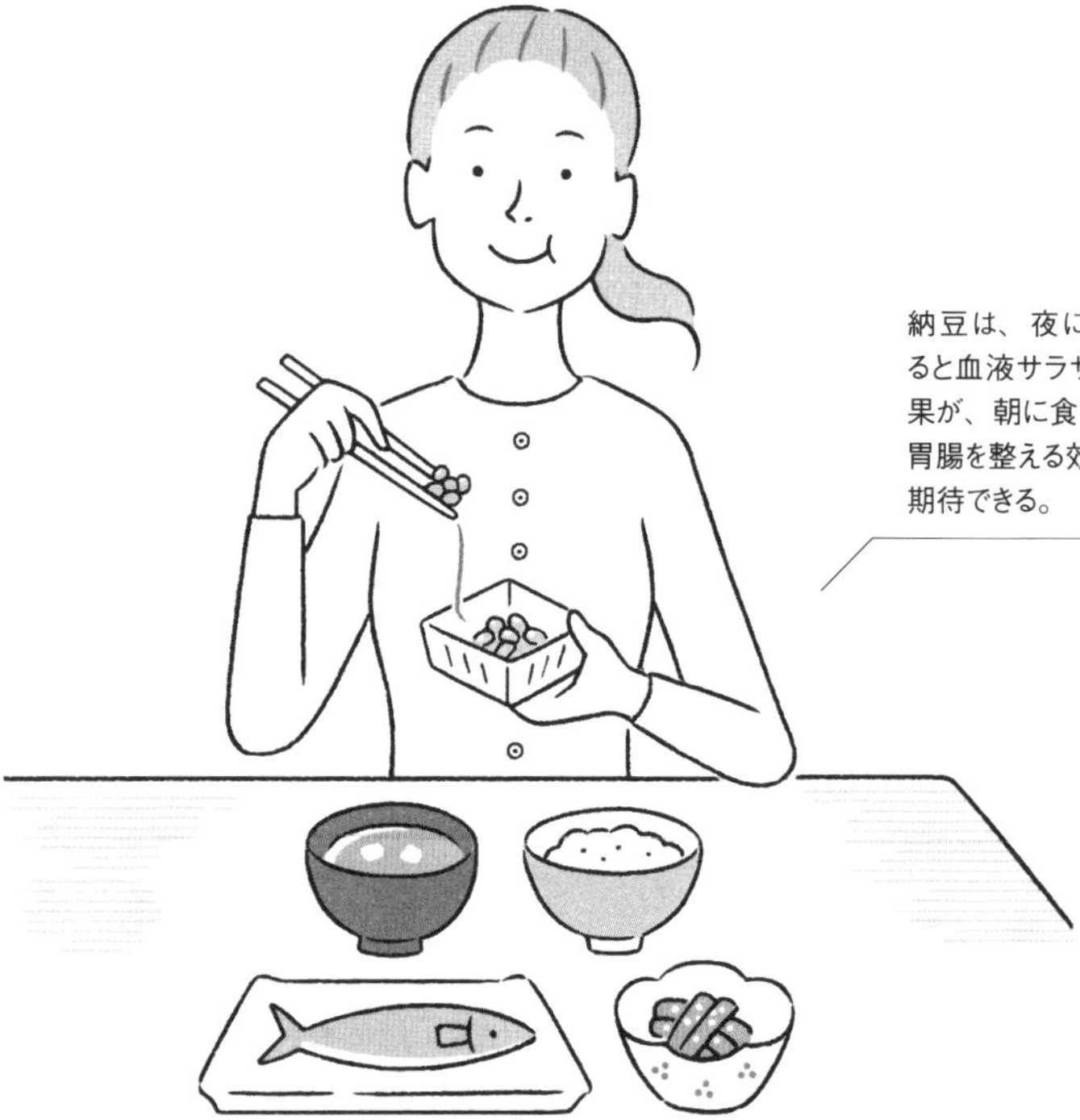

納豆は、夜に食べると血液サラサラ効果が、朝に食べると胃腸を整える効果が期待できる。

便秘／骨粗しょう症／脳梗塞・心筋梗塞の予防／ストレス／肌荒れ／肥満

スーパーフード納豆

長年日本人の健康を支えてきた伝統食品である納豆には、おすすめの食べ方があります。それは**「夜に20分常温で置いてから食べる」**というものです。

なぜなら、納豆に含まれる「ナットウキナーゼ」は、固まった血栓を溶かして血液をサラサラにする働きがありますが、血栓は深夜から早朝にかけてできやすいため、夕食時に摂取することが良いと考えられます。40歳以上の方やストレスの多い方、血圧が高めの方、高脂血症・糖尿病などで血液粘性の高い方は、特に定期的な摂取をおすすめします。

そして常温で20分置く理由は、冷蔵庫から出した直後ではナットウキナーゼの働きが悪いためです。食卓につく直前ではなく、夕食の準備を始めるタイミングで冷蔵庫から出しておくことで、その働きを最大限高めましょう。

また、**朝に食すことで胃腸の働きを促してくれる効果もあります**ので、体調に合わせて食べるタイミングを選んでみてください。

ナットウキナーゼは熱に弱い

ナットウキナーゼは熱に弱く、高温（50度以上）になると活性が急激に低下します。アツアツのご飯の上にのせたり、味噌汁などに入れて加熱すると50度を超えてしまいますので、食べ方や調理方法に気をつけましょう。

また、納豆にはプリン体が多く含まれているため、過剰摂取すると尿酸が血液中に溜まって高尿酸血症になったり、尿酸が関節などに沈着して痛風が生じる危険があります。納豆１パックには、約50～60㎎のプリン体が含まれています。プリン体の１日の摂取目安量は４００㎎以下とされているため、他の食品からの摂取も考慮して食べましょう。納豆の他に大豆製品を日常的に食べる習慣のある方は、１日１パックが適量です。

食のこと

35

乾燥食品は日光浴で栄養価アップ

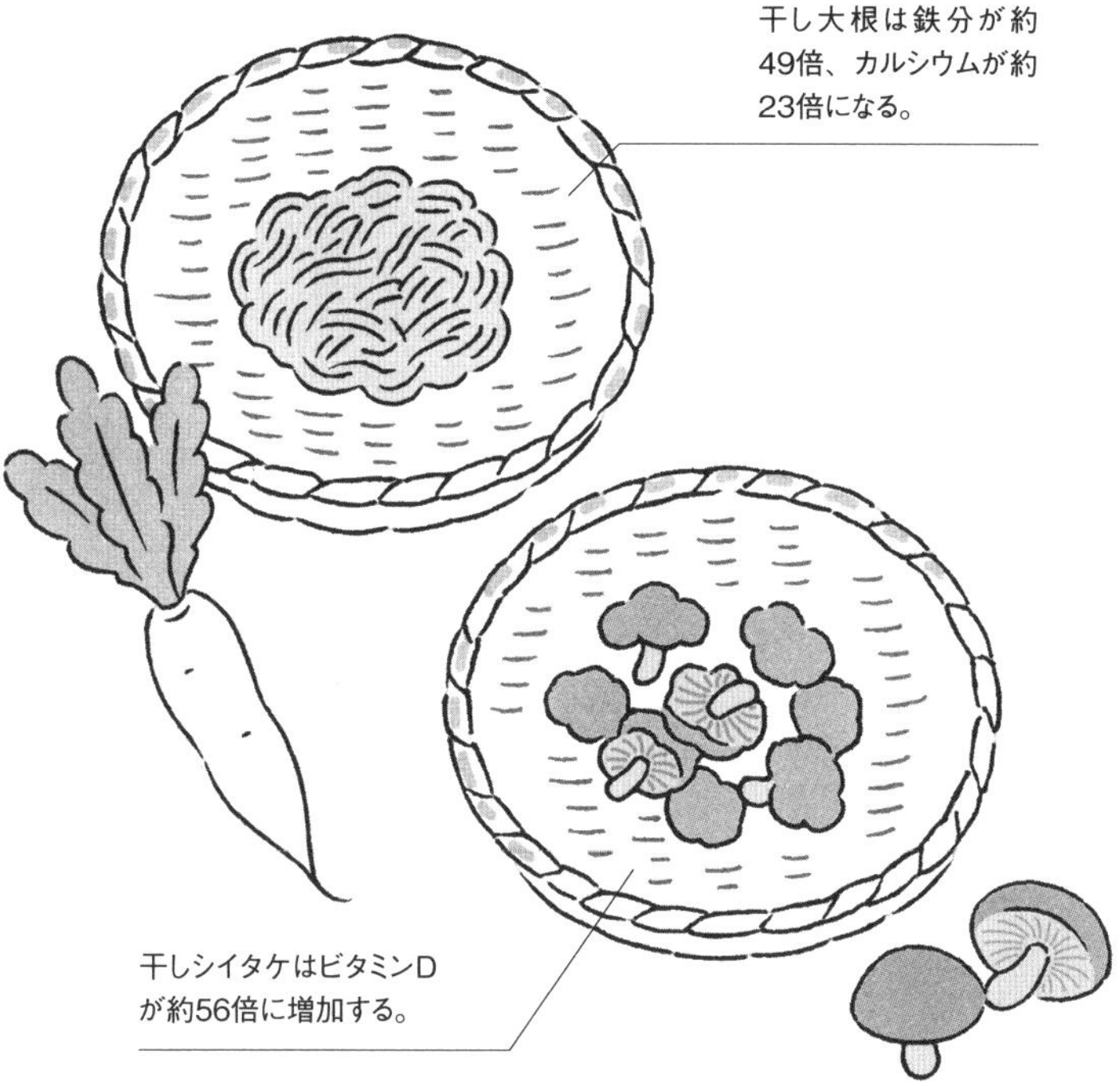

生の状態よりも、切り干し大根は鉄分が約49倍、カルシウムが約23倍になる。

干しシイタケはビタミンDが約56倍に増加する。

疲労感／不眠／抜け毛／肌トラブル／下痢／ダイエット／骨粗しょう症

日光浴させると栄養価アップ

切り干し大根や干しシイタケなどの乾燥食品は、太陽の力をいただきながら乾燥をさせることで、生の状態よりも栄養価が何十倍にもアップします。例えば、切り干し大根は生の大根に比べて鉄分が約49倍、カルシウムは約23倍です。タンパク質や炭水化物、食物繊維なども増加します。また、天日干しをしたシイタケは、生の状態に比べてビタミンDがなんと約56倍にも増加します。

ただし現在では、日光ではなく乾燥機にかけられる商品も多いため、**自宅で調理前に「追い日光浴」をしてあげてください。干しシイタケは、水戻しする前に1～2時間程度、ヒダを上に向けて日光浴をさせましょう。**それだけでビタミンD2の含有量が約10倍に跳ね上がります。

不足しがちなミネラル補給に

注目したいところは、現代人が不足しているミネラル（鉄・カルシウム・マグネシウム・亜鉛など）も補えるということ。

鉄が不足すると鉄欠乏性貧血を招きやすくなったり、爪が割れる、抜け毛が増える、冷え性に影響することも。カルシウム不足は、骨粗しょう症やイライラ、マグネシウム不足は、疲労感や不眠、足がつるなどの症状が現れやすくなります。そして亜鉛は、免疫機能障害のリスク低下や新陳代謝の活性化にとても重要な成分なので、ダイエットやアンチエイジングのために意識すべき栄養素です。

なにより、ミネラル不足の状態では、乱れた自律神経が戻りにくくなります。**病気とまではいかないけれど、「なんとなく感じている不調（＝未《み》病《びょう》）」は、こういったミネラル不足が原因かもしれません。**

不足しがちなミネラルを補給できるおすすめの乾物は、**ごま、青海苔、鰹節、桜えび、わかめ、高野豆腐、ひじき、切り干し大根、寒天など**です。

食のこと

36

隠れジミ対策に にんじんの「カロテン」

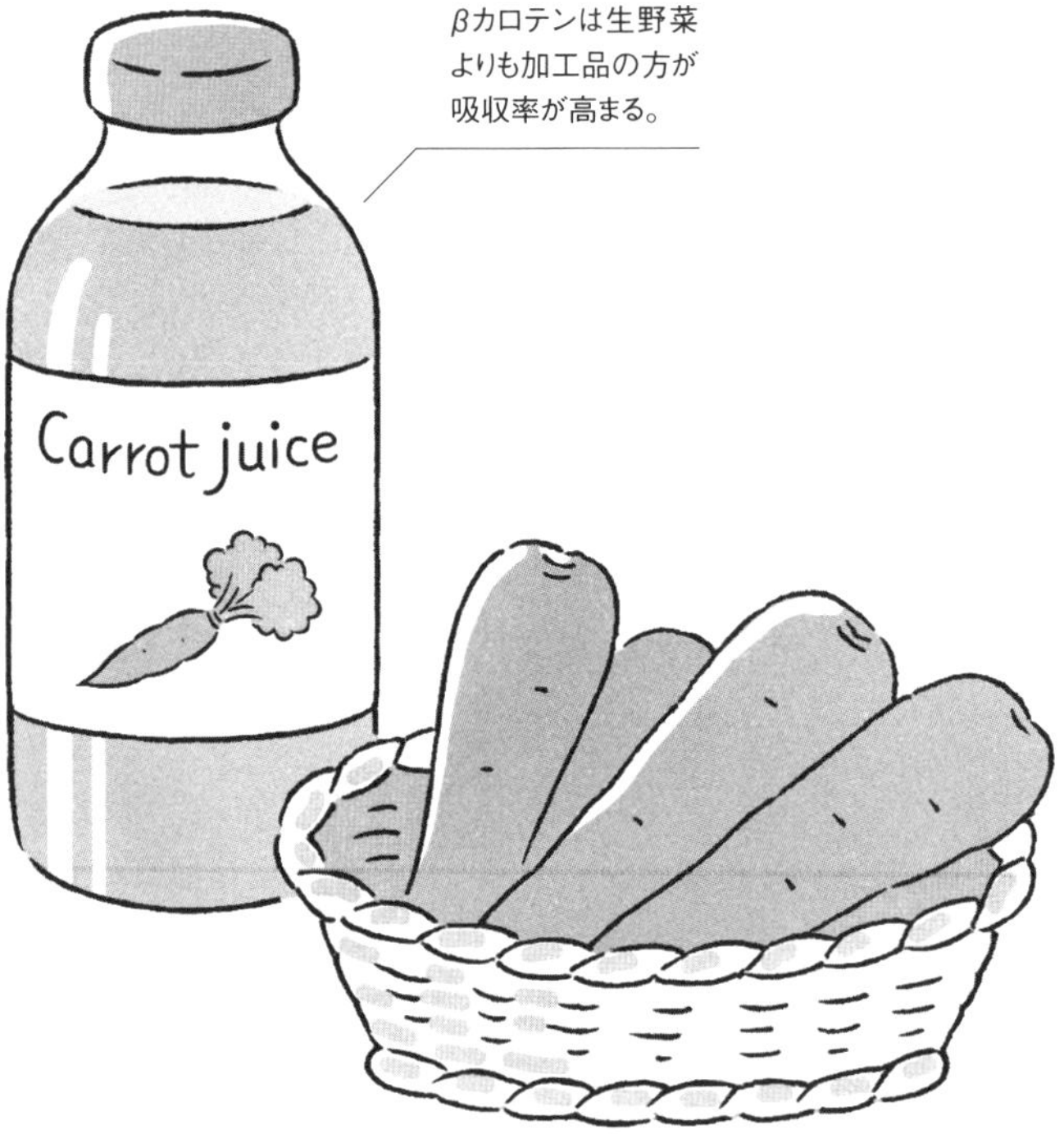
βカロテンは生野菜
よりも加工品の方が
吸収率が高まる。
Carrot juice

シミ／高血圧／高血糖／花粉症／消化不良／下痢／疲労感

一緒に読みたい
22 美容のツボ代表【四白《しはく》】→ P.62

隠れジミ対策にカロテン

国内大手食品メーカーのカゴメでは、野菜に含まれるカロテンが肌に与える効果に着目した研究[※]を発表しています。**カロテンが豊富なにんじんをベースとした野菜・果実ミックスジュースを継続的に飲むことで、肌の奥にある「隠れジミ」が減少することを明らかにしました。**

隠れジミとは、肌の奥に潜むメラニンのことで、肌のターンオーバーが乱れると沈着し、やがて肌の表面に浮き出るとシミが目立つようになります。**まだシミが肌表面に現れていないうちから隠れジミは増加するといわれているため、早期の対処がシミ予防の鍵となるのです。**

研究の結果、野菜・果実ミックスジュースを飲んだ人は、隠れジミスコアが有意に改善したことが分かりました。カロテンの濃度が上昇した人ほど、より多くの隠れジミが減少していることも確認されているため、美容面も考えて定期的に摂取したい栄養素となります。

βカロテンは加工食品で摂る

βカロテンは、生野菜で摂るよりもジュースなどの加工品にした方が体内での吸収率が高まることも報告されています。将来シミの元になる隠れジミを減らすためには、肌のターンオーバーを促すことが大切です。

ターンオーバーの周期を整えることには自律神経が密接に関係しており、ビタミンAが重要ですが、βカロテンやαカロテンは、摂取すると体内でビタミンAに変換されます。そこで、カロテンが豊富に含まれるにんじんベースの野菜・果実ミックスジュースを継続的に飲むことで、隠れジミを減らすことができると考えられます。

なお、目元の茶色いクマは、皮膚への刺激になる紫外線や色素沈着が原因ですので、UVケアやクレンジングの際に目元を強く擦らないようにすることが大切です。

※健常な成人女性60名を2グループに分け、「カロテンが豊富なにんじんをベースとした野菜・果実ミックスジュース」または「水」を、それぞれ毎日200mlずつ8週間飲み続けた場合で肌状態とカロテンの血中濃度の変化を確認。

食のこと

37

皮やスジまで健康効果があるミカン

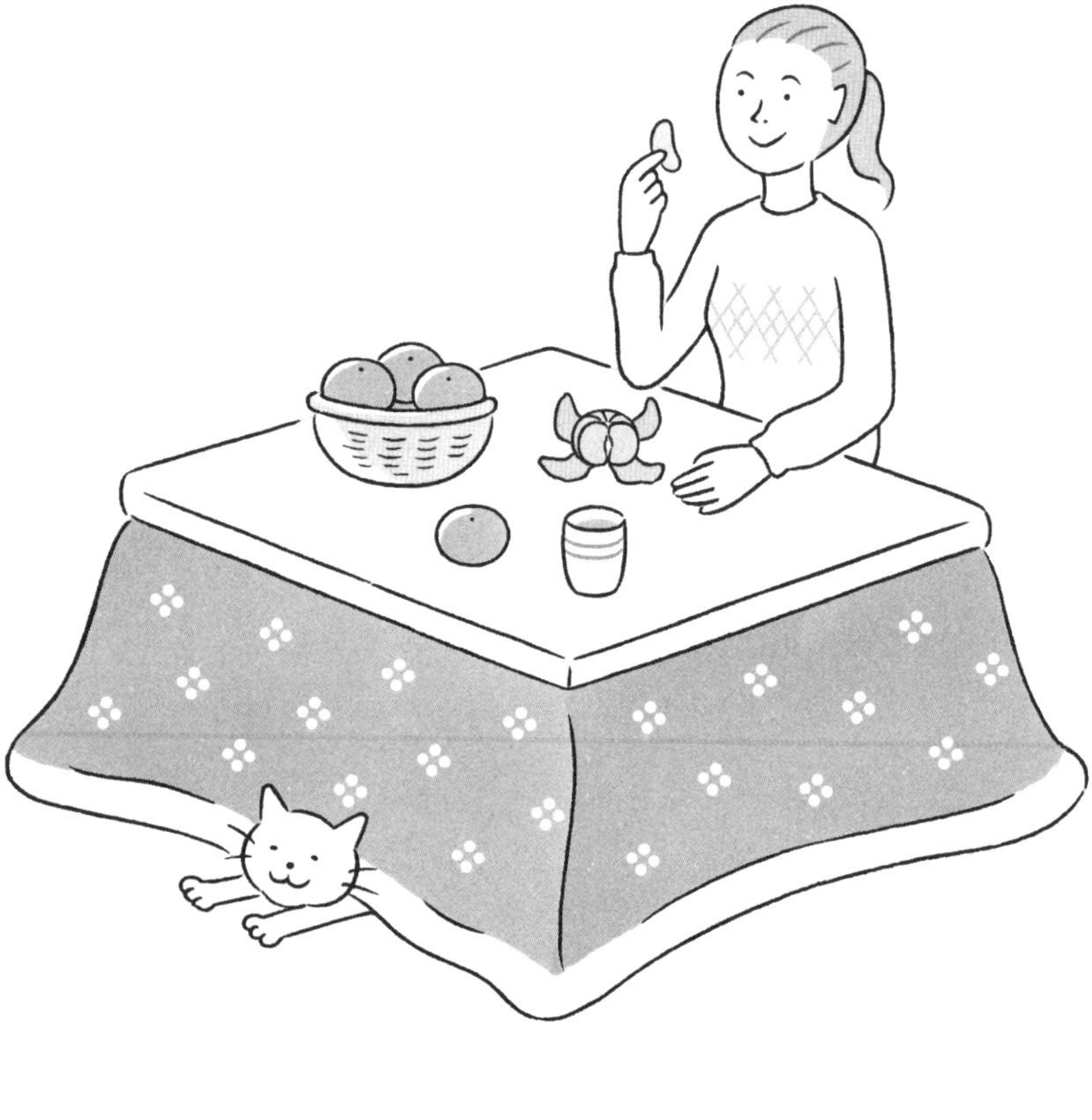

イライラ／のどや胸のつかえ感／咳／痰／げっぷ／オナラが出やすい

気の巡りを良くする

東洋医学では、気（エネルギー）の巡りが悪くなることを「気滞《きたい》」といいます。気滞が起こるとイライラしやすくなったり、のどや胸のつかえ感、咳や痰、げっぷ、オナラが出やすい、お腹の膨満感などの症状が起こりやすくなります。

また東洋医学では舌を見て体の状態を診断しますが、舌の両側が赤く、中央に白または黄色の舌苔《ぜったい》が見られる場合は、気滞のサイン。ため息をつくことが多く、胸や脇に張ったような不快感がある症状や、生理不順やＰＭＳ（月経前症候群）の要因にもなります。

そんな時に食べるとよい食材がミカンです。ミカンは気の巡りを整えてくれます。

また、βクリプトキサンチンというカロテノイドも含まれており、肝機能障害や動脈硬化、骨粗しょう症のリスクを下げることが明らかになっている優秀な食材です。

皮の香りが交感神経を刺激

ミカンの皮には、緊張・興奮作用の交感神経を優位に働かせる香り成分が含まれています。低気圧や雨の日に、体に力が入らない、重だるい、無気力、眠い、テンションが上がらないなどの副交感神経優位時に起こりやすい症状に対して、バランスを取ってくれます。

人によって合う・合わないと個人差がありますが、体にスイッチが入らない時にはミカンの皮を嗅いで体調が整うか試してみましょう。

そして、ミカンの実と皮の間にある白いスジにも栄養があります。「スペリジン」といって、毛細血管を強くし、冷え性改善が期待できる成分ですが、果肉が95㎎なのに対してスジには40倍の３８００㎎も含まれているのです。これを知ると白いスジも一緒に食べてもいいかなと思えますすよね。

食のこと

38

バナナの「トリプトファン」がメンタル不調に活躍

イライラ／落ち込み／便秘／重だるさ／痔／骨粗しょう症

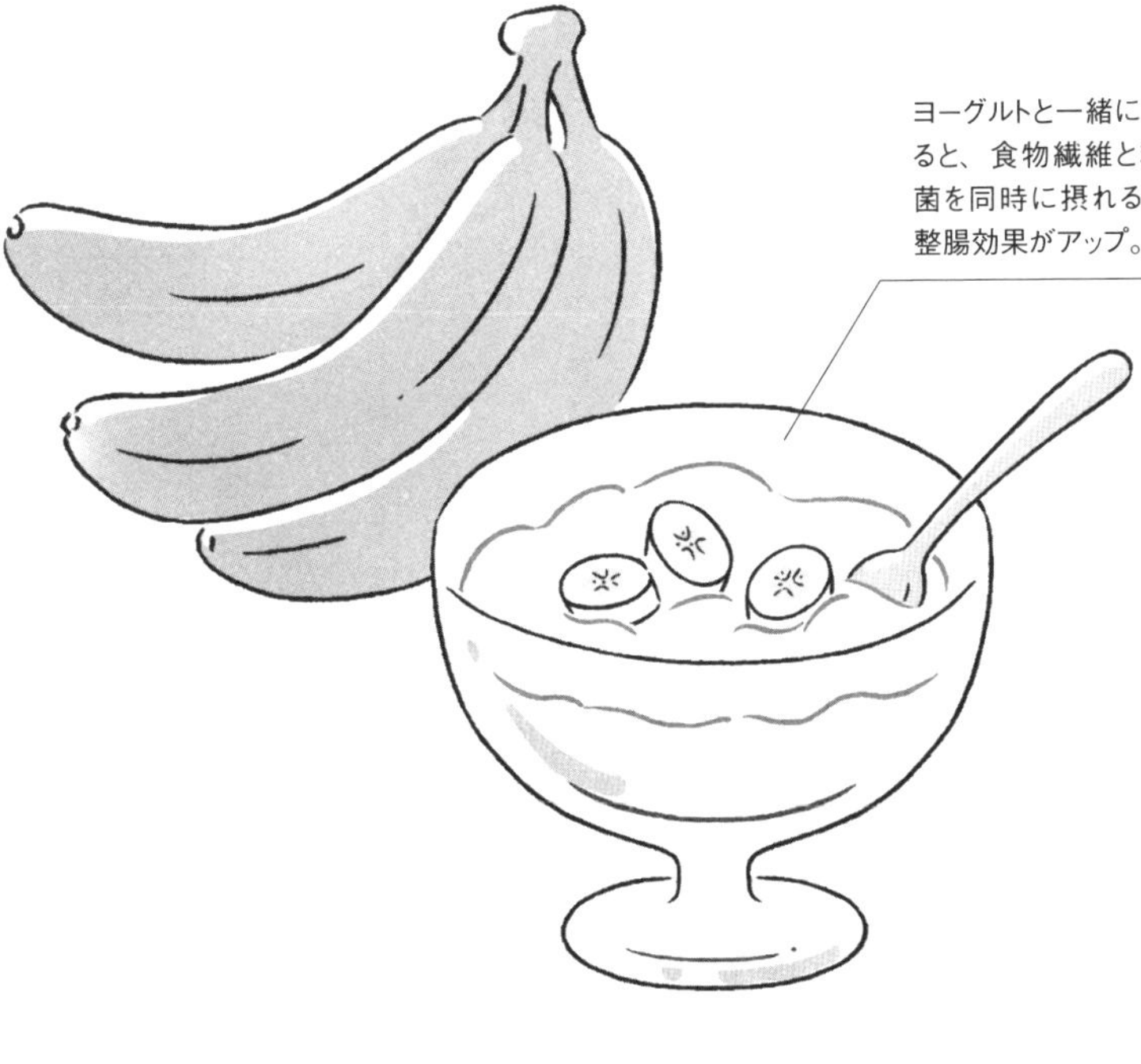

ヨーグルトと一緒に食べると、食物繊維と乳酸菌を同時に摂れるので整腸効果がアップ。

一緒に読みたい 78 幸せホルモン「セロトニン」を増やす食材→ P.180

お手数ですが
切手を
お貼りください

郵便はがき

1 5 0 - 8 4 8 2

東京都渋谷区恵比寿4-4-9
えびす大黒ビル
ワニブックス書籍編集部

お買い求めいただいた本のタイトル

本書をお買い上げいただきまして、誠にありがとうございます。
本アンケートにお答えいただけたら幸いです。
ご返信いただいた方の中から、
抽選で毎月5名様に図書カード（500円分）をプレゼントします。

ご住所　〒 TEL（　　-　　-　　）	
（ふりがな） お名前	年齢 歳
ご職業	性別 男・女・無回答
いただいたご感想を、新聞広告などに匿名で使用してもよろしいですか？（はい・いいえ）	

※ご記入いただいた「個人情報」は、許可なく他の目的で使用することはありません
※いただいたご感想は、一部内容を改変させていただく可能性があります。

●この本をどこでお知りになりましたか?(複数回答可)

1.書店で実物を見て　2.知人にすすめられて
3.SNSで(Twitter:　Instagram:　その他　)
4.テレビで観た(番組名:　)
5.新聞広告(　新聞)　6.その他(　)

●購入された動機は何ですか?(複数回答可)

1.著者にひかれた　2.タイトルにひかれた
3.テーマに興味をもった　4.装丁・デザインにひかれた
5.その他(　)

●この本で特に良かったページはありますか?

[　]

●最近気になる人や話題はありますか?

[　]

●この本についてのご意見・ご感想をお書きください。

[　]

以上となります。ご協力ありがとうございました。

メンタルを安定させる優秀食材

バナナには、体に重要なミネラルのひとつであるカリウムや、腸の健康に良い食物繊維などが含まれ、とても栄養豊富な食材です。そんな**バナナの栄養成分の中でも注目したいのが「トリプトファン」です。**

トリプトファンは、精神安定には欠かせない「セロトニン」の材料となりますが、体内で作ることができないため、食べものから摂取する必要があるのです。そして、**セロトニンは腸から分泌されるため、腸内環境を改善することも重要ですので、食物繊維も摂れるバナナは、メンタルの安定にうってつけというわけです。**

バナナとヨーグルトは相性がいい

バナナは「痰湿《たんしつ》」といって、体に溜まったネバネバ質のようなものを解消する働きもあります。ネバネバ質に関係する老廃物の除去、便秘や痔の改善、痰の改善、抗酸化作用があるため、免疫にいいバナナをぜひ定期的に食べましょう。

ただし、バナナは体を冷やす陰性食材です。温かいものを口にした後に食べるか、1日の中で体温が高い15時から夕方頃に食べるようにするとよいでしょう。

また、バナナに含まれる糖質は20分程度で消化されるため、運動する30分前に食べることでエネルギーになりやすい食材でもあります。

さらに、バナナに含まれるマグネシウムは、ヨーグルトに含まれるカルシウムの吸収や働きを助けます。これらを一緒に食べることで、食物繊維と乳酸菌を同時に摂れる整腸食材になります。バナナとヨーグルトはよく組み合わせて食べられますが、骨形成の促進・骨粗しょう症を予防する効果が期待できます。

バナナの他にトリプトファンが多く含まれる食材は、大豆製品や乳製品、米、トウモロコシなどの穀類、ピーナッツ、卵、ごまなどです。

食のこと

39

“医者いらず”な食材たち

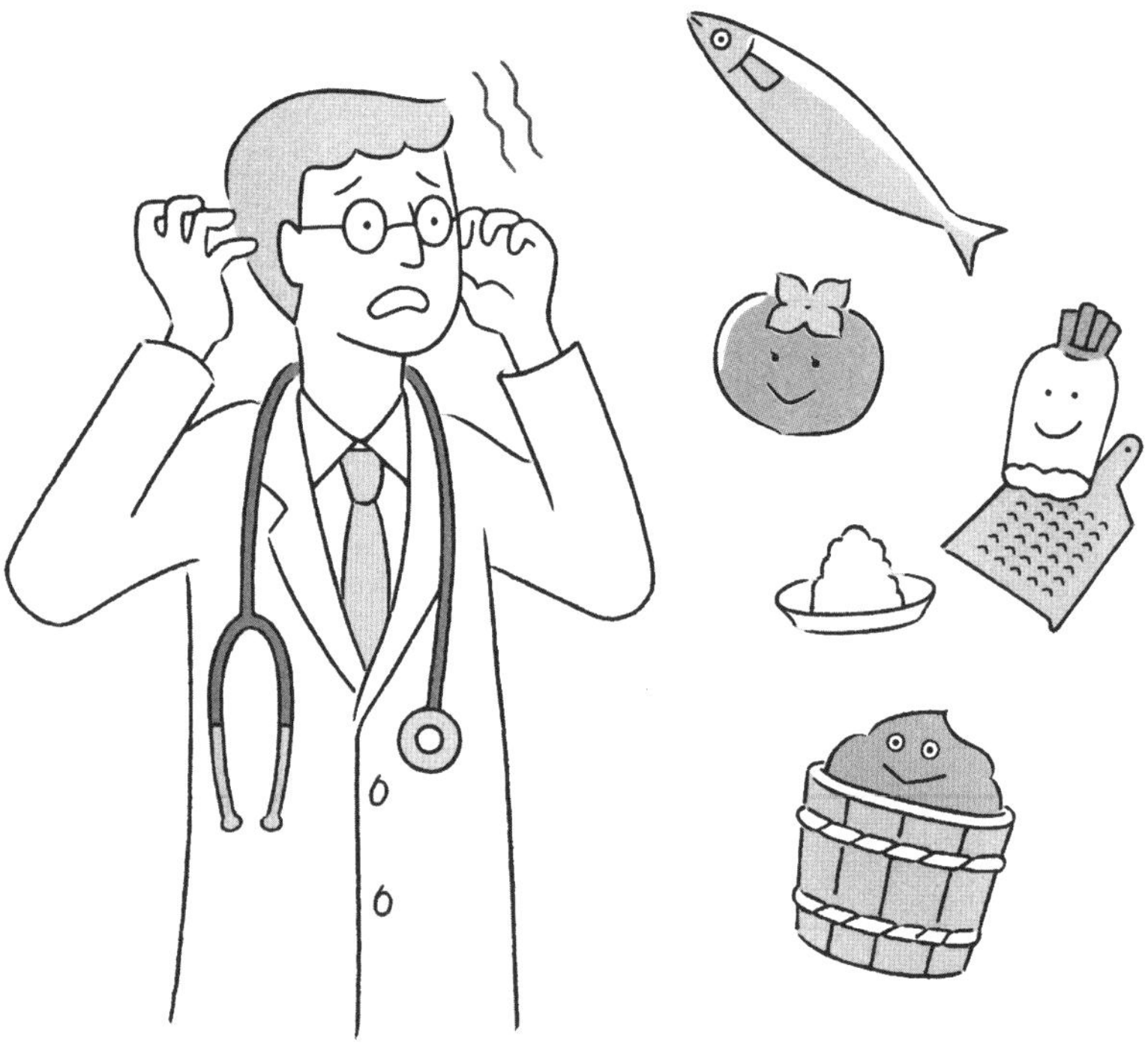

ことわざの知恵

「秋刀魚がでると※按摩《あんま》がひっこむ」という言葉をご存知ですか？　秋になると体に良い食材が多くなり、病人が減るので、按摩師の出番がなくなるという例えですが、ことわざで〝医者いらず〟といわれる食材はたくさんあります。

「大根おろしに医者いらず」：大根をおろした時の辛み成分「イソチオシアナート」は、免疫力の向上やがん細胞の抑制、消化吸収を助けるなどの効能があります。皮に近い部分に多く含まれているため、薄くむくとよいでしょう。さらにでんぷんを分解する消化酵素の「ジアスターゼ」や「ビタミンC」を含んでいますが、ビタミンCは時間とともに減少するので食べる直前にすりおろすのがおすすめです。

「味噌は医者いらず」：大豆を発酵して作られた味噌は、炒った大豆や煮た大豆より消化に優れています。タンパク質の吸収にも優れており、腸内環境の改善にもつながります。**朝は代謝を促進する「赤味噌」、夜は精神安定作用のあるGABAを多く含む「白味噌」を摂ると安眠効果やストレス軽減につながるとされています。**

「柿が赤くなると医者が青くなる」：柿はビタミンA・Cが豊富な上、アルコールを分解するタンニンと、利尿作用のあるカリウムも豊富に含まれています。食べ過ぎは胃石や下痢、便秘の原因になるので注意しましょう。

また、特に世界でも多いのが、「1日に1個のリンゴは医者を遠ざける（イギリス）」「毎日のリンゴ1個は、医者の費用を節約できる（スペイン）」「リンゴを食べると医者いらず（中国）」など、リンゴにまつわる言葉です。

古くから伝えられてきた知恵が、近年、科学的にも証明されてきています。ことわざの知恵をおいしく取り入れていきましょう。

※按摩とは、古代中国より伝わった東洋医学の医学書『黄帝内経』に記された治療法のひとつ。日本では、江戸時代から一般的に知られるようになり、独自の手法で発展した。現代では「あん摩マッサージ指圧師」として国家資格となっている。

食のこと

40

風邪症状には
大根とハチミツ

のどの痛み／咳／痰／鼻水／鼻づまり／肌荒れ／乾燥肌／呼吸不全

ハチミツ大根

①1～2cmのさいの目切りにした大根をハチミツに浸す。
②冷蔵庫で一晩寝かせる。
※大根から水分が出るため、蓋をする時はハチミツを満杯まで入れないように注意。

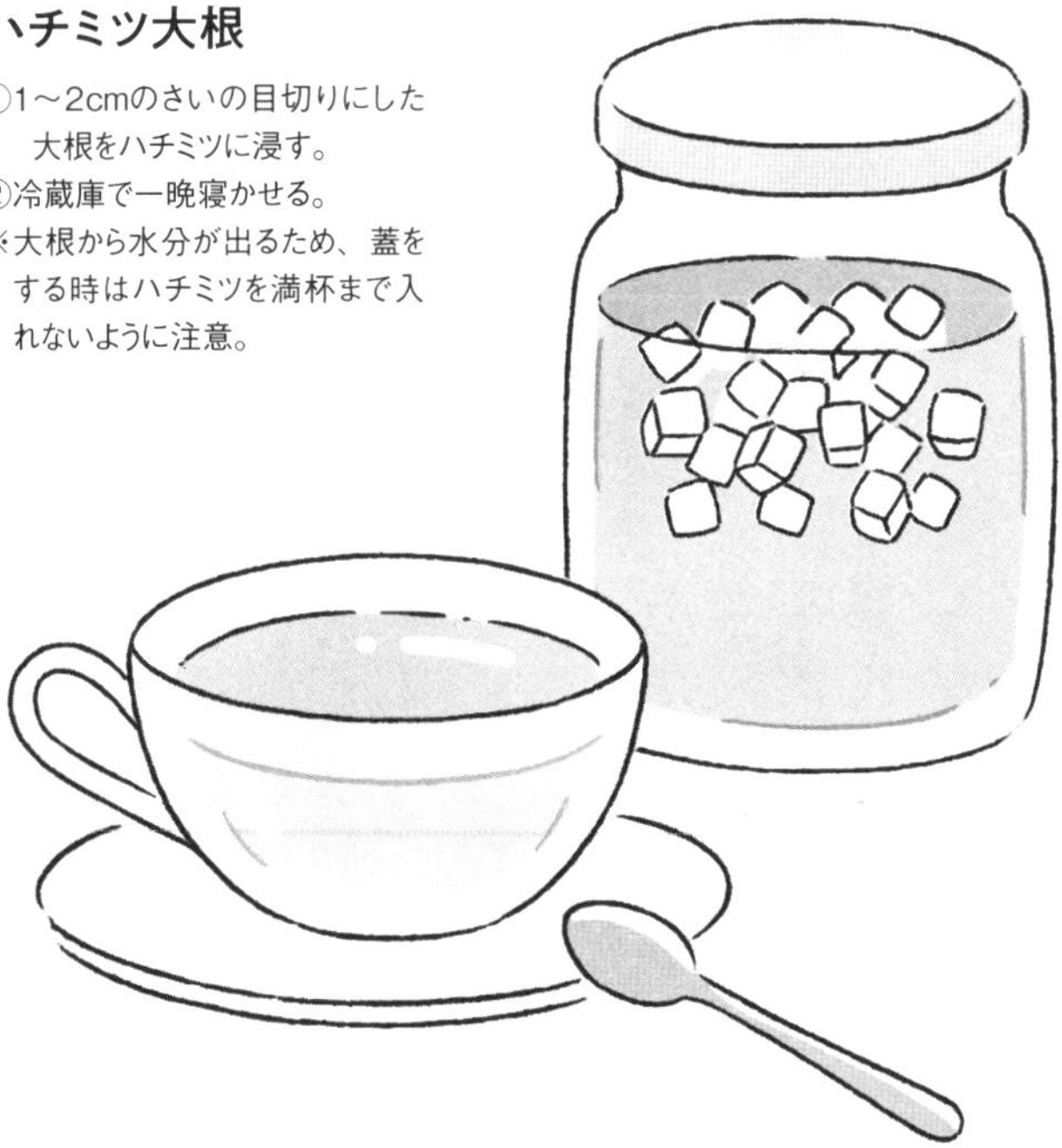

のどの痛みに「ハチミツ大根」

風邪や呼吸不全、咳や痰、鼻水、鼻づまり、乾燥から皮膚が荒れている時には、「白い食材」が体を助けてくれます。具体的には、大根やネギ、れんこん、山芋、梨、白ごま、豆腐、杏仁などです。

この白い食材である大根に、私はハチミツを組み合わせることをおすすめしたいと思います。２０２０年８月、オックスフォード大学の研究チームが**「ハチミツは市販薬や抗生物質よりも風邪の治療に効果的」**との論文を発表しているのです。ハチミツは豊富な栄養を含み、風邪の時に舐めたり、お湯などに混ぜて飲むといった民間療法も存在しているほど。

私はよく祖母から風邪を引いた時に「ハチミツ大根を食べなさい」と言われて育ちました。昔から母や祖母は自宅に鍼灸の往診治療を頼んでいたため、往診の先生が養生として教えてくださったのかもしれません。私は鍼灸師になる勉強をしてから「これは東洋医学の考えだったんだ」と知りましたが、現在、私が鍼灸師になって往診治療をしていることを家族は不思議に思っているようです。

ハチミツ大根の作り方は、非常に簡単です。**1~2センチのさいの目切りにした大根をハチミツに浸し、冷蔵庫で一晩寝かせるだけ。**大根は舐めた後、そのまま食べてもいいですし、ハチミツはお湯割りにして飲むと、のどの痛みがやわらぐでしょう。

のどの痛みに効くツボ・水泉

のどの痛みに効くツボをご紹介しましょう。「水泉《すいせん》（Ｐ．２３１）」といいますが、まず、内くるぶしとアキレス腱の間にあるツボ「太渓《たいけい》（Ｐ．１９６）」を見つけます。その親指幅（1寸）下の陥凹部《かんおうぶ》で圧痛点を探します。水泉は、少し熱めのレギュラータイプのお灸で熱を加えると効果的です。

食のこと

41

鍼灸にも使われるビワの健康効果

動脈硬化／肥満／食欲不振／骨粗しょう症／疲労感／咳／吐き気／嘔吐

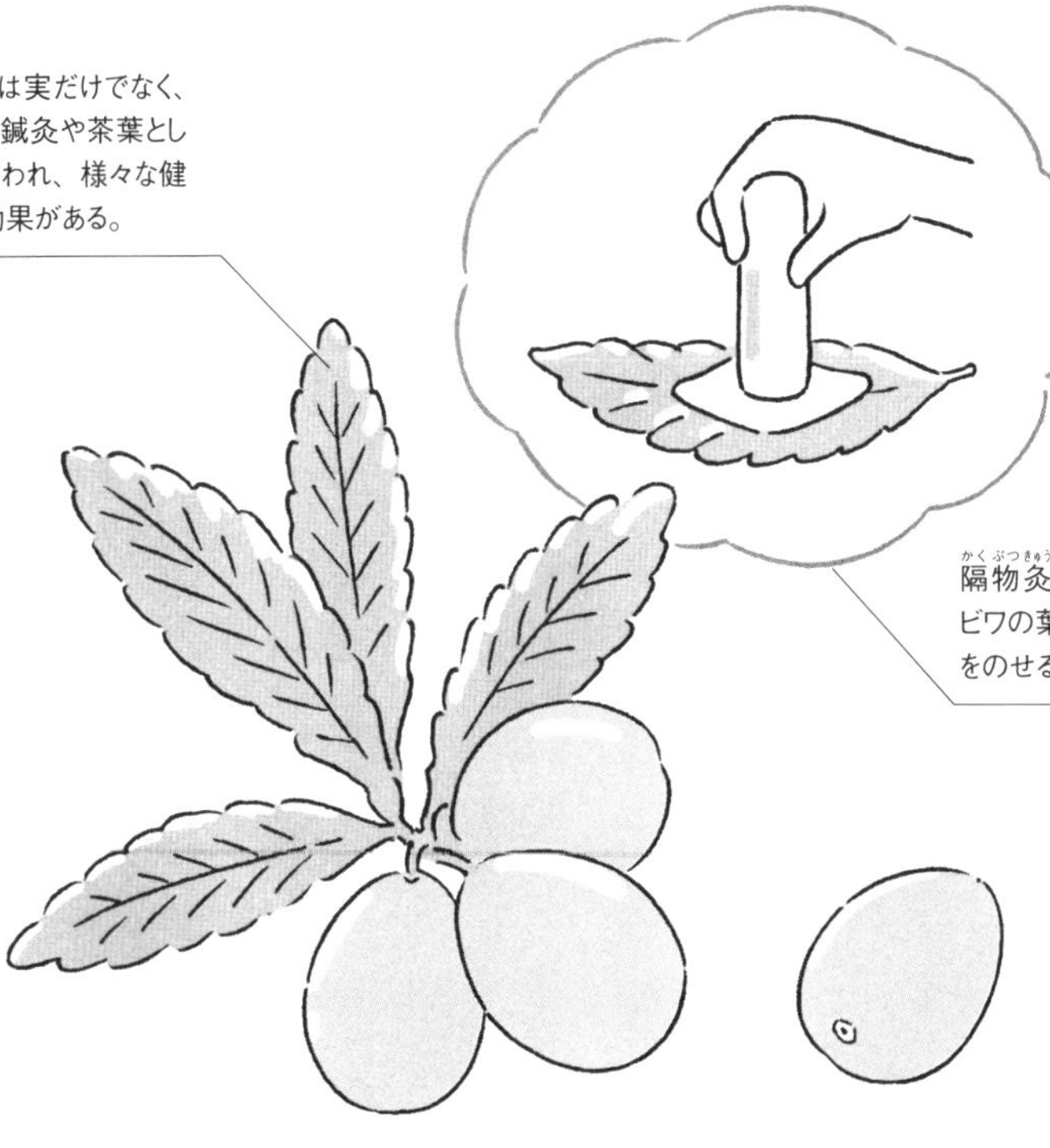
ビワは実だけでなく、葉も鍼灸や茶葉として使われ、様々な健康効果がある。
隔物灸《かくぶつきゅう》の一種で、ビワの葉の上にお灸をのせるビワの葉灸。

ビワは健康にいい果物

古来よりビワの木には薬効があることが知られており、３０００年前のインドの古い仏典には、「人薬王樹《だいやくおうじゅ》」という名で登場します。実・種・葉のすべてが万能薬として利用されてきたという歴史がある果物です。

ビワに含まれるβカロテンは、動脈硬化の予防や免疫力アップに活躍します。βカロテンは体内でビタミンAに変換されて、鼻やのどの健康を保つのに役立つのです。また、βクリプトキサンチンも豊富に含まれます。βカロテンと同様に体内で必要に応じてビタミンAに変換されて働きますが、骨密度や骨代謝を改善する作用も報告されています。

他にもポリフェノールやミネラルも含まれます。カリウムは摂り過ぎた塩分を調節する働きがあり、不足すると脱力感や食欲不振などの症状が見られることがあります。

ビワの葉の効能

ビワの葉にも効能があります。鍼灸院ではビワの葉の上にお灸をのせて治療をする手法もあるほどです。お腹や足先の冷え、生理トラブルや婦人科系の疾患、疲れが取れにくい、食欲不振、夜間頻尿などのお悩みに効果があります。ただし、ビワの葉灸をしている鍼灸院は一部なので、事前に確認をすると確実です。

ビワの葉茶の効果も優秀で、血液を浄化する作用や骨粗しょう症の予防、脂肪分解でメタボ対策、咳・喘息の改善、吐き気・嘔吐の抑制、疲労改善や美肌効果、食欲促進効果があります。

ビワは４〜６月が旬。おいしいビワの選び方のポイントとしては、ビワ特有の綺麗なオレンジ色をしていて、表面に傷や茶色い変色が無いもの、果皮にハリのあるもの、ヘタがしっかりしているものです。

42

1日1個の卵で タンパク質を摂取

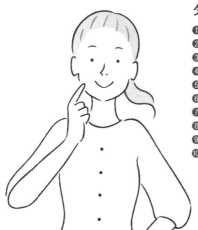

タンパク質の効果

❶筋肉量アップ
❷代謝アップ
❸肌や髪、爪トラブルの改善
❹骨を丈夫にする
❺むくみ改善
❻疲れにくくなる
❼貧血改善
❽集中力・思考力アップ
❾免疫力アップ
❿低出生体重児のリスク低下

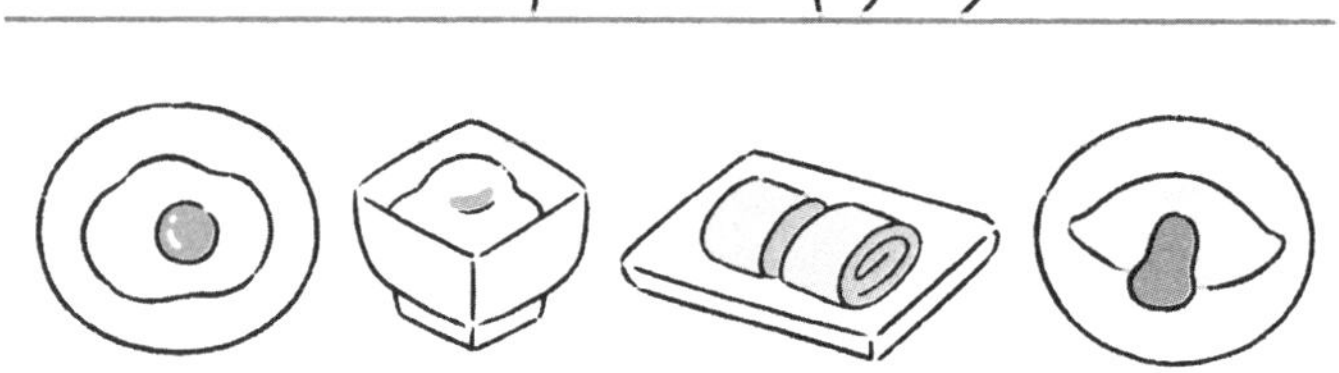

卵は1日1個食べよう

卵はとても栄養価の高い食品で、1日1個食べることをおすすめします。卵には良質な動物性タンパク質が1個あたり6gも含まれますが、タンパク質は筋肉や血液、骨、皮膚、髪など、体を作るために欠かせない栄養素です。

また、タンパク質は体全体の約30～40%を占め、熱を生み出して痩せやすい体を作ることから、ダイエットにも活躍します。

そればかりか、タンパク質は血管も健康にしてくれます。良質な動物性タンパク質をしっかりと摂ることで、血管内皮細胞の新陳代謝が促され、血管が若々しく丈夫になるのです。

また、卵には動脈硬化予防に効果のあるレシチンという成分、脂質やタンパク質の代謝を支えるビタミンB2やB12、骨や歯を丈夫にするビタミンD、抗酸化作用で免疫力を高めるビタミンAやビタミンEなど、多くのビタミンがバランス良く含まれています。

日本人が不足しやすい鉄や亜鉛、マグネシウム、カルシウムなどのミネラルも含み、腸内細菌とも非常に相性が良く、生理機能をコントロールするなど、とても多くのメリットがある食材なのです。

卵は半熟で食べよう

そんな卵ですが、**食べ方は半熟がおすすめです。半熟卵や温泉卵は、消化率や栄養の吸収率が最も高い食べ方になります。**風邪などで胃腸が弱っている時にも、体へ負担をかけずに栄養をすばやく吸収できます。

なお、卵には、体内で作ることのできない必須アミノ酸が適切な比率で含まれています。タンパク質はアミノ酸でできていますが、タンパク質の良し悪しを評価するための基準を「アミノ酸スコア」といいます。アミノ酸スコアは0～100の数字で決められますが、卵は最高点の100です。

食のこと

43

そば湯の「ルチン」が血管を若返らせる

そばには「夏そば」と「新そば（秋そば）」があり、7〜8月に収穫する夏そばは、淡い香りと清涼感を感じる若い味わいが特徴。9〜10月に収穫する秋そばは、香り高く濃厚な風味と深い味わいが特徴。

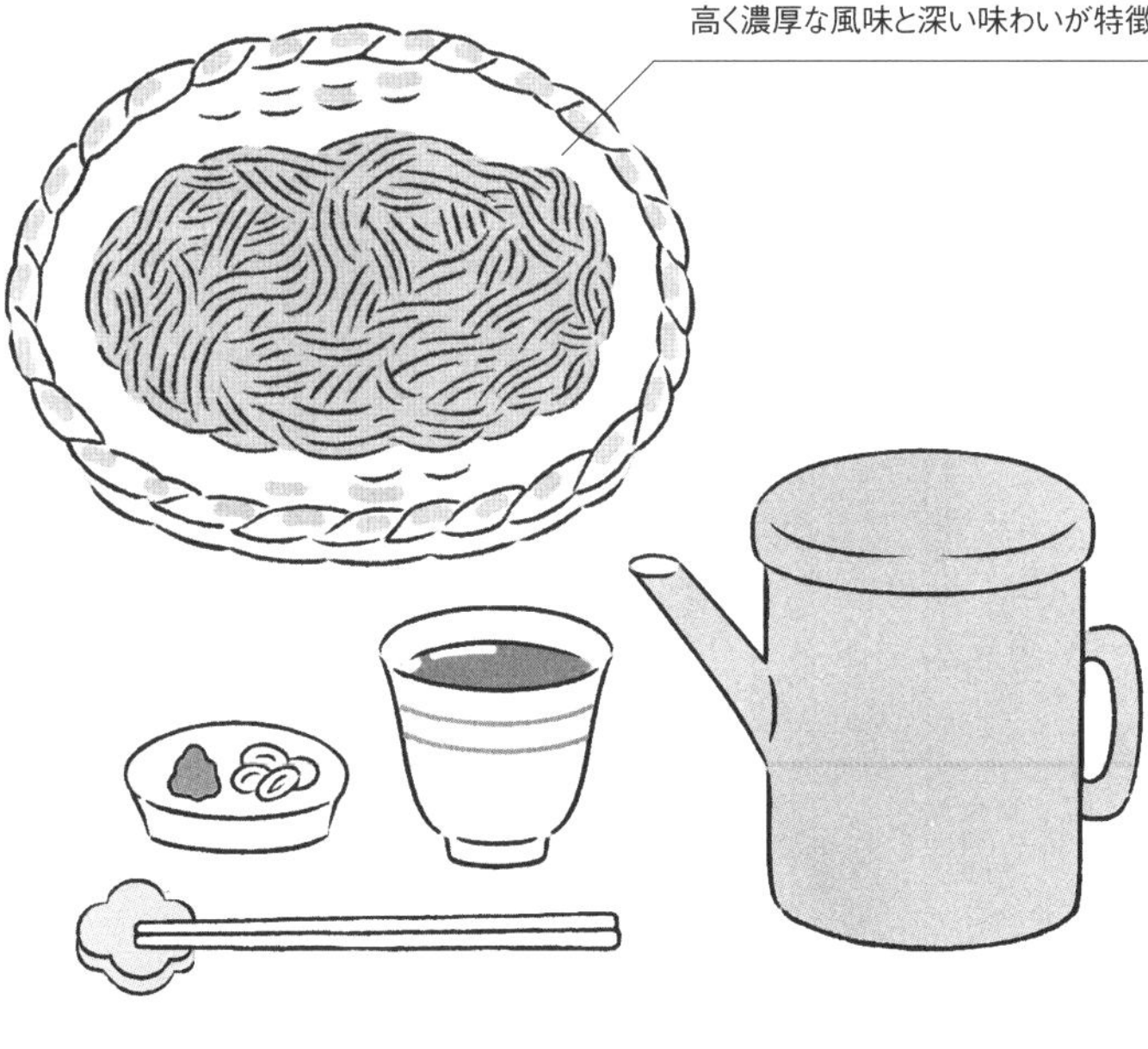

血管を強化するルチン

そばに含まれている栄養素として代表的な成分が「ルチン」です。ルチンはワインやココアにも含まれるポリフェノールの一種で、血管を強化して若返らせてくれます。

ルチンには毛細血管を強化する働きがあり、打ち身による内出血など出血が伴う疾患に有効で、歯ぐきの出血を止める効果や、脳卒中・動脈硬化・高血圧など生活習慣病の予防に効果があるといわれています。他にも破れやすくなった血管を修復して血液の流れをスムーズにする作用や、血圧降下作用などもあるのです。

血行が改善するため、慢性的な冷え性や肩こりにも効果があります。

そば湯は美容にもいい

ルチンは水溶性で、ゆで汁に溶け出るため、そば湯を飲むと良いでしょう。近年ルチンがゆで汁にそこまで溶け出ることはないともいわれていますが、そばにはルチン以外にもビタミンB1やビタミンB2などの水溶性ビタミンが含まれます。これらもゆで汁に流出していると考えられ、ビタミンB1は疲労回復や神経系を正常に保つ効果、ビタミンB2は皮膚や爪、髪を健康に保つ効果などがあります。

また、ルチンはビタミンCと一緒に働き、血管壁を強化するコラーゲンの生成を助けます。大根おろしやきゅうり、ネギにはビタミンCが多く含まれているため、薬味として一緒に食べることをおすすめします。

そして、そば・そば湯・そばつゆには脂質がほとんど含まれず低カロリーなので、ダイエット中にも優しい食品です。ただし、そばつゆの塩分の摂り過ぎには注意しましょう。ぜひ健康を意識しながら、そばのおいしさを堪能してみてはいかがでしょうか。

44

生理痛には「チラミン」を避ける

生理痛／片頭痛／嘔吐／高血圧

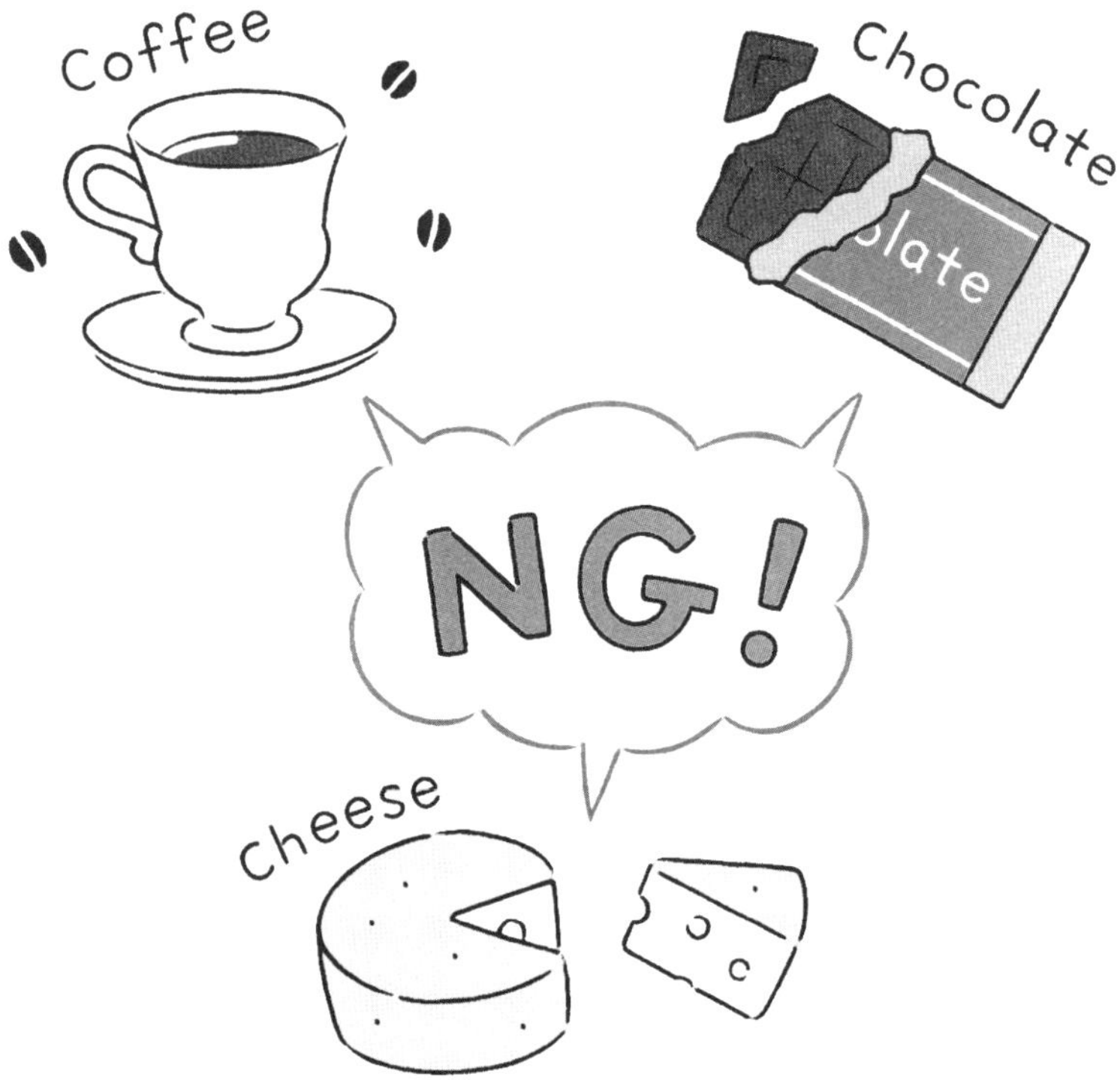

一緒に読みたい 56 生理痛を緩和するサンドイッチ温活→ P.134

生理痛を重くするチラミン

日本人女性に多い生理痛。**生理痛にお悩みの人は、生理前に「チラミン」が含まれる食品を控えましょう。なぜならチラミンには、血管や子宮を収縮させる作用があるため、生理痛や生理前の片頭痛などの原因となることがあるからです。**

生理痛は、体の冷えや五臓《ごぞう》の「脾《ひ》（胃腸などの消化器）」の働きなどが弱いと起こりやすくなりますが、食事から気をつけてあげることで痛みの度合いや頻度の軽減につながります。

チラミンが多く含まれる食品としては、コーヒー、チーズ、チョコレートなどが挙げられます。

特にコーヒーとチョコレートにはチラミンだけでなくカフェインも含まれています。カフェインにも血管を収縮させる作用がありますから、生理１週間前から控えるとよいでしょう。

生理痛を改善する食材

生理痛の改善のために食べたい食材もご紹介しましょう。ひとつめは青魚です。**マグロやイワシ、サンマなどの青魚**にはＥＰＡが含まれており、子宮の過剰な収縮を抑える働きや、血液をサラサラにして血行を良くする働きがありますので、子宮周辺の血行改善にも役立ちます。

次に、**牡蠣**に多く含まれる亜鉛には、女性ホルモンの分泌を活性化させる働きがあり、ホルモンバランスの改善に役立ちます。出血による鉄分不足には、吸収率がいい**鶏肉**（Ｐ．86）がおすすめです。

生理痛やＰＭＳを緩和する効果を持つγ《ガンマ》リノレン酸も意識したい栄養素です。**ナッツ類**に含まれるリノール酸が体内でγリノレン酸に変わりますので、くるみ、落花生などがおすすめです。

食のこと

45

嗜好品との付き合い方

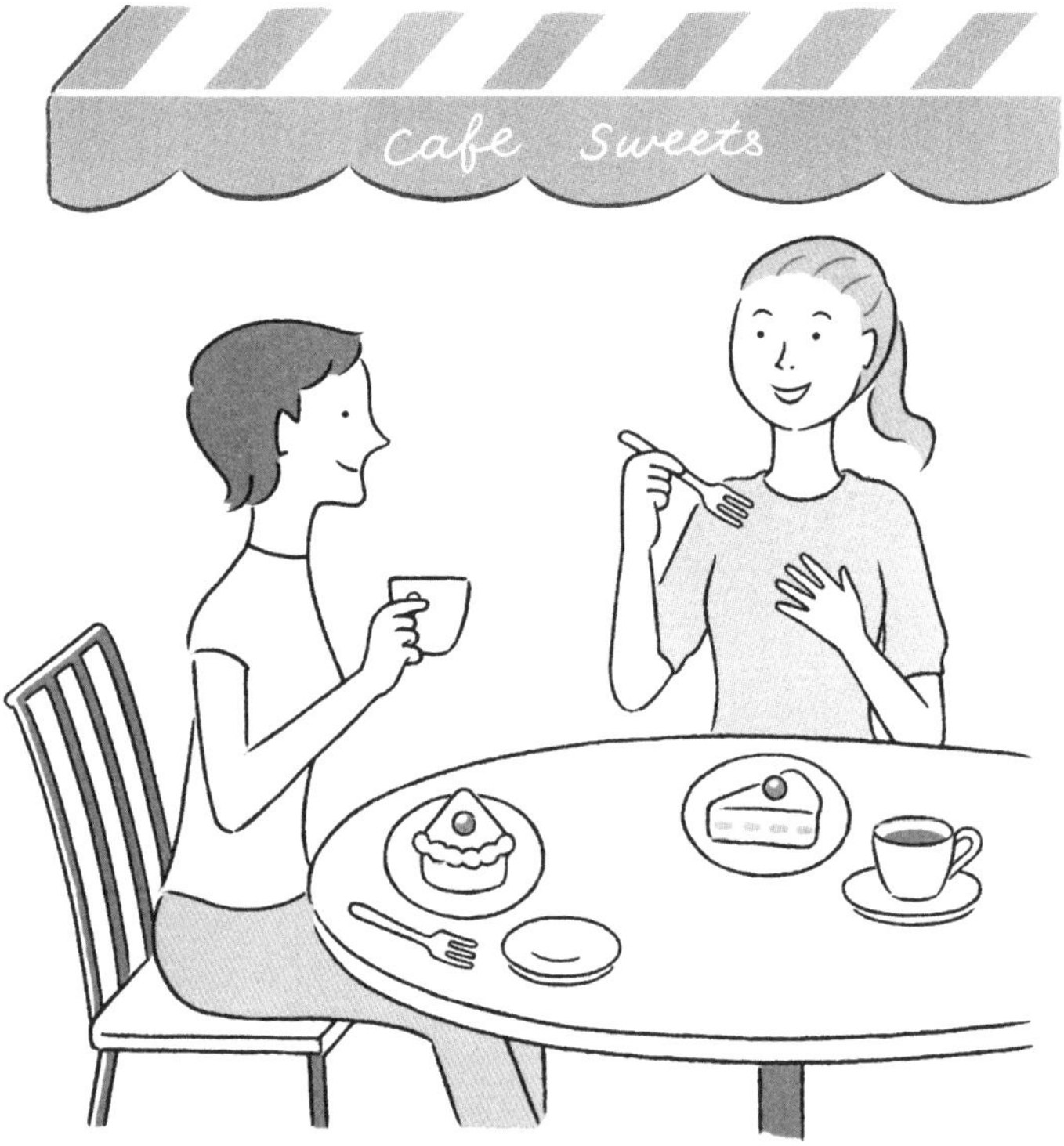

嗜好品は1週間スパンで調整

甘いものや脂っこいもの、お酒、冷やすものなど、体に良くないとは分かってはいるものの、つい食べたくなる気持ちはよく分かります。**そんな時は、体調に合わせて1週間のスパンで食事を考えてみてください。**

なんでも我慢してしまうとストレスを抱え、かえって体に悪いというのが近年の考え方。**健康な状態であれば、体に悪いものを食べた後の2～3日間は健康な食べ方を意識する。少し不調がある時には、体に悪いものは1週間に1度くらいにしておく**、という調整ができれば十分です。

私は、自宅でビールを飲む時は常温で飲みます。サワーなどを作る時は氷を入れません。普通の感覚ではおかしいと思うかもしれませんが、これは師匠の教えです。口にしたものは最初胃に入りますが、胃は内臓のバランスの中心。健康には滞りのない血流が重要ですが、血になる栄養を胃腸で消化・吸収ができなければ始まりません。

とはいえ、空きっ腹にキンキンのビールを流し込むのが一番おいしいですよね。ですので私は、健康な状態の時に友人などと飲む機会では養生を開放します。そんな調整ができるようになると生活の質が向上しつつ、人生も楽しめます。養生のできる度合いは少しずつ鍛えられますので、マイペースに心がけていきましょう。

正月太りは「むくみ」が原因

年末年始は付き合いで外食が多くなって食べ過ぎてしまったり、塩分やアルコールの摂取量が多くなりがち。でも、**そんな自分をあまり責めたり、縛らないことも養生を継続させるためのコツです。**

お餅は水分を体に溜め込む作用があるため、正月太りはむくみが原因のことが多いですが、お正月に3日間不摂生を続けてしまった！　という人は、その後1週間程度、胃腸に優しい食生活にシフトすれば大丈夫です。

食のこと

46

健康に良さそうなものにだまされない

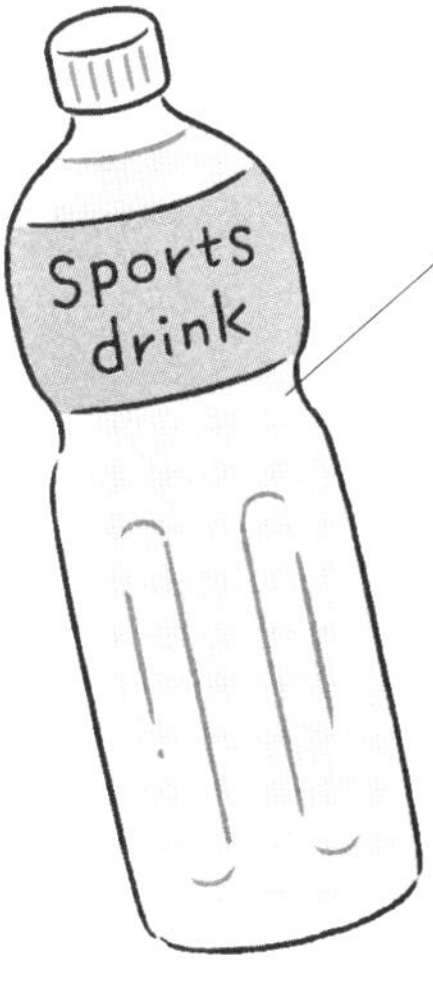

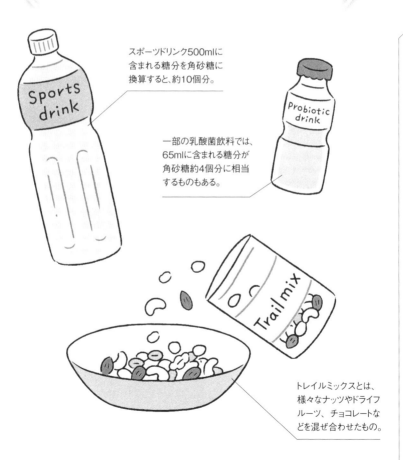

スポーツドリンク500mlに
含まれる糖分を角砂糖に
換算すると、約10個分。

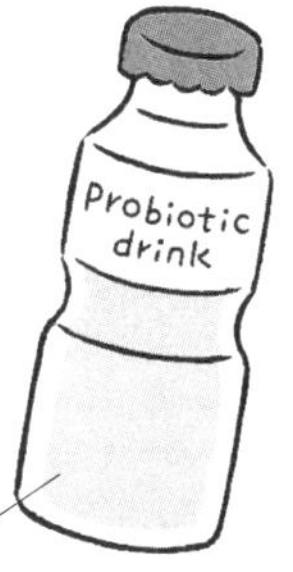

一部の乳酸菌飲料では、
65mlに含まれる糖分が
角砂糖約4個分に相当
するものもある。

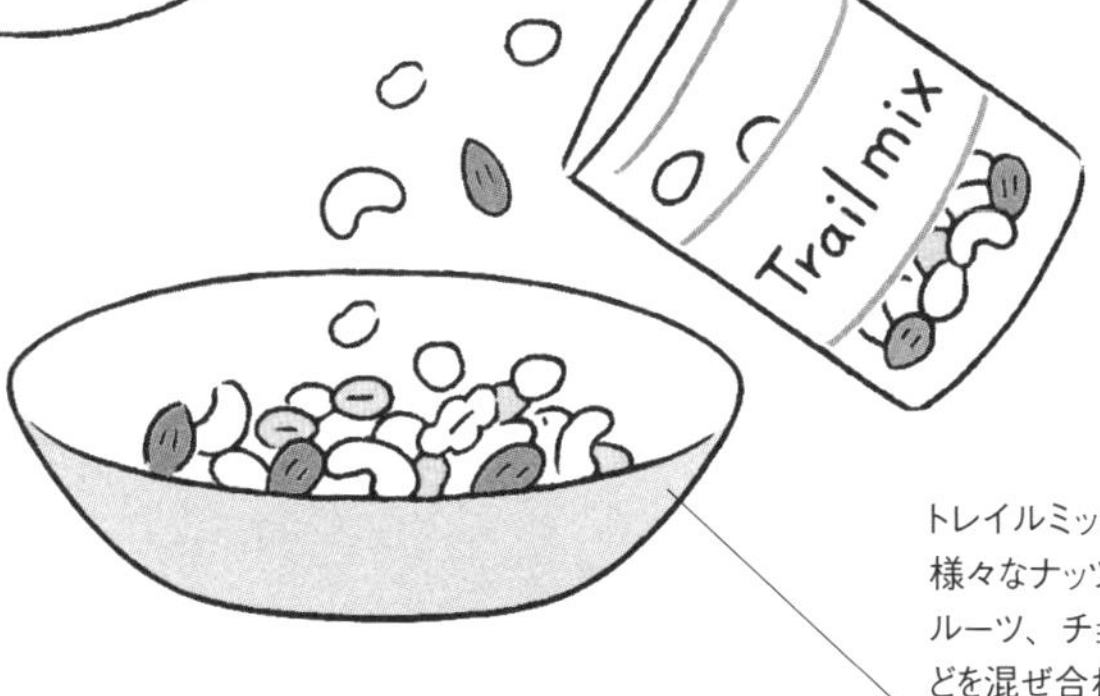

トレイルミックスとは、
様々なナッツやドライフ
ルーツ、チョコレートな
どを混ぜ合わせたもの。

スポーツドリンクは体にいい？

スポーツドリンクや乳酸菌飲料は、一見健康そうに見えますが「果糖ブドウ糖液糖」がたくさん入っているものが多く、過剰摂取に気をつけなければなりません。果糖ブドウ糖液糖（ブドウ糖果糖液糖）とは、高フルクトース・コーンシロップ＝異性化糖と呼ばれる天然甘味料です。「天然」と聞くと体に良さそうなイメージが湧きますが、肥満や糖尿病などの原因で、アメリカでは使用禁止運動が広まっています。

スポーツドリンクや乳酸菌飲料に含まれる糖分の量を角砂糖に換算すると、スポーツドリンク５００mlで約10個分、乳酸菌飲料65mlの小さな容器の中に約４個分も含まれているものも……。果糖ブドウ糖液糖は砂糖よりも価格が安いため、他にもドレッシングや焼き肉のタレなど、私たちの身近にある多くの食品に配合されています。裏にある食品の成分表を見る癖をつけましょう。

加糖ヨーグルトに注意

同様に糖分の量に注意したい食品が、加糖ヨーグルトです。私が患者様の自宅に往診に行く際にも、よく目にします。基本的に口当たりの良い食品は糖がたくさん含まれているとアンテナを張っておくといいでしょう。

健康のためにヨーグルトを食べているという人は、プレーンヨーグルトにバナナやブルーベリーの自然な甘味をほどよく入れる程度に抑えてください。ダイエットをしているのにもかかわらず、全然痩せないと感じている人は、このようなところでカロリーを摂取してしまっているかもしれません。

ナッツ類も、健康やダイエットのために食べる場合は、無塩、砂糖不使用の商品を選ぶようにしましょう。甘味の足されたドライフルーツや砂糖たっぷりのミルクチョコレートが含まれるトレイルミックスの食べ過ぎにもご注意ください。

食のこと

47

腸活でコレステロールが下がる

肥満／動脈硬化／脳梗塞／心筋梗塞／狭心症／イライラ

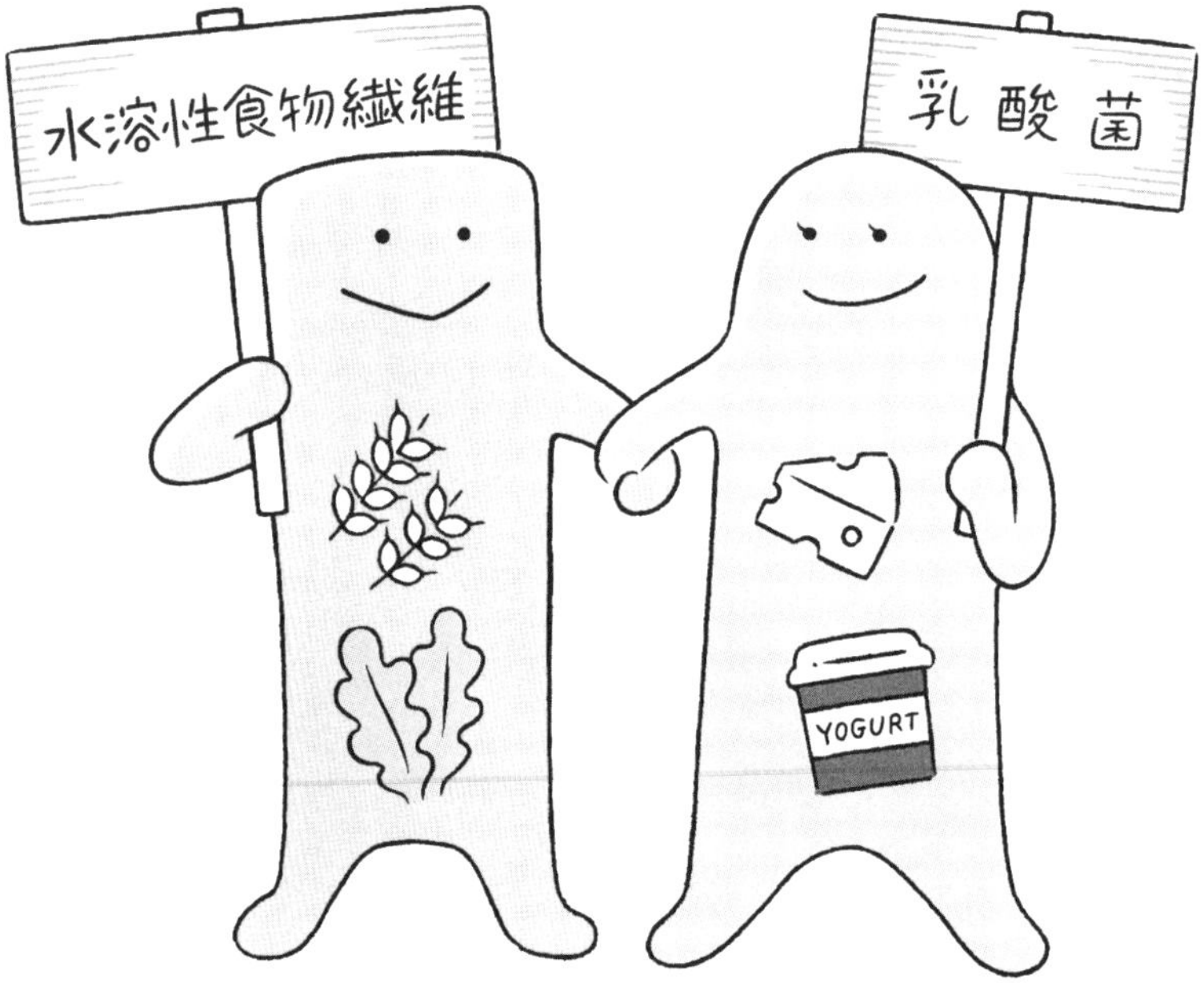

水溶性食物繊維

大麦、納豆、昆布、わかめ、
里芋など

乳酸菌

ヨーグルトや乳酸菌飲料、納
豆、チーズ、キムチなど

腸活のすすめ

最近、腸活という言葉をよく聞くようになりましたが、腸を整えることはコレステロール値の改善にも効果があると考えられます。

コレステロールは、細胞膜の主成分やホルモン、胆汁酸《たんじゅうさん》などの原料になります。体に必要な物質ではあるものの、血中コレステロールが高くなると動脈硬化や脳梗塞などの病気を生じてしまうことがあります。痩せている人や若い人でもコレステロール値が高いことがありますので注意したいところです。

コレステロールには善玉と悪玉があり、善玉コレステロール（ＨＤＬ）は、体の不要なコレステロールを回収するいわば体内のお掃除役。一方で悪玉コレステロール（ＬＤＬ）の役割は、肝臓で合成されたコレステロールを全身に運ぶ運搬役になります。血中に悪玉コレステロールが多くなると、血管壁にこびりついて動脈硬化につながる可能性が高くなるため、ＬＤＬ値は高くならないように気をつける必要があります。

コレステロールが増える原因は、病気などの基礎疾患や体質、食習慣などが関与しています。基礎疾患が問題の場合には、病気のコントロールが必要になります。体質や食習慣などが原因であれば、糖や動物性脂肪、アルコールを控えましょう。

水溶性食物繊維と乳酸菌がいい

コレステロールを下げるために意識して摂りたい栄養素は、水溶性の食物繊維や乳酸菌です。これらは悪玉コレステロールに吸着し、体外に排出してくれる働きがあります。

水溶性食物繊維は、大麦、納豆、昆布、わかめ、里芋など。乳酸菌は、ヨーグルトや乳酸菌飲料、納豆、チーズ、キムチなど。ただしヨーグルトや乳酸菌飲料には糖がたくさん含まれるものも多いため、毎日食べる場合はプレーンタイプを選びましょう。

第 4 章

体を整える
自律神経に
いいこと

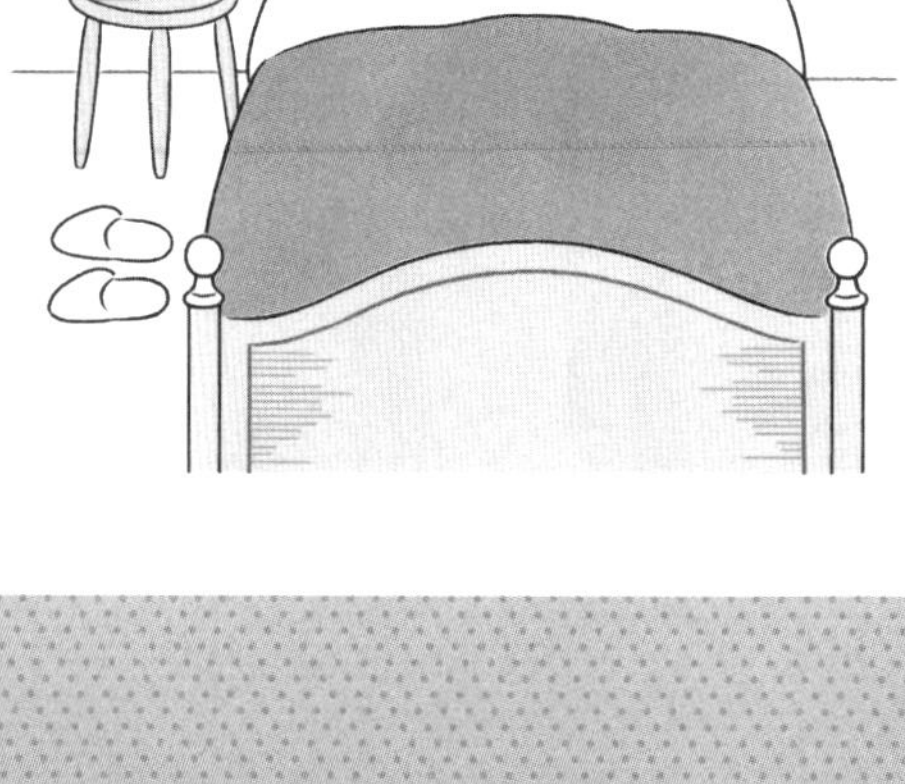

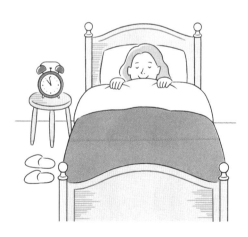

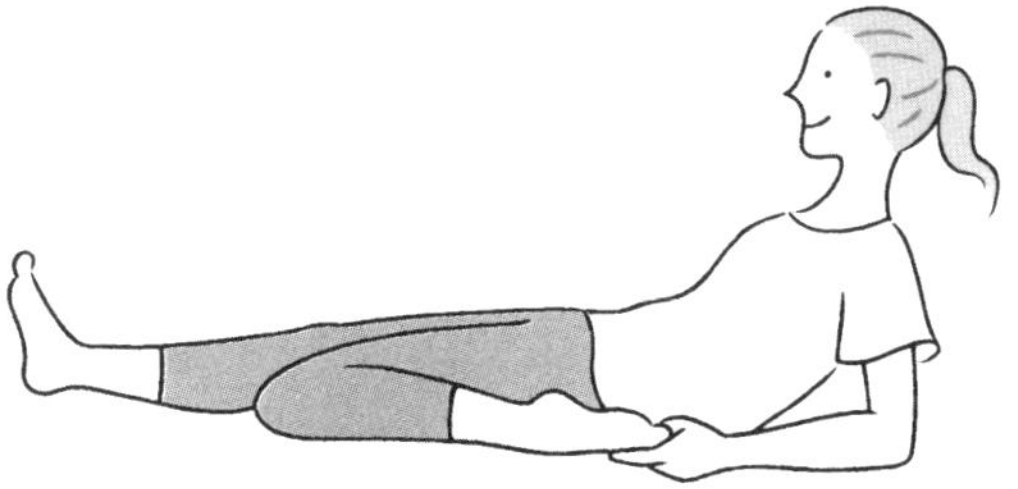

健康のために運動や規則正しい生活が大切だと
分かっていても、家事や仕事に追われておろそかに……。
でも、仕事の合間や寝る前に
たった数分のストレッチを取り入れたり、
ちょっとした生活習慣を意識するだけで、
つらい不調が改善するかもしれません。

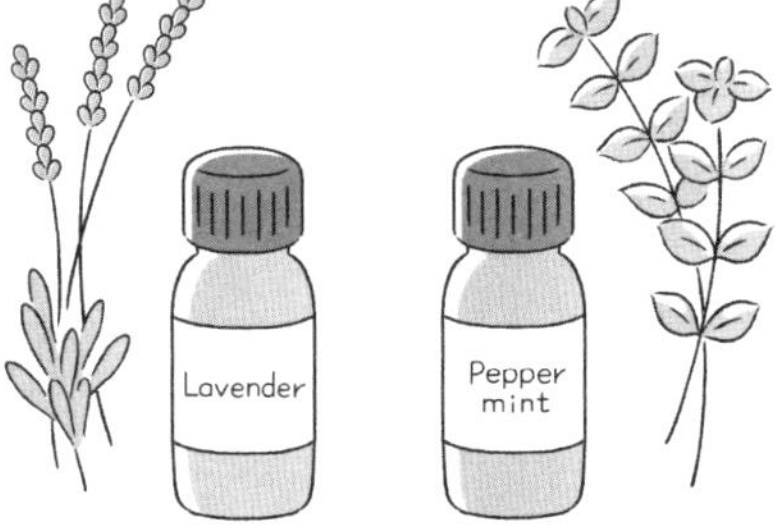

体を整える

48

温活のすすめ

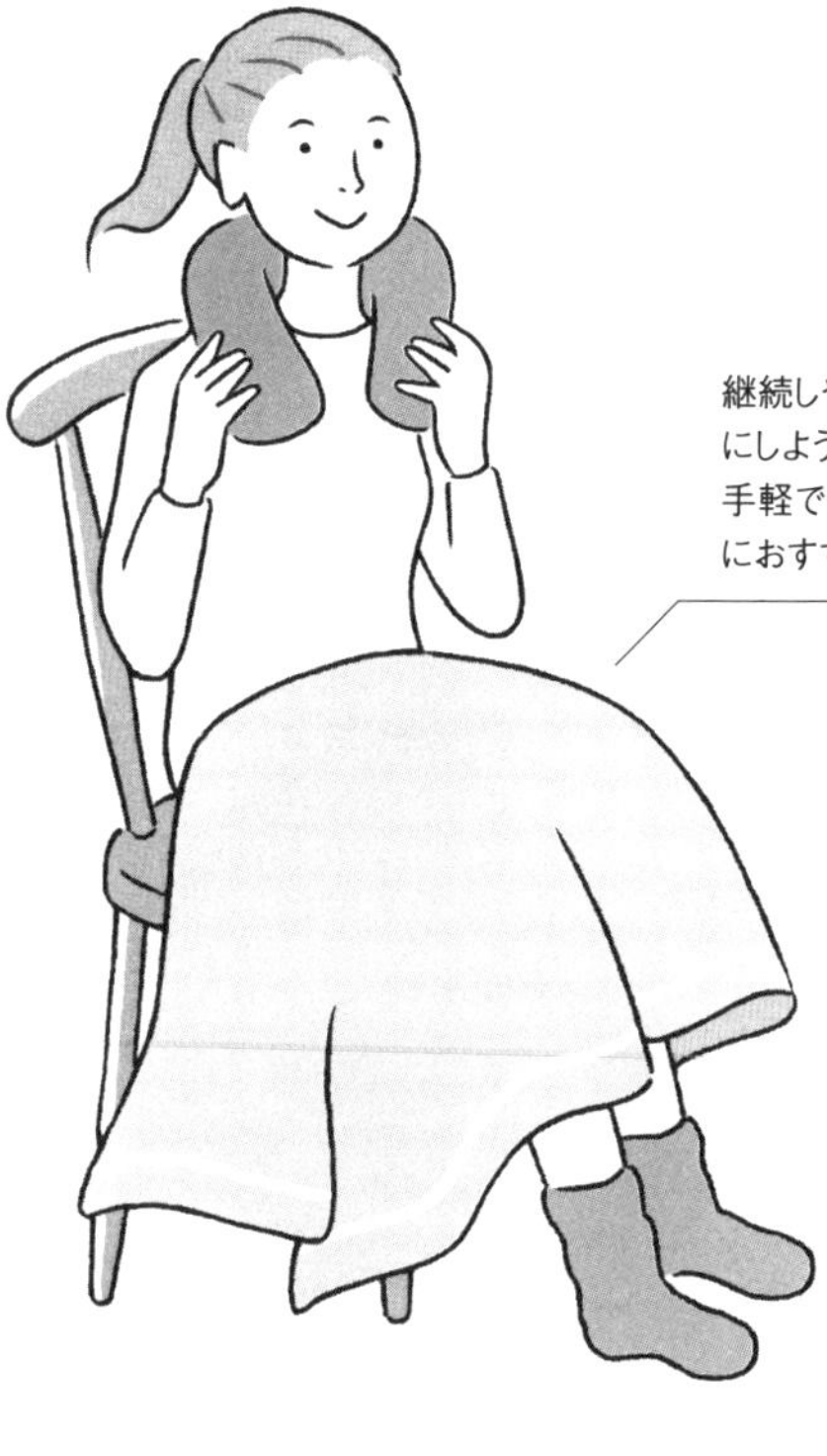

継続しやすい温活方法を習慣にしよう。小豆カイロのように手軽でくり返し使えるものは特におすすめ。

一緒に読みたい 93 冬はとにかく冷えから体を守る→P.212

冷えは万病の元

冷えは万病の元です。体が冷えることで血流が悪くなり、筋肉が硬くなる、内臓に栄養が行き届かなくなり働きが悪くなる、脳の働きが低下する、潤いが保てなくなり老化が進む、免疫力が下がるなど、あらゆる不調が起こります。

普段、冷えている自覚があるところを温めるのはもちろんのこと、自覚がなくても冷えている部分も多いため、あらゆる体の部位を温かい手で触ってチェックしてみましょう。

温活は様々な方法があるため、自分が継続できそうなものを選んで習慣にしてみてください。

①お灸（P．36）
②カイロ
③湯たんぽや耐熱のペットボトルにお湯（50度程度を容量の7～8割）を入れて当てる
④ホットタオル（P．39）
⑤温水のシャワーを長めに当てる
⑥ドライヤーを当てる
⑦温かい手を当てる
⑧市販のぽかぽかアイテムを使用する

特に最近では小豆などが使用された「ぽかぽかアイテム」が何種類も発売されており、電子レンジで温めれば何回でも使用できるものも多く、非常におすすめです。

自分の「気持ちがいい」感覚を大切に

人間の体は正直にできています。**温めてみて、「気持ちがいい」と感じた部位は、普段から血流が悪い・冷えているため、温めて正解というサインです。**

反対に、場所によっては温めると不快に感じるところがありますが、そこは、今、熱を加えるべきではないというサインとなります。温活をする場合は、体とそんなふうに確認を取りながら行ってください。

動画でチェック

49

超簡単！首・肩・背中ストレッチ

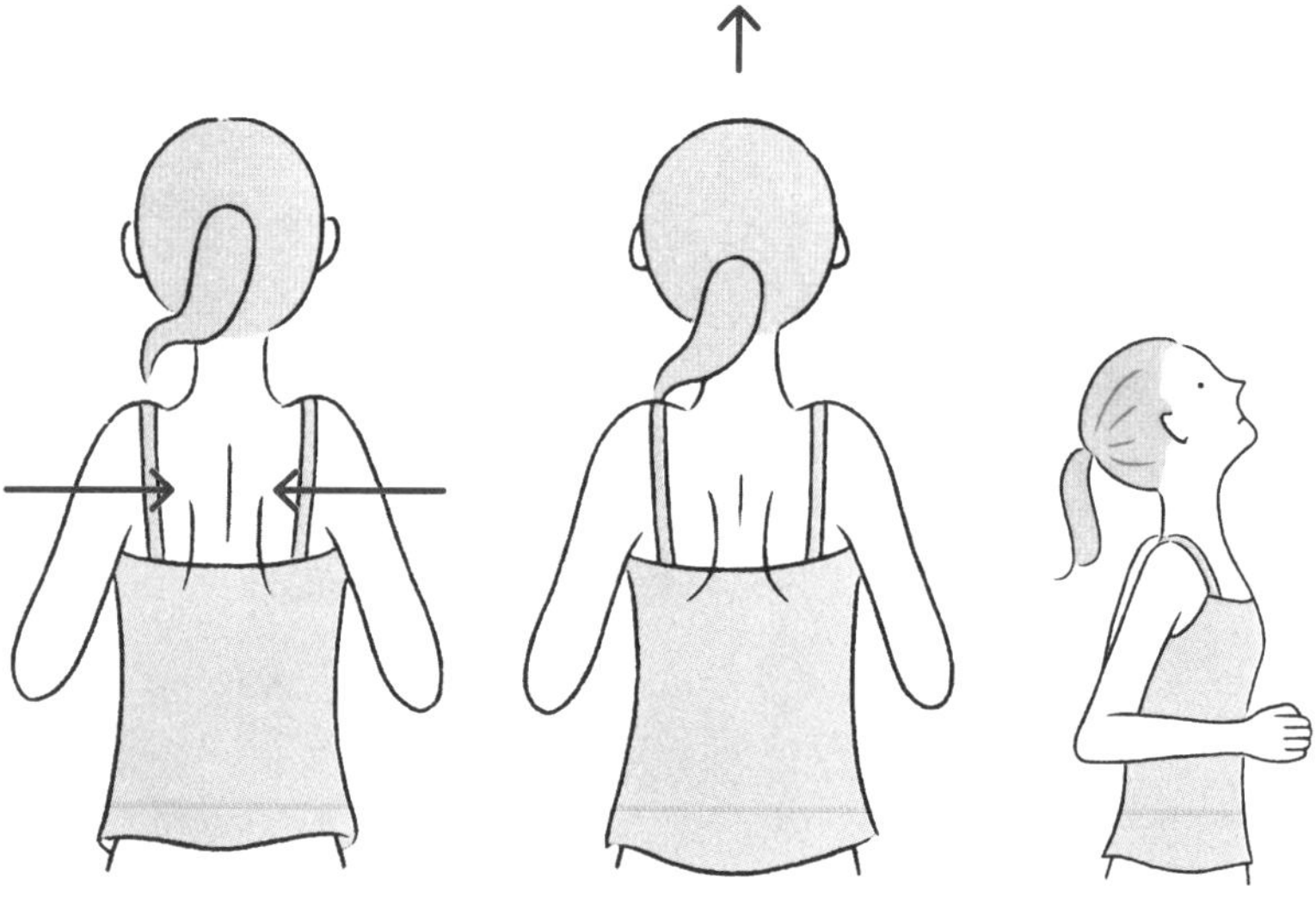

①リラックスした状態からスタートし、左右の肩甲骨《けんこうこつ》を寄せ、無理のない範囲で頭を天井へ向ける。

②その状態で5秒間キープ。これを2〜3セット行う。

横から見た状態。

首肩こり／緊張型頭痛／睡眠不足／眼精疲労／イライラ

一緒に読みたい　11　首肩こりに【手三里《てさんり》】→P.40

重要な首・肩・背中の筋肉

私たちの体の首から背中にかけては、自律神経がたくさん走っており、非常に大切なエリアです。首や肩の筋肉が凝ることで緊張・興奮作用の交感神経が優位に働きやすく、また疲れやストレスの蓄積でも交感神経優位になり、この負のサイクルに入ると体への負担が大きくなります。

そして、首・肩・背中の筋肉は後頭部から始まるため、全体的に硬くなると頭痛や不眠、眼精疲労にまで発展します。**現代人はパソコン業務やスマホをいじる姿勢、肉体労働などでこれらの部位が硬い人が非常に多くいます。日頃から、疲労による悪い貯金を溜めない工夫を身につけることが大切です。**

首・肩・背中のストレッチ

ここで紹介するメニューは、首・肩・背中をほぐすストレッチです。やり方は次の通り。

①リラックスした状態から左右の肩甲骨《けんこうこつ》を寄せ、無理のない範囲で頭を天井へ向ける。
②その状態で5秒間キープする。これを2～3セット行う。

デスクワークなどで同じ姿勢が続く時に、20分に一度このストレッチを行うだけでも疲労の蓄積具合が大きく変わってくるはずです。**首や肩のこりの自覚症状がない場合でも、キーボードを打つ時のような「手の親指を内側に向ける姿勢」が多い人は要注意です。私たちの体は、腕を自然に下ろした時に、親指が外側に向いているのが基本的な姿勢です。**

しかし、文明が発展するにつれ、あらゆる作業で親指を内側に向けることが多くなりました。そうすると肩が内側に巻き込まれ、猫背になって頭が前方に出る姿勢になります。床に仰向けで寝た時に、肩と床の間に隙間がある人も巻き肩になっているサインですので気をつけましょう。

体を整える

50

デスクワーク環境を見直そう

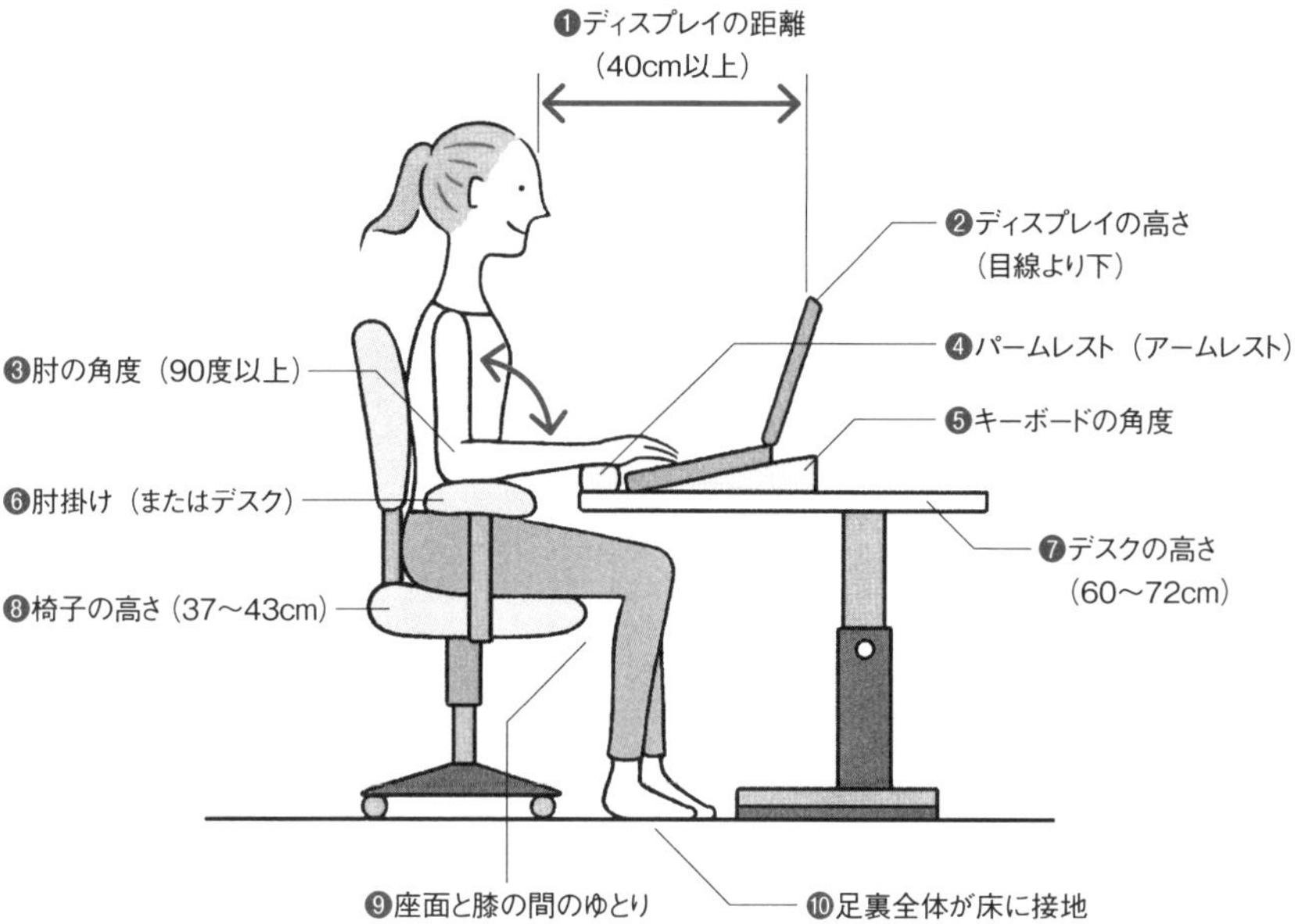

首肩こり／眼精疲労／頭痛／吐き気／めまい／イライラ

一緒に読みたい 49 超簡単！ 首・肩・背中ストレッチ→P.120

全身のこりの原因

ディスプレイ、キーボード等で構成されるコンピュータ機器を使用する作業のことをＶＤＴ作業といいます。**デスクワークなどでＶＤＴ作業を長時間行う人は、とにかく首から腰まで全体的に体が凝り固まっているのが特徴です。**

筋肉のこりだけでなく、眼精疲労や頭痛、吐き気、耳鳴り、めまい、胃腸トラブル、イライラしやすくなるなどの不調につながることもあります。これらの症状は、同じ姿勢で画面を見続けることで自律神経が乱れてしまっている証拠です。ＶＤＴ作業で体を動かさないということは、本当に様々な不調を引き起こし、本来の人間の仕組みには合っていないことをしているのだと治療の度に実感します。

とはいえ、そう簡単に仕事を変えることはできませんので、ＶＤＴ作業が多い人は、プライベートでは極力スマホの見過ぎに気をつけたり、次のチェックリストを参考にデスクワーク環境を整え、少しでも負担を少なくする工夫が大切です。

デスクワーク環境チェックリスト

①目からディスプレイの距離は40センチ以上。
②ディスプレイは目線より下に設置する。
③キーボードは肘を90度以上にして自然に手が届く位置。
④パームレスト（アームレスト）を使う。
⑤キーボードの角度を好みに調整する。
⑥腕は椅子の肘掛けかデスクに置いて支える。
⑦デスクの高さは60～72センチの範囲で調整できるもの、または65～70センチの高さのものを選ぶ。
⑧椅子の高さは37～43センチの範囲で調整できるものを選ぶ。
⑨座面と膝の間に、手の指が入る程度のゆとりを作る。
⑩足裏全体が床に接するようにする。届かない場合は足台を使う。

体を整える

51

23時に寝ることが理想

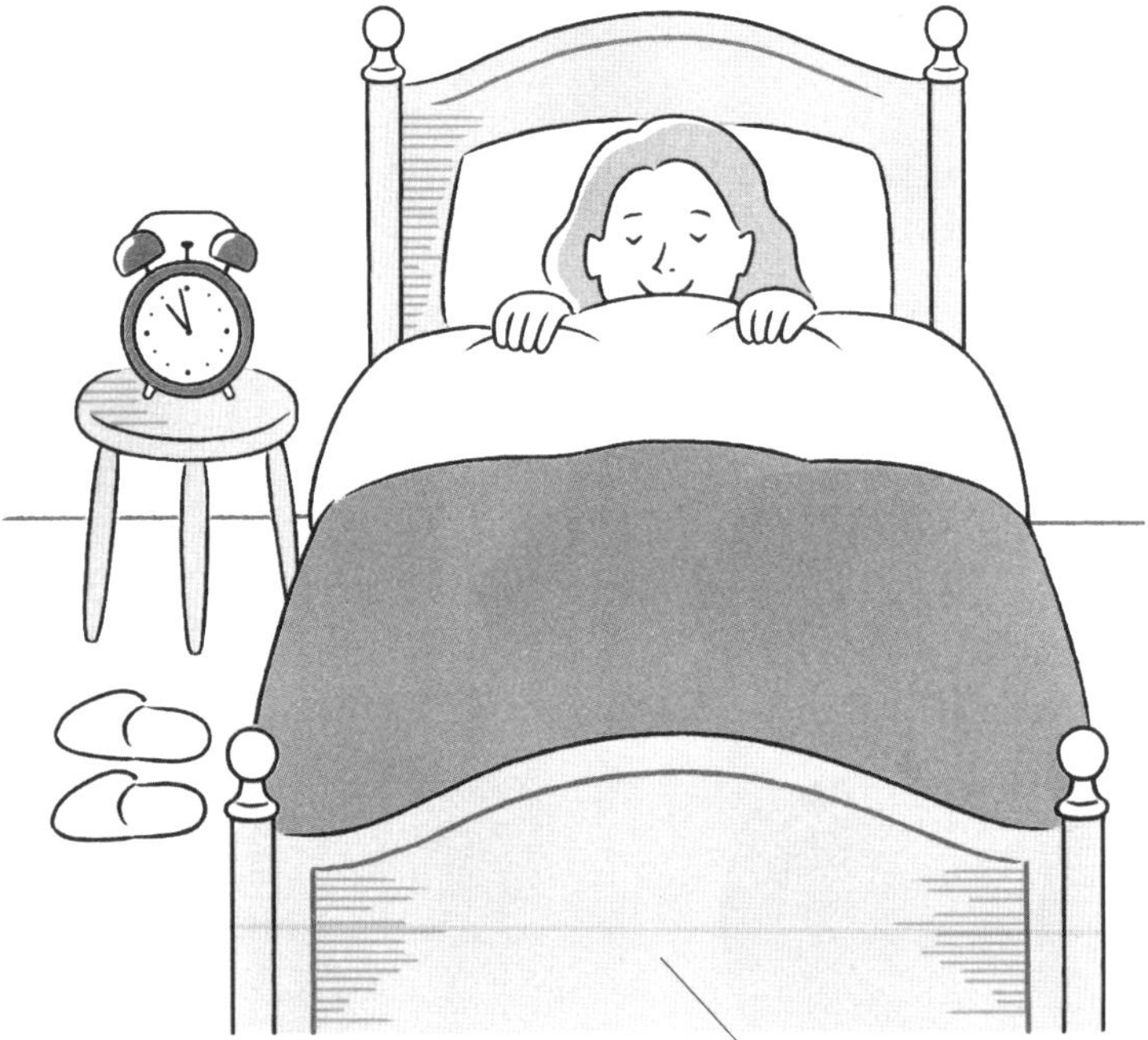

23時〜翌3時の時間帯を含めた、合計7〜8時間の睡眠が理想。難しくても10分でも早く寝る準備を心がけよう。

睡眠不足／貧血／イライラ／眼精疲労／生理トラブル／更年期障害

一緒に読みたい 52 睡眠環境を見直そう→P.126

23時～3時は「血」の時間

東洋医学では、23時～翌3時の間は、血《けつ》を作る時間帯と考えられています。血とは、血液だけを指す言葉ではなく、栄養・ホルモン作用・精神にも関わる中国4000年の歴史に生まれた独特な概念です。**睡眠のトラブルや、悩みを抱えている方はもちろん、普段から疲れやすい、クラクラする、夕方になると不調が悪化しやすい人は、血虚《けっきょ》といって、血が不足しているサインです。**

また、内臓の働きについて「子午流注《しごるちゅう》（P.22）」という考えに基づくと、24時間を12分割に分けることができ、**血と関係が深い「肝《かん》」と「胆《たん》」の時間は23時～翌3時に当たります。この23時～翌3時の時間帯を含めて合計7～8時間の睡眠を取ることが理想的です。**

血不足の原因

血虚症状のサインには、動悸、爪が薄い・割れやすい、物忘れが多い、抜け毛・白髪が多い、顔色が白い・ツヤがない、乾燥肌・肌がカサカサする、眠れない・熟睡できない、耳鳴り、不安になりやすい、自分に自信が持てない、貧血、立ちくらみがある、かすみ目・疲れ目、生理不順、月経の出血量が多いなどが挙げられます。**原因としては、疲れやストレスの蓄積や、脂っこいものや糖分の摂り過ぎによって内臓が疲れていることが考えられます。**スマホやパソコンによる目の酷使、食べもの・飲みもののかたより、夜更かしも血虚の原因となります。

そこで、まずは睡眠のリズムを見直すところから始めてみましょう。すぐに調整ができない場合は10分でも早く寝る準備を心がけてみてください。

食事面では、血を補うために黒ごまや黒豆、プルーンなどの黒い食材、にんじんやトマトなどのビタミン類の多い赤色食材を積極的に摂りましょう。牡蠣やレバー、小松菜なども血を増やすために優れている食材です。

体を整える

52

睡眠環境を見直そう

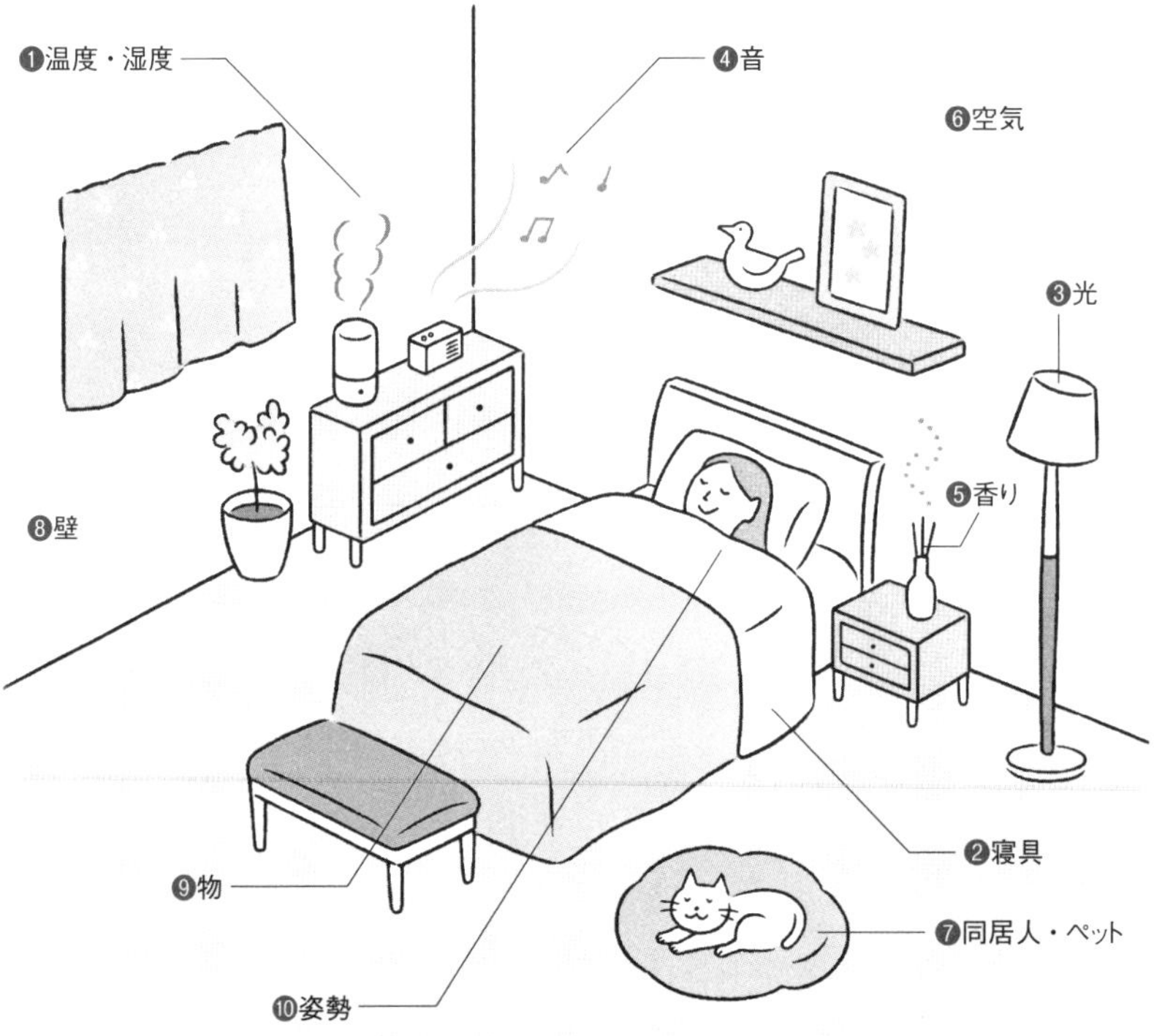

睡眠環境チェックリスト

睡眠の時間＝回復の時間。回復ができなければ自律神経は乱れていきます。睡眠は1日の3分の1を占める大切な時間。寝付きが悪い、途中で覚醒してしまう、睡眠が浅い、昼間に強い眠気に襲われるといった不眠症状でお困りの方は、次のリストで睡眠環境を見直してみましょう。

①**温度・湿度**[※]：室温は夏が26度以下・冬は16度以上。湿度は50〜60％を維持する。

②**寝具**：自分に適した高さ・硬さの枕を選び、沈み過ぎる枕やマットレスは交換する。夏は吸汗性、冬は保温性のある敷きパッドを使う。

③**光**：暖色系の間接照明や豆電球を用いる。真っ暗な環境も良くない。

④**音**：落ち着いた音楽をごく小さな音量で流す。睡眠専用音楽アプリを利用してもよい。

⑤**香り**：ラベンダーやカモミールなど、副交感神経が優位になる落ち着く香り（P．138）をほんのりと使用する。

⑥**空気**：空気洗浄機で綺麗な空気を保つ。日中に窓を開けて空気の入れ替えをする。

⑦**同居人・ペット**：できるだけ一人ひとつの布団で寝る。

⑧**壁**：消臭・除湿効果のある壁紙やリラックスできる緑などの壁紙がおすすめ。

⑨**物**：寝返りの数が減少しないように、布団やマットレスの上には物を置かない。

⑩**姿勢**：呼吸がしやすい環境を整え、入眠時は、仰向けで親指を外側に向けた姿勢をとる。自分が入眠しやすい姿勢を見つける。

枕選びで悩む人は多いようですが、店頭で試す前にバスタオルを枕の大きさに何枚かたたみ、1〜2週間ずつ微調整をしながら、しっくりくる高さを見つけてみましょう。マッサージ院や鍼灸院、整体院などでも、その人の骨格に合った枕の高さや柔らかさを提案してくれるところもあります。

※参考文献：『基礎講座　睡眠改善学　第2版』白川修一郎・福田一彦・堀忠雄、ゆまに書房

体を整える

動画でチェック

53

睡眠の質を上げる 大腿四頭筋《だいたいしとうきん》のストレッチ

不眠／疲労感／膝痛／腰痛／股関節痛／胃腸トラブル

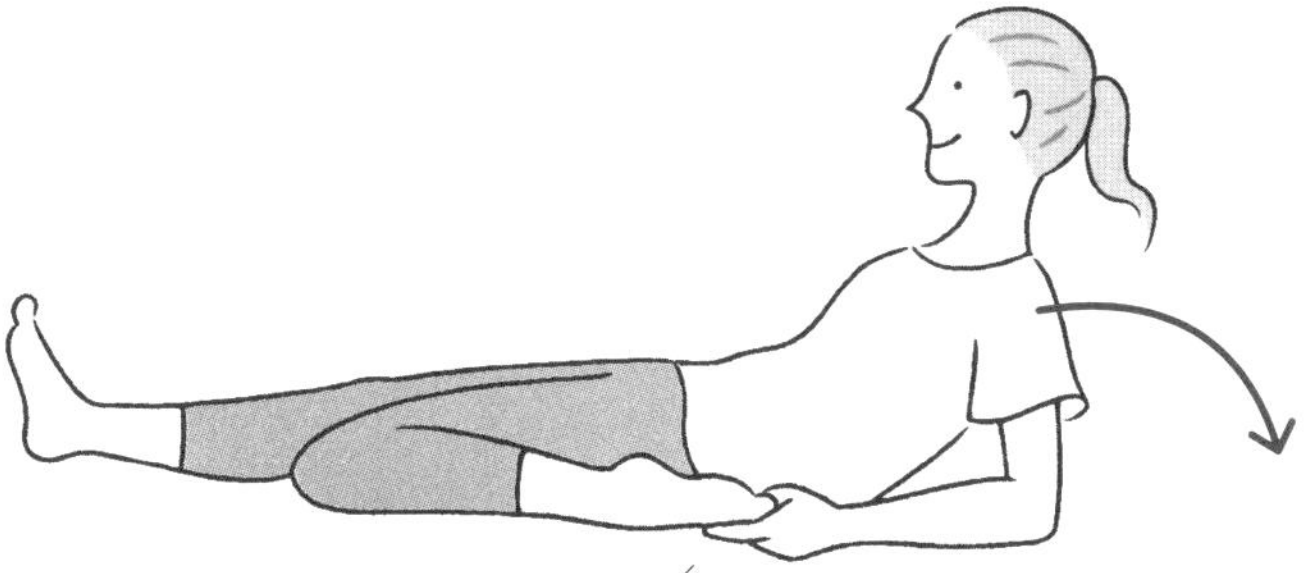

片足を正座のようにたたみ、ゆっくり深呼吸しながら体を倒していく。太もも前面の伸びを感じよう。

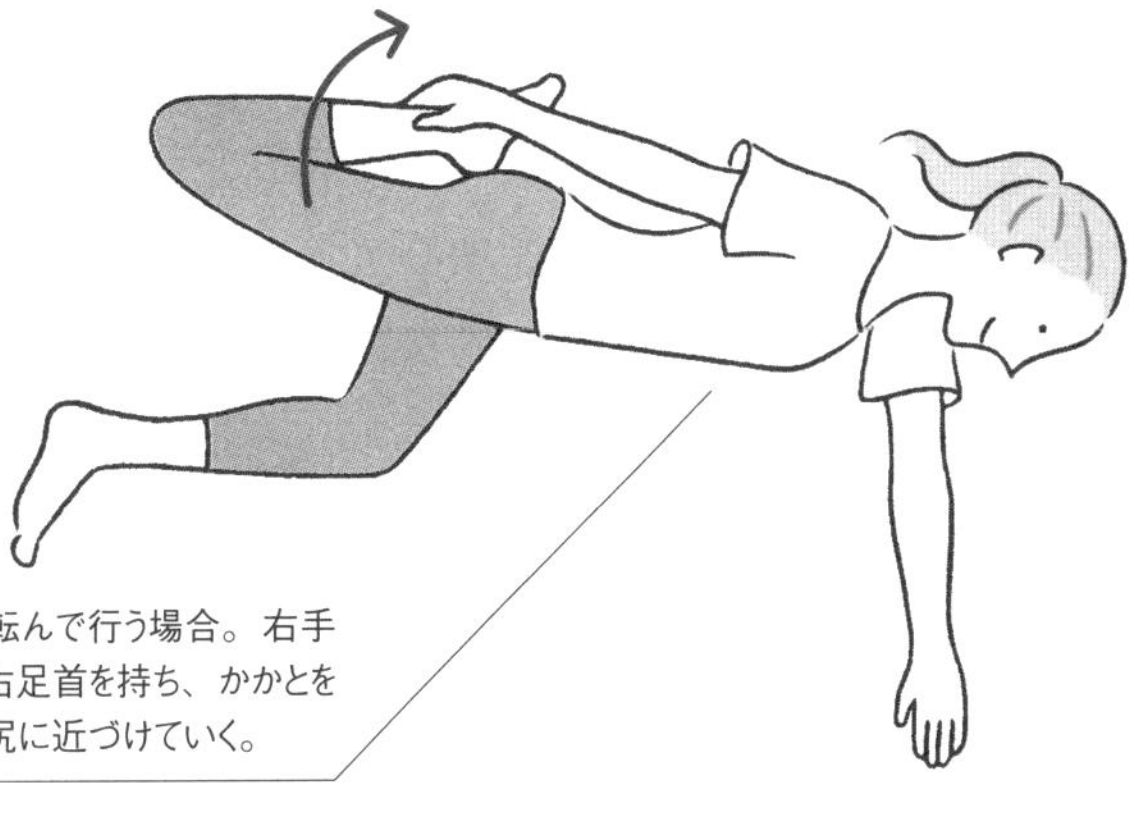

寝転んで行う場合。右手で右足首を持ち、かかとをお尻に近づけていく。

一緒に読みたい
1 朝日を浴びる→P.18

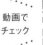

疲れ過ぎは不眠の原因

大腿《だいたい》四頭筋《しとうきん》をほぐすことは、睡眠の質を上げるために役立ちます。**大腿四頭筋とは、太ももの前面にあり、体の中で一番体積が大きい筋肉です。疲労が蓄積すると不眠に陥りやすく、疲れ過ぎて眠れない時は、大きな筋肉を柔らかくすることで効率良く疲労が取れます。**

また、筋肉がほぐれると体の他の部位への血流も改善するため、睡眠の質の向上につながるのです。やり方は次の通りです。

①床に座り、片方の膝を正座のようにたたむ。
②ゆっくり深呼吸しながら重心を後ろへ倒す。
③左右2～3回ずつ行う。

これを就寝1時間～90分前に行いましょう。正しくできていれば太ももの前が伸びるはずですが、膝の可動域が小さい人や痛みが生じる場合は、横向きに寝転んで行う方法もあります。

①左向きで横になり、右手で右足首を持つ。
②無理のない範囲で足首を後ろに引っ張り、前ももの伸びを感じる。
③左右を入れ替え、2～3回ずつ行う。

胃腸トラブルにも効果あり

大腿四頭筋が柔らかくなることで、腹部の筋肉のバランスが整う、睡眠に重要な腸内環境が改善する、骨盤の動きが良くなるため、睡眠中の寝返りの数が増加するメリットもあります。

寝返りの数は多い方が良く、理想の回数は一晩で20～40回ともいわれています。寝返りをしている形跡がない人は、大腿四頭筋と一緒に骨盤周りの筋肉もほぐすとなお良いでしょう。

また、大腿四頭筋上には、「胃《い》経《けい》」と「脾《ひ》経《けい》」というツボとツボを結ぶ経絡《けいらく》が存在します。いずれも**消化器系に関係するため、胃腸トラブルをお持ちの方にもこのストレッチはおすすめです。**

体を整える

54

動画でチェック

腰痛を改善する 臀筋《でんきん》のストレッチ

腰痛／膝痛／坐骨《ざこつ》神経痛／猫背／冷え性

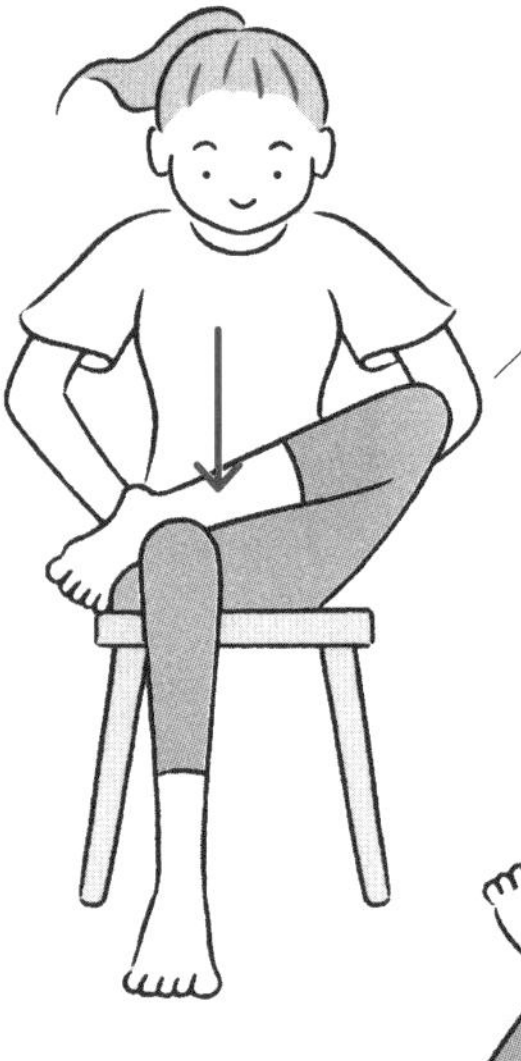

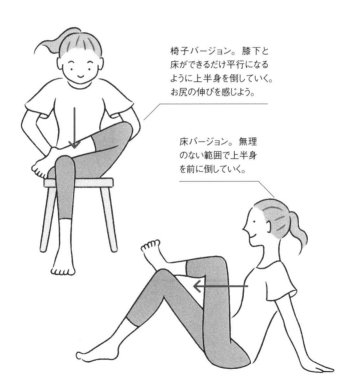

椅子バージョン。膝下と床ができるだけ平行になるように上半身を倒していく。お尻の伸びを感じよう。

床バージョン。無理のない範囲で上半身を前に倒していく。

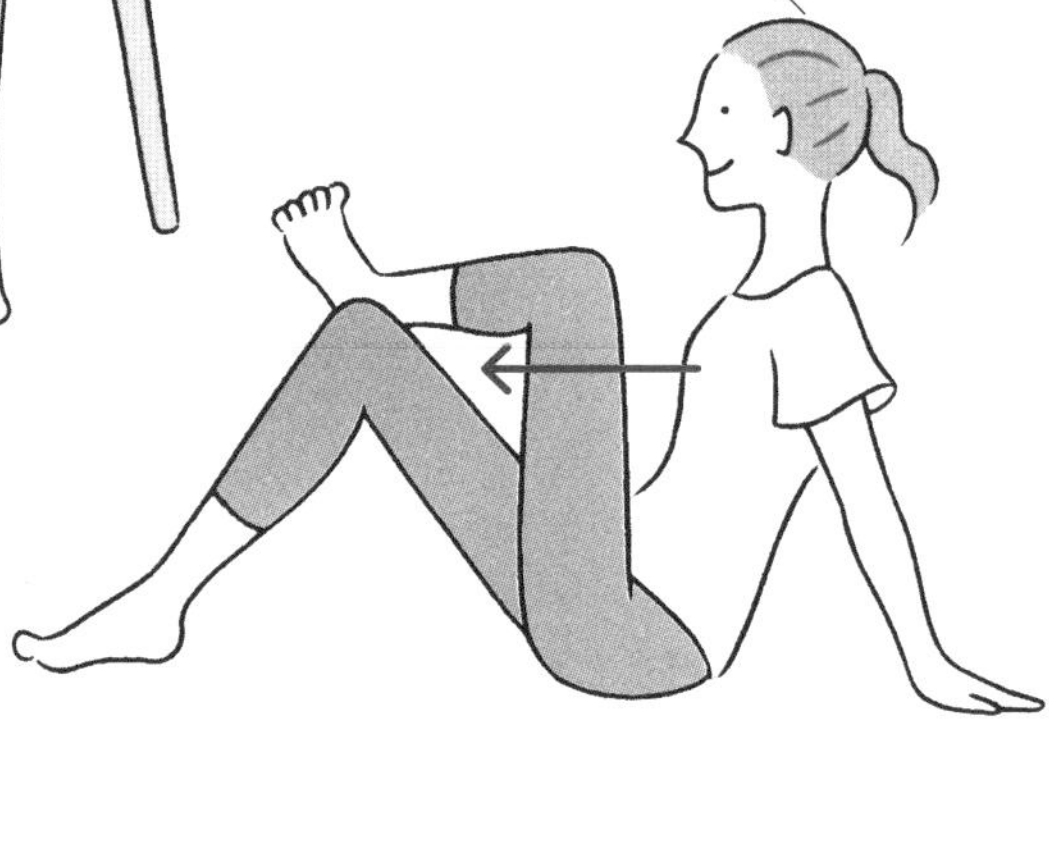

一緒に読みたい
12 腰痛に【陽陵泉《ようりょうせん》】→P.42

腰痛改善のお尻ストレッチ

お尻の筋肉である臀筋《でんきん》を柔らかくすることで、腰痛改善につながります。なぜなら、お尻の筋肉は歩行時などに綺麗な姿勢を保持する役割がありますが、この筋肉が上手く使えなくなると、体全体のバランスが崩れて腰痛の原因に。また、お尻の筋肉は太ももの内側にある内転筋と関係が深いため、膝の痛みの改善や予防にも関係します。次の大臀筋のストレッチをぜひ覚えておきましょう。

①椅子に座った状態または床にお尻をついた状態で、片足の足首を反対の膝に組む。
②呼吸を止めずに、無理のない範囲で徐々に上半身を足首の方向へ倒していく。
③〝痛気持ちいい〟程度に伸びたところで、ゆっくり3回ほど深呼吸をする。

このストレッチは、お尻の筋トレの後のケアとしても有効です。綺麗なヒップラインを手に入れるためにお尻の筋肉を鍛える女性がいますが、筋肉に柔軟性がないと綺麗なボディラインにはなりません。理想的な体型を手に入れる筋トレの効果を高めるためにも、「トレーニング＋ケア」はセットで考えましょう。

腰とお尻は冷えに弱い

腰痛の人の中には体が冷えている人が多いです。腰痛予防に腹巻きをして腰を冷やさないようにしている人はいると思いますが、一緒にお尻の部分も冷やさないように心がけてください。

お尻は脂肪がつきやすく、脂肪は温まりやすく冷えやすい性質があります。特に女性は、赤ちゃんや子宮を守るという機能が備わっているため、お尻の脂肪がつきやすくなっています。お尻のストレッチや、しっかりと保温をすることが、腰のケアにつながります。

体を整える

55

動画で
チェック

抜け毛を減らす頭皮マッサージ

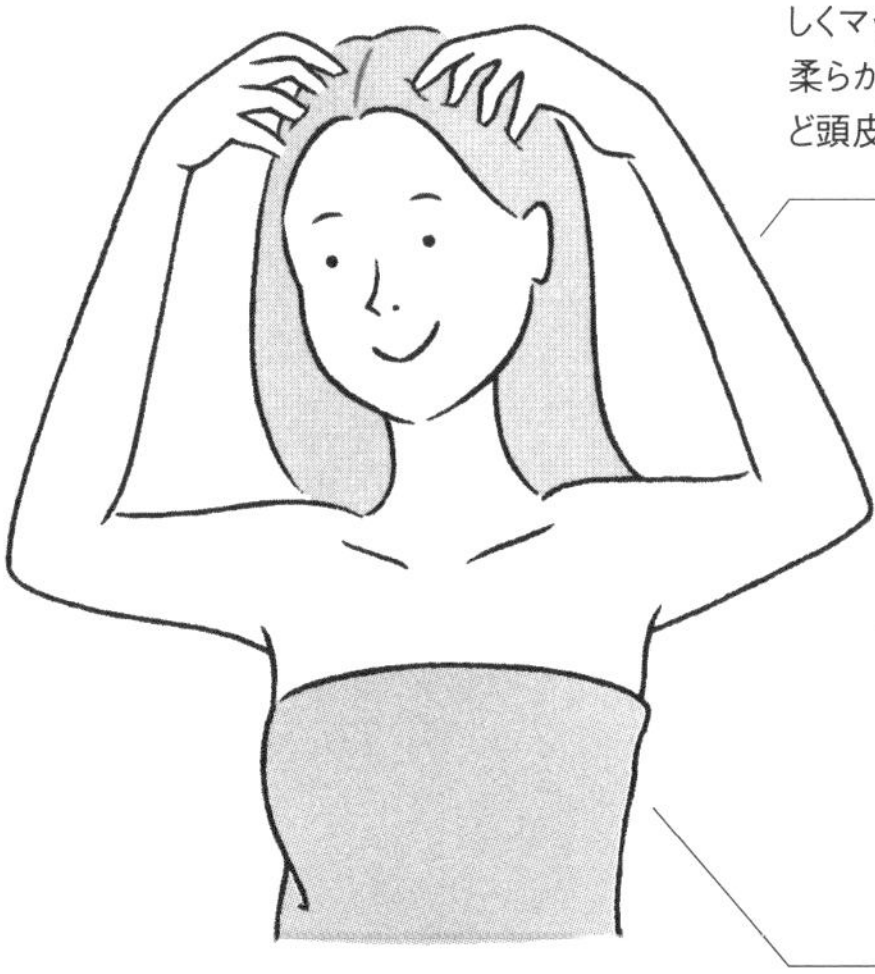

手指の腹を頭皮に当て、頭皮だけをスライドするように優しくマッサージする。頭皮が柔らかい人は、直径2cmほど頭皮が動く。

入浴中や入浴後に1～2分程度の頭皮マッサージを習慣にしよう。

抜け毛／イライラ／歯ぎしり／集中力の低下／不眠

一緒に読みたい 51 23時に寝ることが理想→P.124

抜け毛は頭皮の環境が原因

抜け毛が多いと不安になりますよね。薄毛は遺伝ともいわれますが、私の経験では**頭皮の環境や体調をおろそかにしてしまうことが原因の人が圧倒的に多い**と感じます。

例えば、**自然乾燥で髪が長時間濡れたままの状態は、頭が冷え、とても頭皮に悪いです。湿気や冷えは血流を悪くする原因。頭皮のためにも、入浴後や雨で濡れた髪はすぐに乾かす癖をつけましょう。**特に後頭部を乾かし切れていない人が多いですが、後頭部の筋肉が硬くなると首肩こりへと発展しやすく、首肩こりは交感神経を優位にさせます。交感神経は血管を収縮させる働きがあるため、血行が悪くなります。

その他にもイライラしやすい人は、頭に血がのぼり、頭皮の血流が停滞しやすくなることで、毛根へ栄養が行き届かなくなります。イライラしやすい人や常に緊張が抜けない人は、頭皮に汗をかきやすいため、このことからも頭皮の環境が損なわれやすいといえます。できるだけ生活の中でリラックスをする時間を設けるように心がけましょう。

自分でできる抜け毛予防のケアとして、頭皮のマッサージ方法をご紹介しましょう。

①10本の手指の腹を適当な間隔を開けて頭皮に当てる。

②頭皮だけをスライドするように、大きな円を描くイメージで優しくマッサージする。

ストレスが溜まると頭皮が硬くなりますが、長年強いストレスを抱え続けると頭皮がむくみます。この頭皮のむくみは「ストレス：強」の要注意サインです。できるだけ「むくみ」の前段階である「硬さ」を感じた時点でケアを始めることが大切です。頭皮のむくみがある人は、自分だけで解決しようとせずに、早めに医療機関や鍼灸院など、プロの手を借りましょう。

体を整える

56

生理痛を緩和するサンドイッチ温活

生理痛／お腹の痛み／冷えによる下痢や便秘／頻尿

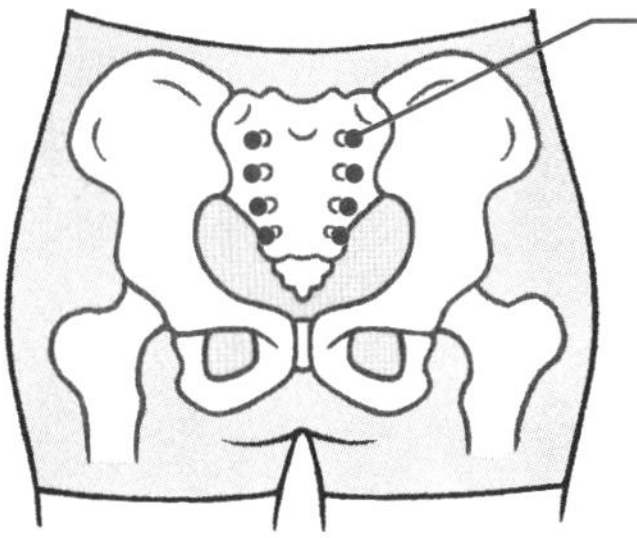

八髎穴《はちりょうけつ》

仙骨の裏側（背中側）には八髎穴というツボが8個並んでいる。

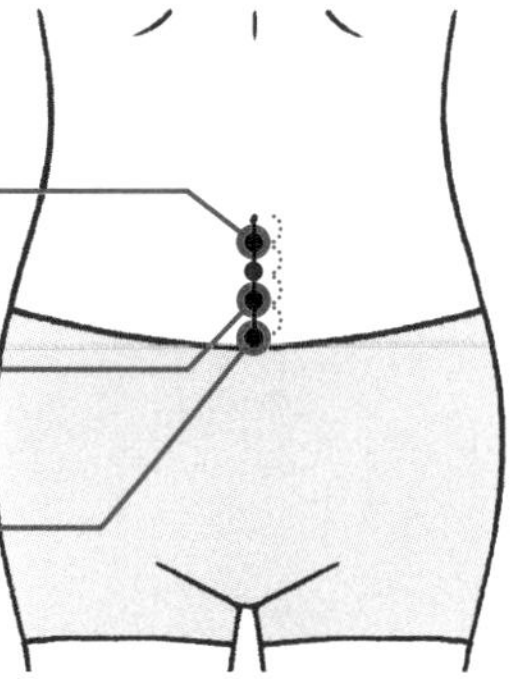

気海《きかい》

ヘソから指1本のところ。

関元《かんげん》

ヘソから指3本のところ。

中極《ちゅうきょく》

ヘソから指4本のところ。

一緒に読みたい 44 生理痛には「チラミン」を避ける→P.108

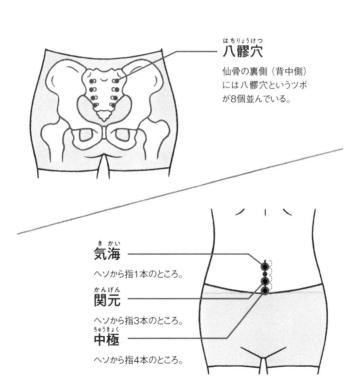

下腹部と仙骨を温める

生理痛がつらい時には、腸や子宮を前後でサンドイッチするように、下腹部と仙骨《せんこつ》を温めると楽になります。仙骨とは、骨盤の中央にある、背骨の基底となる骨のことで、この周辺には、生理痛を緩和するツボが複数集まっています。

気海《きかい》：腰痛や下半身の冷え、気温の寒暖差による疲労に効果的。
関元《かんげん》：下半身の冷え、婦人科系のトラブル、便秘、ＥＤ（勃起障害）、不妊などの改善や老化予防に効果的。
八髎穴《はちりょうけつ》：全身の冷えや痔、更年期障害、婦人科系の疾患に活躍する。仙骨のくぼみ上に８個並んでいる。

これらのツボを温めることでリラックス作用の副交感神経が働き、痛みが軽減されます。特に寒い日は、予防として外出前からカイロを貼るとよいでしょう。カイロは厚手のインナーの上から貼り、低温火傷をしないように気をつけてください。

仙骨は子宮とつながっている

仙骨と子宮は、「仙骨子宮靭帯《じんたい》」という靭帯で直接つながっているため、**仙骨を温めることは子宮を温めることにもなります。下腹部と仙骨を同時に温めることで、効率良く生理痛緩和の効果を実感できるのです。**

子宮にとって冷えは大敵です。太もも内側の「血海《けっかい》（Ｐ．60）」付近やふくらはぎに赤紫色の細い血管「細絡《さいらく》（Ｐ．72）」がある時は、冷えからくる子宮の不調が起こりやすいサインですので、意識的にしっかり温めてあげましょう。

また、仙骨のエリアは副交感神経がたくさん走っています。手のひらや足の裏ばかりに汗をかいて冷える場合や頻尿、なんだか体に力が入るなどの緊張症状がある場合は、交感神経優位になっていますので、仙骨を温めると効果的です。

57

元気な時でも「温める」意識を忘れない

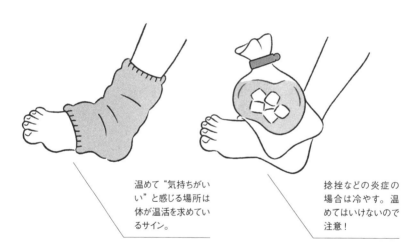

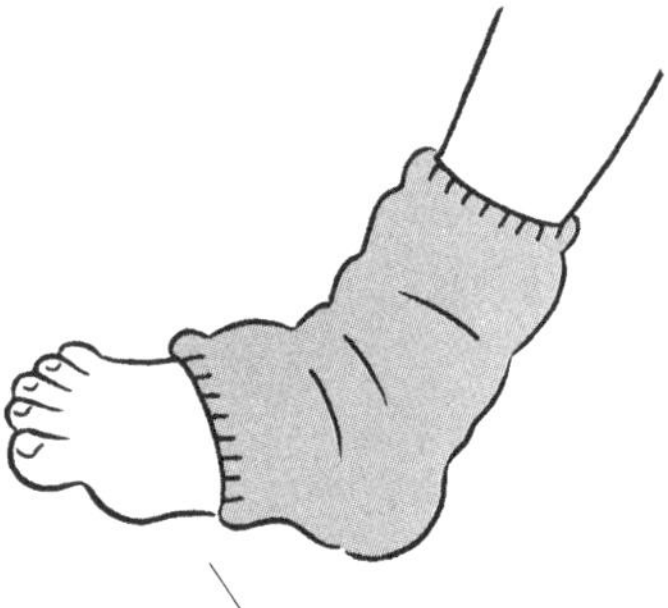

温めて“気持ちがいい”と感じる場所は体が温活を求めているサイン。

捻挫などの炎症の場合は冷やす。温めてはいけないので注意！

一緒に読みたい 48 温活のすすめ→P.118

元気な時こそ「温める」

あなたが何かしらの不調を抱えている時、セルフケアや治療に対する意識は高まっていると思います。では、その症状が改善した時はどうでしょうか？　不調が消えたことはすばらしいですが、不調がなくなるとつい養生の意識が薄まってしまいがちでしょう。

ところが、**健康な状態だと思っていても自覚症状として出ていないだけという可能性があります。なかでも特に意識を向けたいのが「冷え」です。**普段、冷えを感じていなくても、足先や足首、腰、お尻、背中などを温かい手で実際に触ってみると、冷たいと感じるところがあるはずです。このことにどうか気がついていただき、不調がない時にこそ養生を忘れないようにしていただきたいのです。

健康な状態でも温活を継続することで、不調を発症するリスクが軽減し、良い生活の質を長期的に維持できるようになります。人生１００年時代を豊かに生き抜くためには、この良い状態をできるだけ維持することが重要になってきます。そして、これは人と比べる必要はありません。健康状態や持っている病気は人それぞれですので、自分の今の良い部分をできるだけ維持する意識を大切にしてください。

急性期の炎症は冷やす

くり返し「温めること」の重要性をお伝えしていますが、反対に冷やすべき場合もあります。それは、発熱や内出血、急な強い痛みがある炎症症状の時です。ギックリ腰や首の寝違え、足首の捻挫などは、炎症が悪化しないように氷水や湿布などで冷やして安静にしてください。**炎症時は冷やす、それ以外は温めるのが基本です。**

腰は温めると良くなるとインプットされている人も多いかと思いますが、それは慢性時の場合です。ギックリ腰の発症後に湯船に浸かってしまい、症状が悪化したという例がよくあるため、くれぐれも注意してください。

体を整える

58

自分に合ったアロマを使い分ける

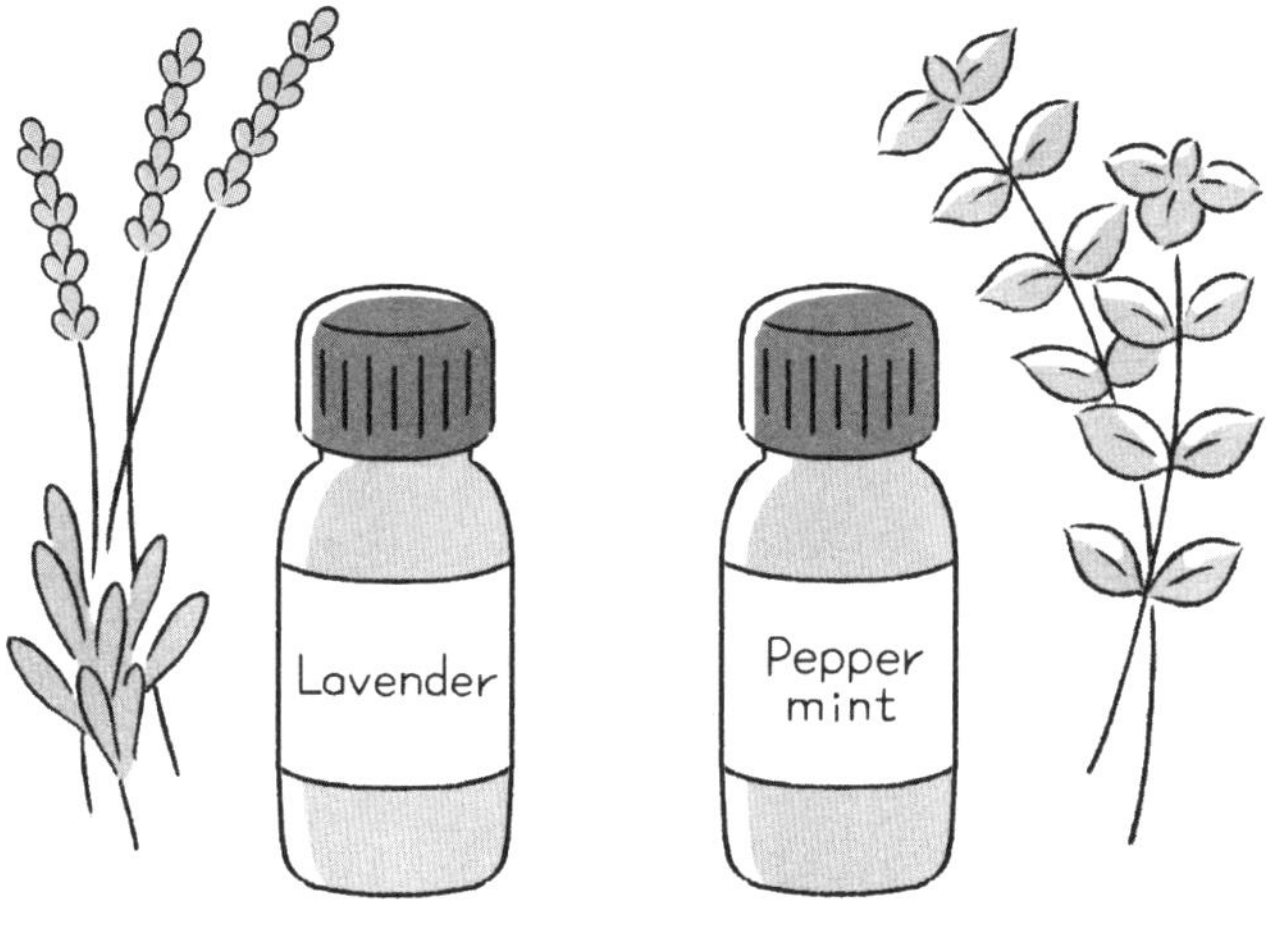

交感神経優位時に使用する「OFF の香り」

- ラベンダー
- ネロリ
- スイートマジョラム
- ローズウッド
- シダーウッド
- スイートオレンジ
- 白檀（びゃくだん）
- 沈香（じんこう）
- イランイラン
- カモミール
- フランキンセンス

など

副交感神経優位時に使用する「ON の香り」

- ローズマリー
- レモン
- ペパーミント
- ミカンの皮
- グレープフルーツ
- ユーカリ
- ライム

など

アロマは即効性が高い

自律神経を整えるためのセルフケアの中でも、即効性があり、実践しやすいメニューがアロマです。アロマの使い分けをマスターすると自律神経の乱れにすぐに対応できます。**香りはわずか0・2秒で脳波を変えてくれるため、一瞬で気持ちを切り替えることができるのです。**

例えば、交感神経優位で起こる首肩こりや緊張型頭痛、イライラ、耳鳴りには、鎮静作用のラベンダー。副交感神経優位で起こりやすい眠気や無気力、むくみ、重だるさには、緊張作用のペパーミントの香りというふうに嗅ぎ分けるとよいでしょう。

自分に合った香りを見つけよう

代表的なアロマには右のようなものがありますが、**香りはその人の体質や体調によって合う種類が異なります。自分に合っている香りを探す方法は、その時に〝良い香り〟と感じた種類です。それが今のあなたの体調に合うアロマです。**そのため、体調が変わると好きな香りが変化することも少なくありません。

自律神経の働きは、時間帯やその時の疲れ、ストレス、内臓の疲れなどによって、交感神経優位または副交感神経優位へと変化します。**交感神経優位（興奮・緊張作用）時に使用する「ＯＦＦの香り」と、副交感神経優位（鎮静作用）時に使用する「ＯＮの香り」の2種類を持っていると、対応できる症状の範囲が広くなるので理想的です。**ぜひ、右の表の中からいろいろと試して自分にぴったりの香りを探してみてください。

もし誰かにすすめる場合は、「○○がこの香りで良くなった」と特定の種類を挙げるのではなく、相手に合った香りを探してみることを促してあげてください。

体を整える

動画で
チェック

59

正しい姿勢とは?

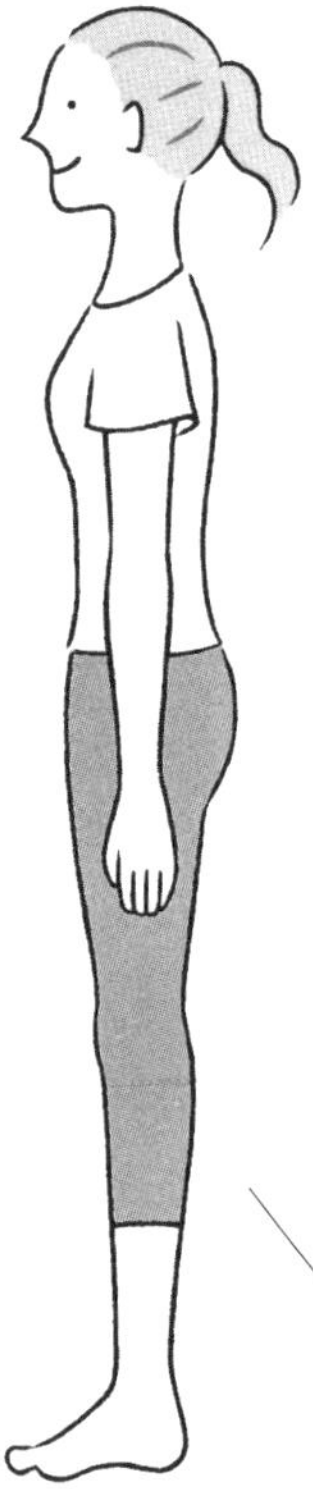

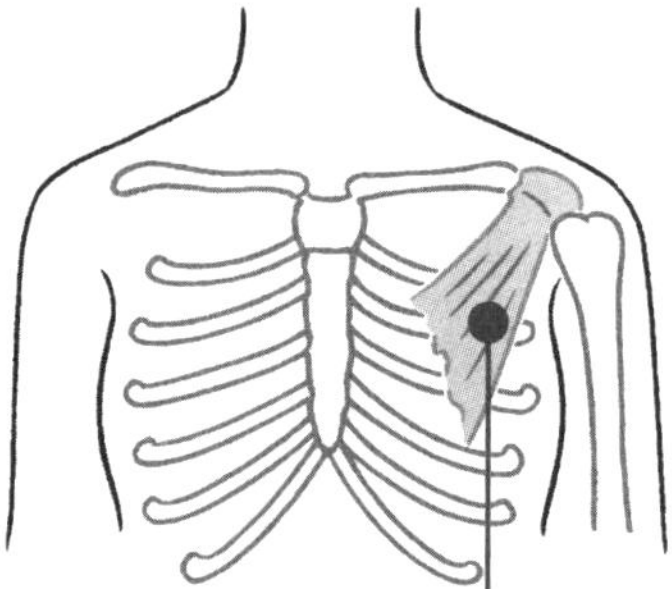

小胸筋《しょうきょうきん》

大胸筋の下（内側）にある。
指で円を描くようにマッサージすることで姿勢改善につながる。

背筋を伸ばして骨盤の上に頭を乗せた、正しい姿勢。

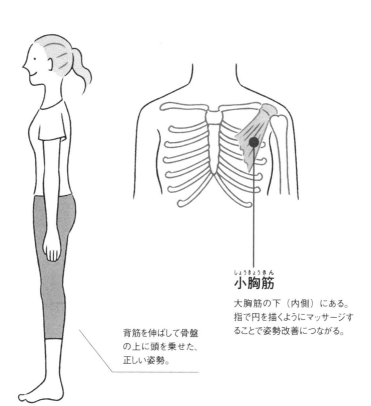

そもそも正しい姿勢って？

「正しい姿勢」とは何でしょうか？

ここではシンプルにお伝えします。**正しい姿勢は、「背筋を伸ばして骨盤の上に頭を乗せた状態」です。これは立位でも座位でも同じ。この意識を持つことで骨盤が自然に立ってくれます。**

頭と骨盤の位置に乱れが生じると、骨盤が後傾して背中が丸まり、肩が内側に巻き込んで頭が前に出る姿勢になります。崩れた姿勢は、その時は楽に感じるかもしれませんが、首肩こりや精神の乱れ、肺が縮こまり呼吸が浅くなることで免疫力の低下につながってしまいます。

できるだけこの正しい姿勢を普段から意識しましょう。とはいえ、常に正しい姿勢を続けることは大変ですので、できるだけハッと気がついた時に姿勢を直す癖を心がけてください。

小胸筋のマッサージ

姿勢が崩れる要因として、胸の筋肉が緊張して硬くなっている場合もあります。胸の筋肉が硬くなると肩が巻き込み、悪い姿勢になりやすくなります。そこで行いたいのが小胸筋《しょうきょうきん》のマッサージです。小胸筋は三角形の筋肉で、位置は胸の外側。いわゆる胸板の筋肉である大胸筋《だいきょうきん》の下（内側）にありますので、2センチほど深く触るイメージで、優しくゆっくりと指の腹で円を描きます。この時に痛みを感じる人は小胸筋が張っているサインです。マッサージを習慣にして少しずつほぐしてあげましょう。

他にも、椅子に座る時にお尻がズルズル前に出てしまう座り方も良くありません。骨盤の歪《ゆが》みの原因となり、仙骨《せんこつ》（P.135）のサイドにある仙腸関節が硬くなると、背中と腰の移行部の代謝が悪くなります。すると筋肉が硬くなったり、脂肪が付きやすくなるため注意が必要です。

体を整える

60

動画でチェック

「脚」を鍛えよう

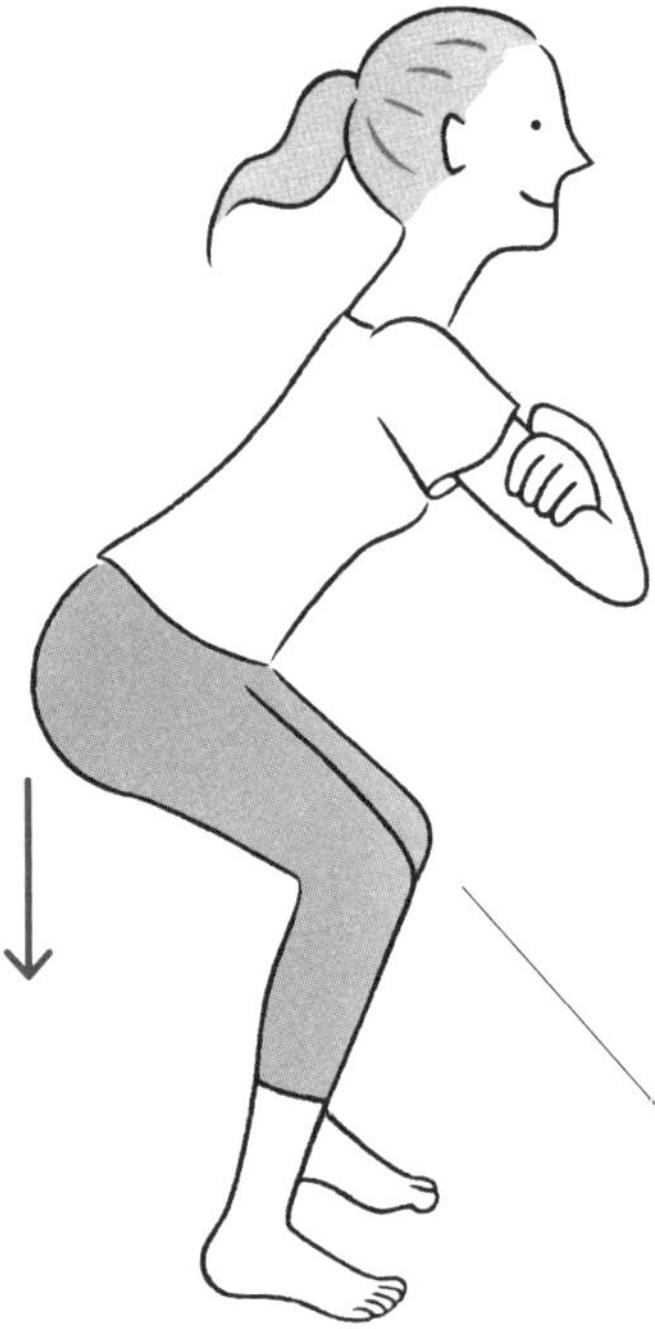

脚を鍛えるにはスクワット。膝がつま先より前に出ると、膝を痛める危険があるので注意。

老化／冷え性／むくみ／足のつり／膝痛／腰痛／胃腸トラブル

一緒に読みたい 61 骨を丈夫にするかかと落とし→P.144

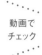

健康長寿アップには「脚」を鍛える

私は、過去6万人以上の患者様の治療をしてきましたが、**高齢でも元気な人の特徴として脚の筋肉が発達しています。特にふくらはぎは、別名「第二の心臓」とも呼ばれる重要な場所。血管を挟む筋肉がポンプとして働きます。**いつまでも元気な方々に趣味をお聞きすると、ウォーキングや登山、プールで歩くなど、日常的に脚をしっかり使っている人が圧倒的に多いです。

体全体の総筋肉量のうち、下半身の筋肉量は約60～70％を占めます。そのため、効率良く全身の血流を改善したい、疲労や不調を取りたい時にも脚の血流は大切。また、脚の硬さは全身に影響しますので、日頃から丁寧にケアをしましょう。湯船に浸かりながらふくらはぎを5分程度マッサージしてあげるだけでも効果的です。

そして、**脚の血流は内臓の血流とも密接に関係しています。「内臓の働き＝自律神経の働き」なので、脚の血流改善は健康にとって重要なポイントのひとつとなります。健康長寿のためには、ぜひ脚を鍛えましょう。**家で脚を鍛えるためには、スクワットやカーフレイズが手軽です。

脚を鍛える運動①　スクワット

正しいスクワットのポイントは、体を落とす時に「膝がつま先より前に出ない」こと。椅子に座るイメージで、お尻を後ろに突き出すようにしましょう。せっかくスクワットを始めても、間違ったやり方では膝を壊す危険がありますので注意してください。

脚を鍛える運動②　カーフレイズ

安定した椅子の背もたれなどを持ちながら、5秒かけてかかとを上げ、5秒かけてかかとを下げます。ゆっくりと行うと5～6回で十分な負荷がかかり筋肉量が増えていきます。**かかとを上げる時に意識がいきがちですが、じつは下げる時の方が効きやすいため、最後まで丁寧に行うと少ない回数で効率良く鍛えられます。**

体を整える

61

動画でチェック

骨を丈夫にする かかと落とし

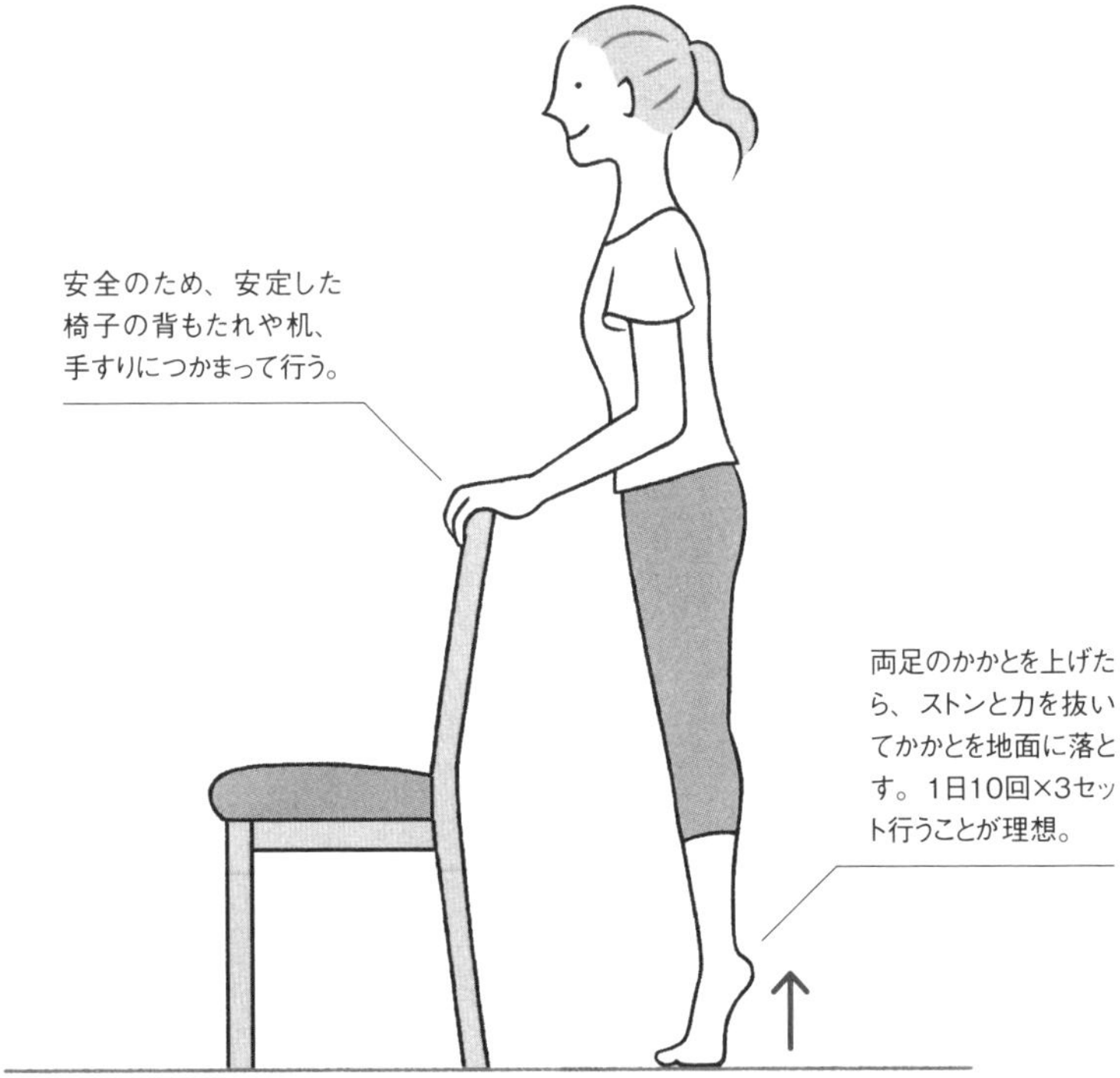

骨粗しょう症／肌のたるみ／シワ／高血糖／心不全の予防

骨を丈夫にするかかと落とし

「かかと落とし」は、骨密度を高める最も簡単かつ効果的な運動です。

①安定した椅子の背もたれや机、手すりにつかまり、まっすぐに立つ。
②両足のかかとを上げる。
③力を抜いてストンとかかとを地面に落とす。

この時、自分の体重によって、かかとにほどよい刺激が加わることがポイントです。この刺激によって、骨を作る骨芽《こつが》細胞を活性化させるタンパク質が放出され、丈夫な骨が形成されます。**目標は1日に10回×3セットですが、最初は3週間続けられそうな回数で始めましょう。**

骨粗しょう症は、閉経後の女性に多い病気です。男性よりも2～3倍多く、60歳代の女性では約5人に1人、70歳代の女性では約3人に1人が骨粗しょう症といわれていますので、できるだけ早い段階から予防・対策をしていきましょう。

骨の代謝には歩く習慣も大切

骨を丈夫に保つためには、歩く習慣も大切です。歩行量が少ないと骨の代謝が落ちてしまいます。歩数の目標は、1日8000歩。ただし、たくさん歩けば歩くほどいいと思うのは間違いで、1日1万歩を超えると歩き過ぎです。膝の痛みや腰痛、足の裏の痛み、足底腱膜炎《そくていけんまくえん》などが発生したり、脂肪だけでなく筋肉までも燃焼してしまうため注意が必要です。

65歳以上の高齢者の場合、歩数の目安は、男性で6700歩、女性で5900歩を厚生労働省は推進しています。

体を整える

62

夕方のトイレは我慢しない

入眠障害／膀胱炎《ぼうこうえん》／肌荒れ／夜間頻尿／イライラ

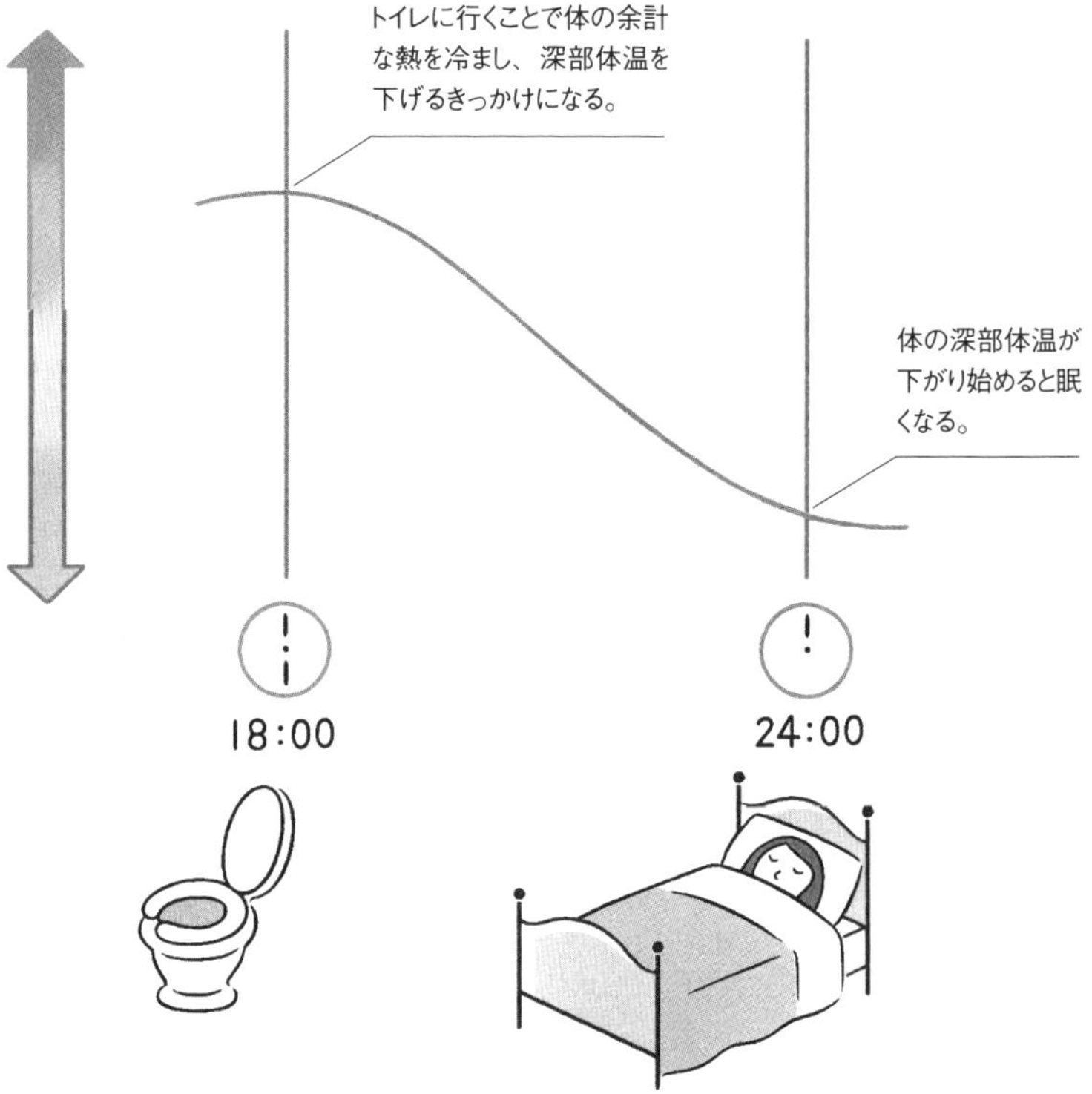
トイレに行くことで体の余計な熱を冷まし、深部体温を下げるきっかけになる。
体の深部体温が下がり始めると眠くなる。
18:00
24:00

体の深部体温の変化

一緒に読みたい
3 昼寝をする→P.22

尿が余計な熱を冷ます

夕方の過ごし方は、睡眠や膀胱炎《ぼうこうえん》に関係します。不眠や頻尿にお悩みの方は、夕方（15〜18時頃）の習慣に気をつけてみてください。

まず睡眠についてお話をすると、特に寝付きに関わってくるのですが、**私たちの深部体温は夕方にピークを迎えます。そして就寝前に向けて徐々に体温が下がることで眠気が誘発されます。**

尿は体内の余計な熱を体外に出す働きがあるため、深部体温が高い時間帯である夕方に体温を下げるきっかけを作る手段として、トイレを我慢するべきではないのです。仕事や家事が忙しくてついトイレを我慢しがちな時間帯ですが、心当たりのある人は意識してみましょう。

さらに、深部体温がピークになる夕方は免疫力も低くなるため、トイレを我慢すると膀胱炎にもなりやすくなってしまいます。

脚の血流不足が頻尿の原因に

そうは言っても、そもそも夕方に尿意が来ないという人もいるかもしれません。例えば脚の筋肉量が少ない人は、足の末端から膀胱へと重力に逆らって余計な水分を回収することが苦手です。そのような人は日中のトイレの回数が少ない傾向にありますが、重力の抵抗を少なくすることで水分を回収しやすくなり、尿意が来ることでしょう。

具体的には、**13〜15時の間に横になり、15〜30分程度の昼寝をすることで、その後の夕方に尿意が来るようになるはずです。**脚の筋力不足・血流不足によって日中に余計な水分を回収しづらい人は、横になった夜の睡眠中にトイレが近くなる夜間頻尿にもなりやすくなります。

また、**汗をかくことも余計な熱や老廃物を体外へ出す働きがあります。時間がある休日は15〜17時頃に少し運動をすることもおすすめです。**

体を整える

63

女性は7の倍数
男性は8の倍数

老化／健康長寿／免疫力の低下

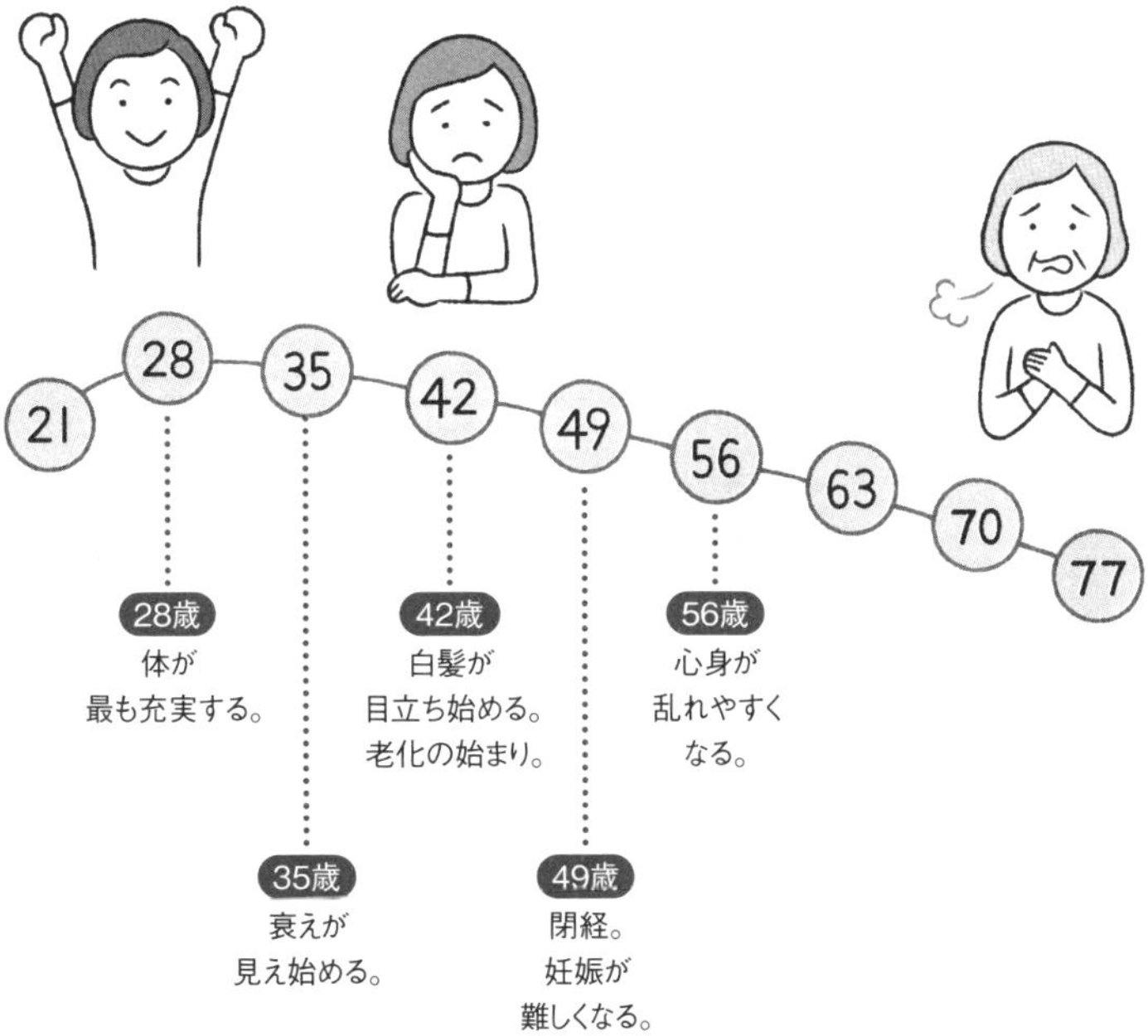

21
28
35
42
49
56
63
70
77
28歳
体が
最も充実する。
35歳
衰えが
見え始める。
42歳
白髪が
目立ち始める。
老化の始まり。
49歳
閉経。
妊娠が
難しくなる。
56歳
心身が
乱れやすく
なる。

女性は７の倍数の年齢で体が変化する。

一緒に読みたい　巻末資料　女性と男性の節目年齢→ P.233

女性の体は7の倍数の年に変化する

老化は誰もが避けられない、しかしできるだけ逆らいたいものでしょう。年を重ねるごとに体の状態が落ちてしまうことは自然の原理ですが、状態の落ちるスピードを加速させてしまうか、ゆるやかにするかは、日頃の養生とケア次第です。

東洋医学では、冬は五臓《ごぞう》の「腎《じん》」と関係が深く、腎は生命力を司るため、主に老化スピードに関係します。現代の科学でも、副腎や卵巣から分泌される卵胞《らんぽう》ホルモン（エストロゲン）や黄体《おうたい》ホルモン（プロゲステロン）、テストステロンなどのホルモンが老化と関係が深いことが分かっています。

東洋医学の教科書ともいえる『黄帝内経《こうていだいけい》』には、**「女性は7の倍数」「男性は8の倍数」の年齢の時に節目を迎え、体に変化が訪れるという記述があります。**

●女性は7の倍数
7歳、14歳、21歳、28歳、35歳、42歳、49歳、56歳、63歳、70歳、77歳、84歳、91歳

●男性は8の倍数
8歳、16歳、24歳、32歳、40歳、48歳、56歳、64歳、72歳、80歳、88歳、96歳

これはホルモンバランスと関係しており、ホルモンと自律神経はお互いに影響を受けやすく、どちらかのバランスが乱れると、もう一方のバランスも乱れやすくなります。温活やツボ刺激、ストレッチ、食事などの養生や、鍼灸治療・漢方などのケアで内臓の調子を整え、自律神経を正常に働かせることが大切です。

そして、ホルモン分泌を促す・抑えるリズムは自律神経の交感神経・副交感神経と連動し、これらの正常なリズムが健康や美容、老化に大きく影響します。節目の年齢で、自分の体の変化はどうか、確認してみましょう。

64

動画で
チェック

現代病「スマホ肘」の予防と改善

肘の外側が痛い場合

片手の肘を伸ばして、反対の手で手首を手の甲側に曲げる。

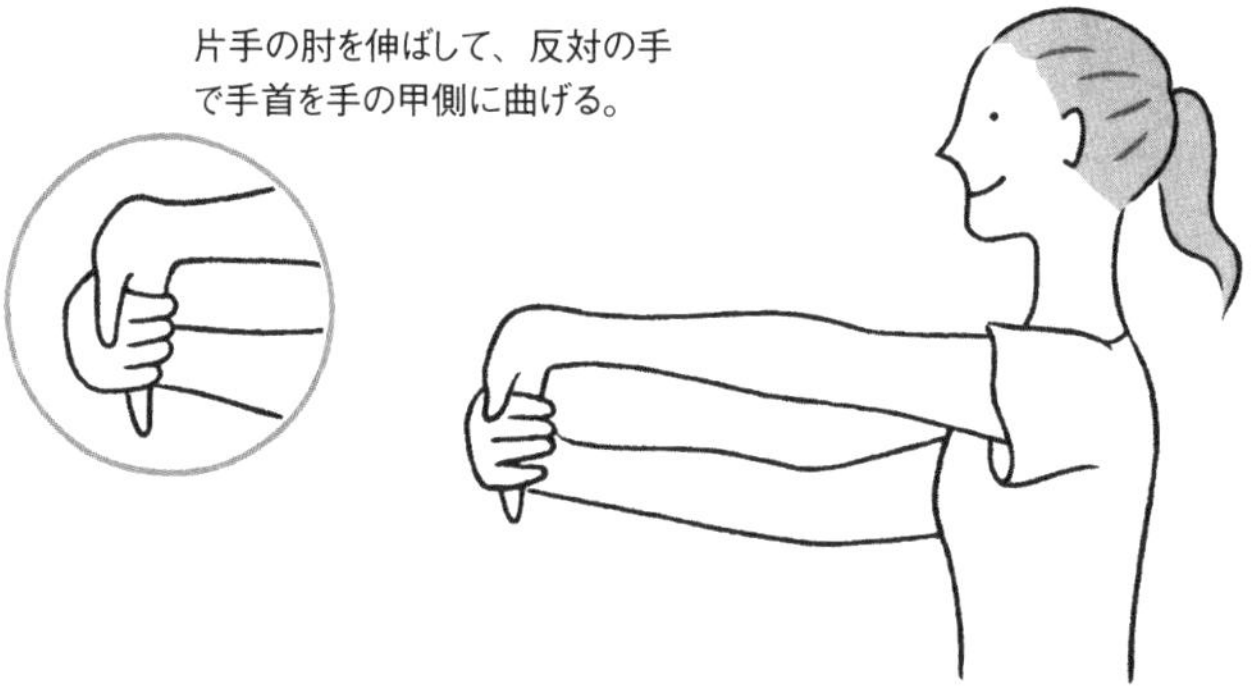

肘の内側が痛い場合

片手の肘を伸ばして、反対の手で手首を手のひら側に曲げる。

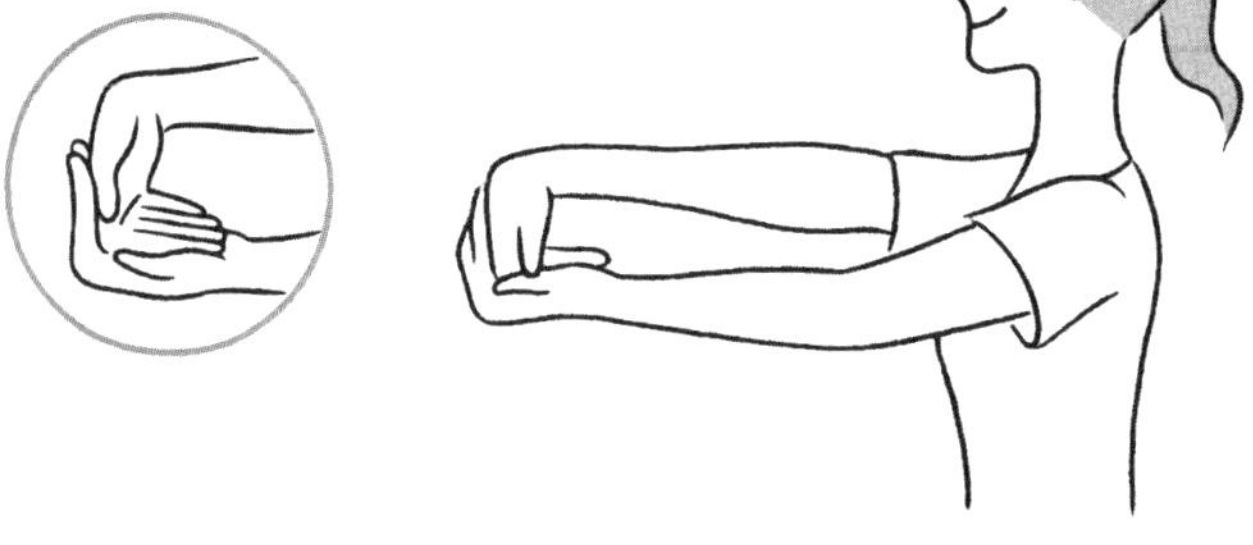

腱鞘炎／スマホ肘／野球肘／テニス肘／ストレス／手の疲れ

一緒に読みたい 28 腱鞘炎《けんしょうえん》に【陽渓《ようけい》】→P.74

長時間のスマホで肘を痛める

「スマホ肘」という言葉を聞いたことがありますか？　**スマホ肘とは、スマホ操作のし過ぎから肘に痛みが出るケースを指します。近年増加傾向にありますが、特に小指でスマホを支えながら操作する人に発生しやすいです。**

小指を動かす筋肉は肘の内側までつながっていますが、非常に細くて繊細な筋肉で、長時間のスマホ操作によって痛めやすいです。対策としては、片方の手全体でしっかりとスマホを持ち、反対の手の指で操作をする。または片手でも操作をしやすい補助アイテム（スマホベルトやスマホバンド）を使用するようにしましょう。

スマホ肘回避のストレッチ

スマホ肘の予防・改善には、肘のストレッチが効果的です。

①片手の肘を伸ばして腕を水平に上げる。
②反対の手で、手首を手のひら側または甲側に曲げる。
③気持ちよく伸びている感覚があるところで、10～30秒深呼吸をしながらキープする。

②で、手のひら側に曲げると肘の外側が、甲側に曲げると肘の内側が伸びます。スマホを操作する時間が多い自覚がある人は、日頃のストレッチで疲労の蓄積を解消しましょう。

現時点で肘の痛みが出ていなくても、スマホ操作をする時間が長い人は要注意です。手首から肘の間に張りを感じる場合は、痛みが発生する前兆サイン。次のチェアテストというチェック方法で、肘の外側に痛みが生じた場合は炎症（スマホ肘）の疑いがあります。

①肘を伸ばして手のひらを下に向けた状態で椅子の背をつかむ。
②そのままゆっくりと持ち上げるように力を入れる。

体を整える

65

糖尿病のリスクを上げる悪い習慣5選

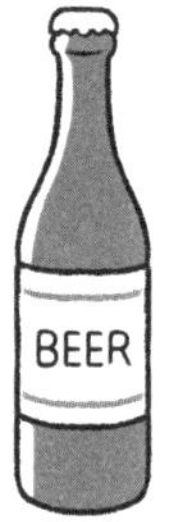

ビール：中瓶1本（500ml）

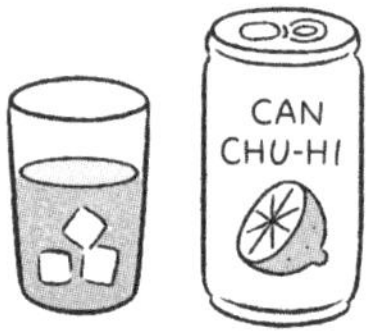

缶チューハイ：1．5缶（520ml）

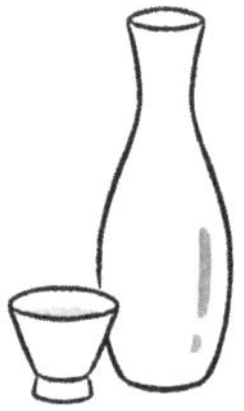

日本酒：1合（180ml）

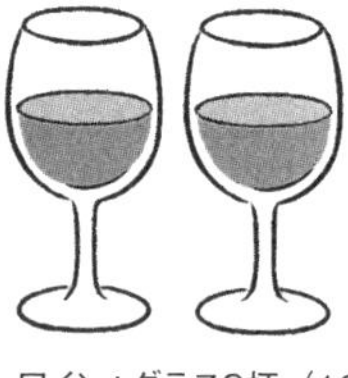

ワイン：グラス2杯（180ml）

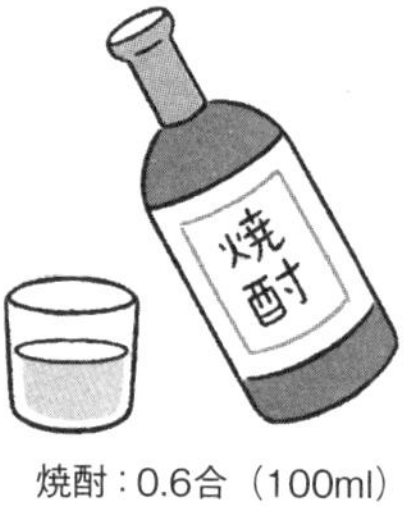

焼酎：0.6合（100ml）

生活習慣病のリスクを高める1日のアルコール摂取量（厚生労働省の指針）は、純アルコール量で約20g程度。これ以上飲んでしまう人は休肝日を。

6人に1人が糖尿病予備軍

厚生労働省※の調査では、**日本には約2000万人の糖尿病患者および予備群がいると推定されています。これは総人口の15%を超え、約6人に1人という数字です。**糖尿病は早期発見・早期治療が重要です。ここに糖尿病や肥満リスクを上げてしまう悪い習慣を5つにまとめました。いずれも基本的なことですが、今一度、見直してみてください。

①食事の不摂生：特に気をつけてほしいものは、「液体の甘いもの」です。**果物や野菜ジュース、砂糖を入れたコーヒー、清涼飲料水などの加糖飲料は控えるべきもののひとつとなります。飲みものは固形物よりも消化吸収されやすく、血糖値が急激に上昇するためです。**

②ストレス：ストレスが溜まった状態になると、血糖値が上がりやすくなります。ヨガや呼吸法、リラックスできる趣味など、自分なりのストレスをやわらげる方法を見つけましょう。

③運動不足：身体活動量の低下は糖尿病の発症に密接に関連しています。運動を週に3日以上、できれば毎日行い、運動をしない日が2日以上続かないように心がけましょう。

④タバコ：タバコを吸うと交感神経が刺激され、血糖値が上昇します。そればかりか、タバコは血糖値をコントロールするインスリンの働きを妨げる作用があります。そのため糖尿病になりやすくなるのです。

⑤アルコール：**アルコールに含まれるカロリーは、1gあたり7キロカロリー。最近は糖質ゼロを謳《うた》った商品もありますが、糖質ゼロでも決してカロリーゼロではありません。**お酒を飲み過ぎている人は、飲まない人に比べ、血糖コントロールが難しくなるという報告もあります。

※2016年に実施された糖尿病実態調査（平成28年国民健康・栄養調査）

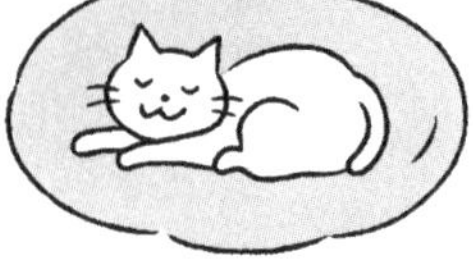

第 5 章

心を整える自律神経にいいこと

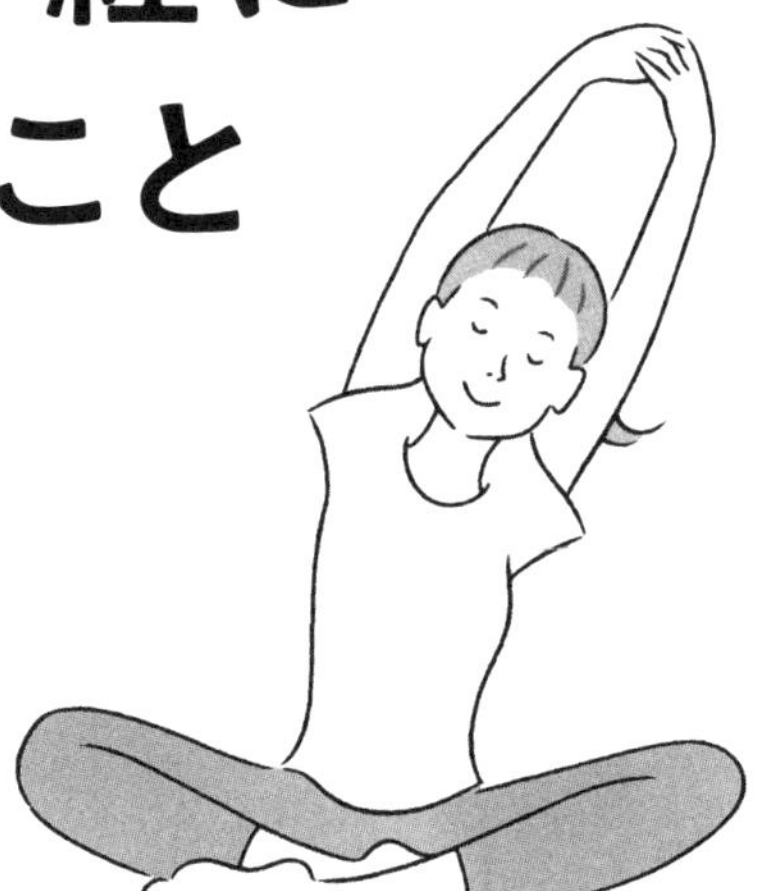

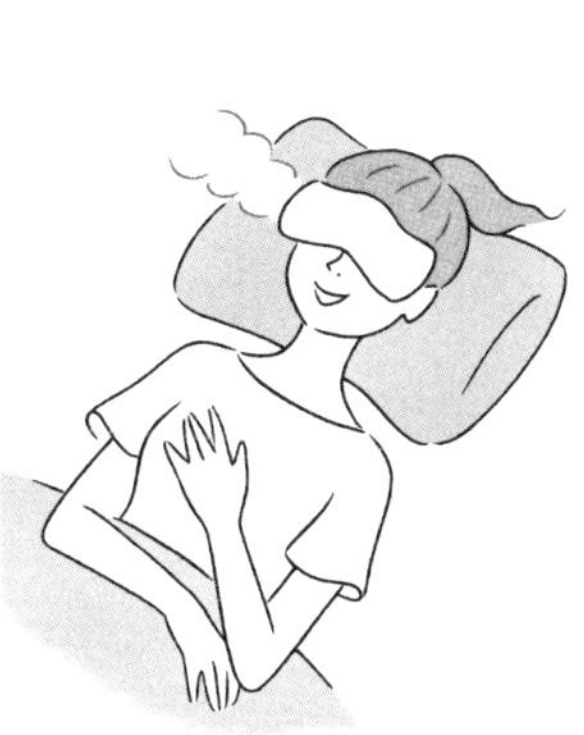

つねに忙しく、プレッシャーや
不穏なニュースによる不安にさらされる日々……。
そんな中でストレスをやわらげ、気持ちをラクにする
考え方のコツや習慣・ツボを集めました。
心のバランスを整え、健康を保つことは、
体の健康につながります。

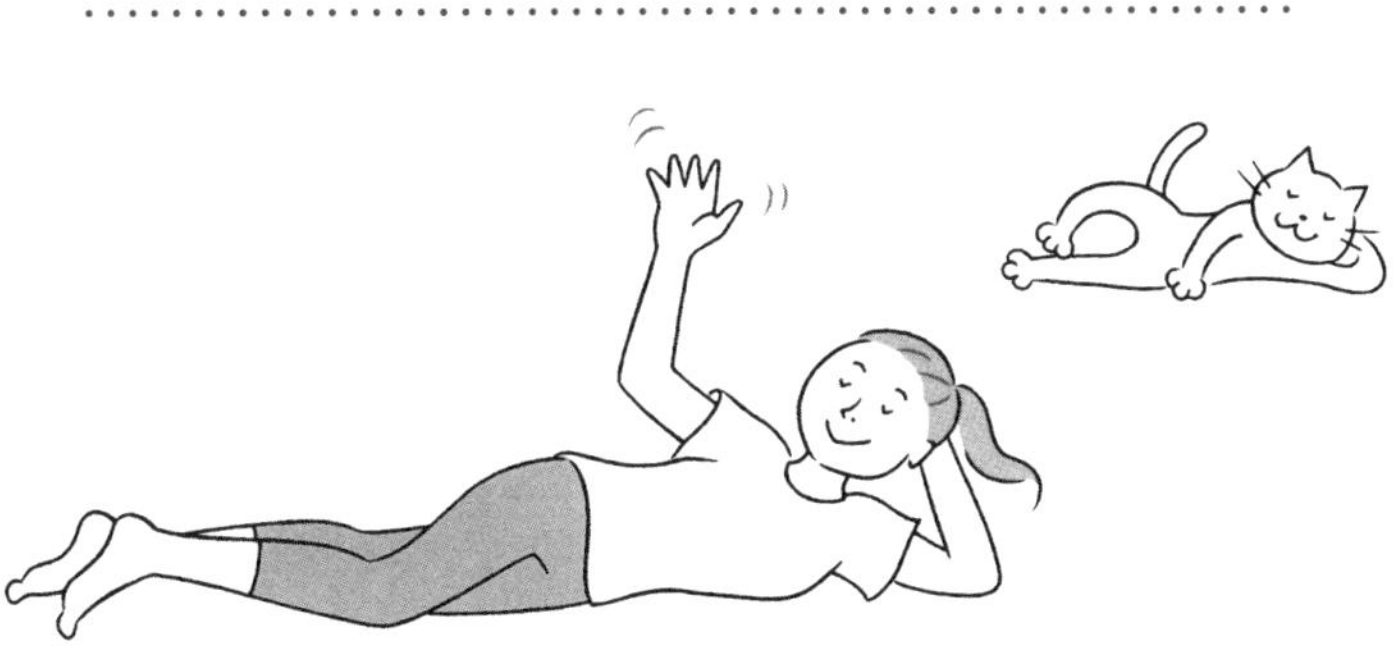

心を整える

66

8つのストレスサインを見逃さない

腹部の拍動

みぞおちからヘソの中点付近を3本の指でゆっくりと2～3cm押した時、ドクンドクンと拍動を感じるのはストレスサイン。

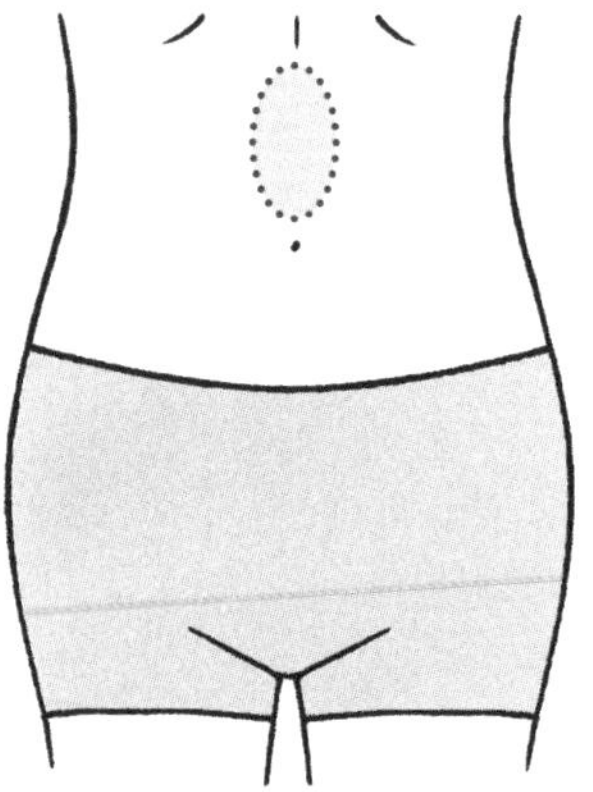

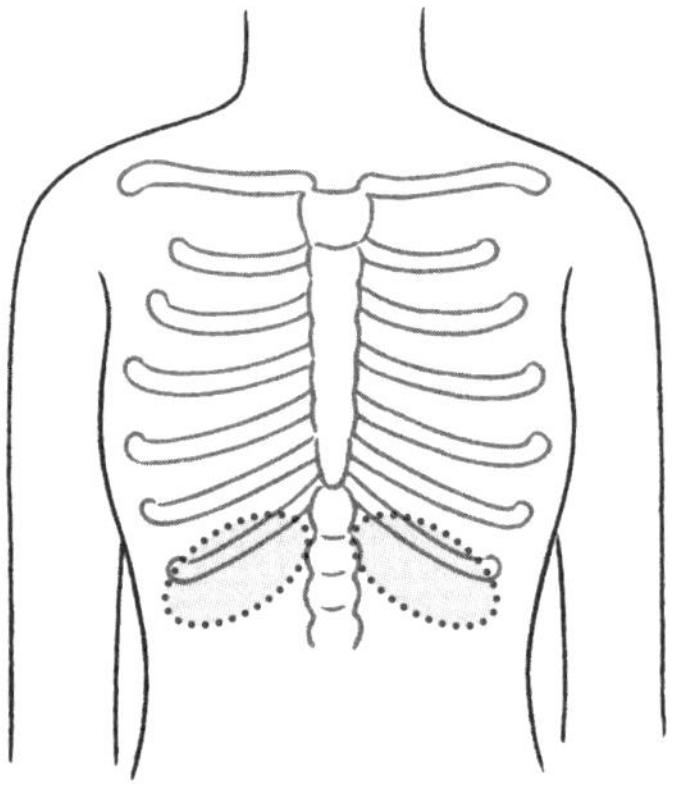

胸脇《きょうきょう》苦満《くまん》

肋骨の際《きわ》のラインが張っており、人差し指や中指を肋骨の裏へ入れようとすると、痛みや不快感がある場合はストレスサイン。

8つのストレスサイン

メンタルの不調は早期のケアがとても大切です。次の8つの症状は、体からのSOSサインだと思ってください。「頑張ってきたけどそろそろ限界だよ」という体からの声です。現状のまま頑張り続けてしまうと、うつ病になってしまうケースも珍しくありません。

無理をせずにケアの意識を見直し、セルフケアだけでは治りづらい度合いまできている場合は、早めに医療機関や鍼灸院へ行きましょう。

①**胸脇苦満**《きょうきょうくまん》：肋骨の際《きわ》のラインが張っている状態。人差し指や中指を肋骨の裏へ入れようとすると、痛みや不快感がある。

②**腹部の拍動**：体の中心のみぞおちからヘソの中点付近を人差し指・中指・薬指の3本でゆっくりと2〜3センチ押すと、ドクンドクンと拍動を感じる。

③**舌またはまぶたの痙攣**《けいれん》：目をつぶって舌を出した時に、舌またはまぶたが細かく痙攣している。

④**噛み癖・歯ぎしり**：噛み締める癖がある。通常は口が閉まっていても、上と下の歯の間は少し隙間が開いていることが正常。

⑤**頭皮の硬さ・むくみ**：頭皮が硬い。手指の腹で頭皮を掴み、ゆっくりと頭皮だけスライドさせる。通常では直径1センチほど動く。頭皮のむくみは、ストレスが長期的に強く蓄積しているサインで特に注意が必要（P．132）。

⑥**首肩こり**：慢性的に首や肩が硬い。交感神経優位時の代表的な症状。

⑦**感情の乱れ**：悲しみや不安、恐怖などを強く感じる。

⑧**その他の症状**：睡眠不足、動悸、痛みや熱さなどの感覚が過敏になる、食欲の増減の症状が続く。

67

やる気スイッチは腸にある

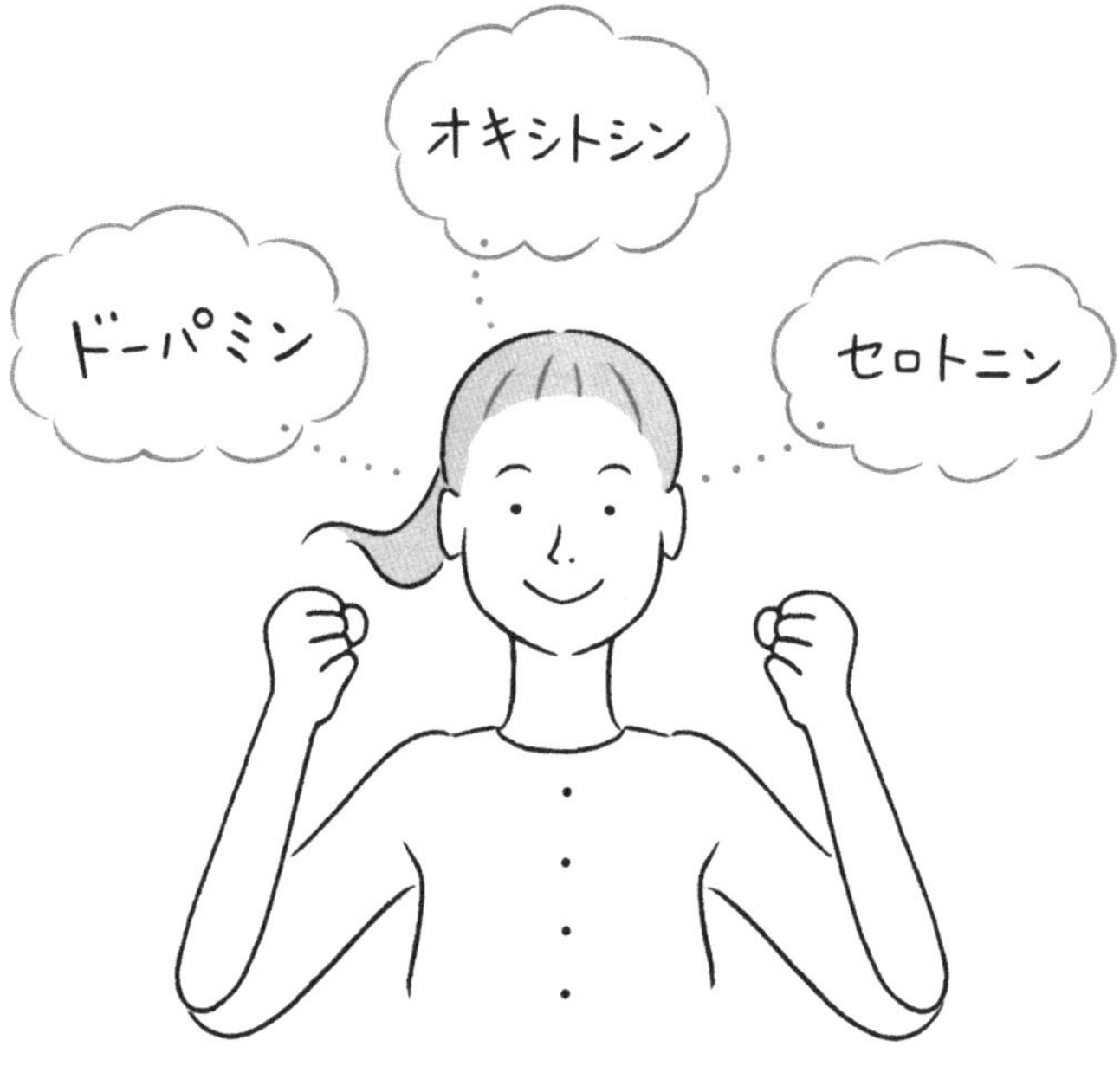

集中力の低下／思考力の低下／感情の乱れ／イライラ／腸トラブル

一緒に読みたい 38 バナナの「トリプトファン」がメンタル不調に活躍→P.96

3つの幸せホルモン

やる気が起こらず、ついダラダラと過ごしてしまう……。意欲が低下してやる気が出ない原因は、睡眠不足や心身の疲れなど人によって様々です。そんな時、気合いや根性で無理やり頑張ろうとするのではなく、自律神経を整えることでやる気が出やすくなります。

私たちの感情や意欲に影響を与える脳内物質がありますが、それらが不足するとやる気が出なくなるのです。**その脳内物質の代表格が「ドーパミン」「オキシトシン」「セロトニン」です。これら3つは幸せホルモンといわれ、自律神経に深く関わってきます。**

また、ドーパミンの素となるビタミンは腸内の善玉菌が生み出しますが、**腸内環境が乱れて悪玉菌優勢の状態になると、「やる気が起きない」「だるい」などの症状に代表される、軽度の抑うつ状態に陥りやすいとされます。つまり、やる気スイッチは腸にあるといえるでしょう。**

東洋医学では、古くから胃腸を中心に体を整える考え方をしてきましたが、近年は科学の発展により「腸と脳」の関係が大きく注目されているのです。

腸を整えるとやる気が出る

具体的なセルフケアでは、まずは腸内環境を良くする食事が大切です。この本の3章の内容を実践してみてください。その他にも腹式呼吸（P.24）やヨガなどの呼吸法は、お腹の深い筋肉を刺激して腸を正常の位置に戻してくれます。

そして、**腸と足の血流は密接に関係していますので、運動や脚の関節（足関節・膝関節・股関節）を冷やさず温めることも腸活につながります。**やる気を出したい時は、これらの方法で腸を整えましょう。

68

「歌う」「笑う」「泣く」はストレスに効く

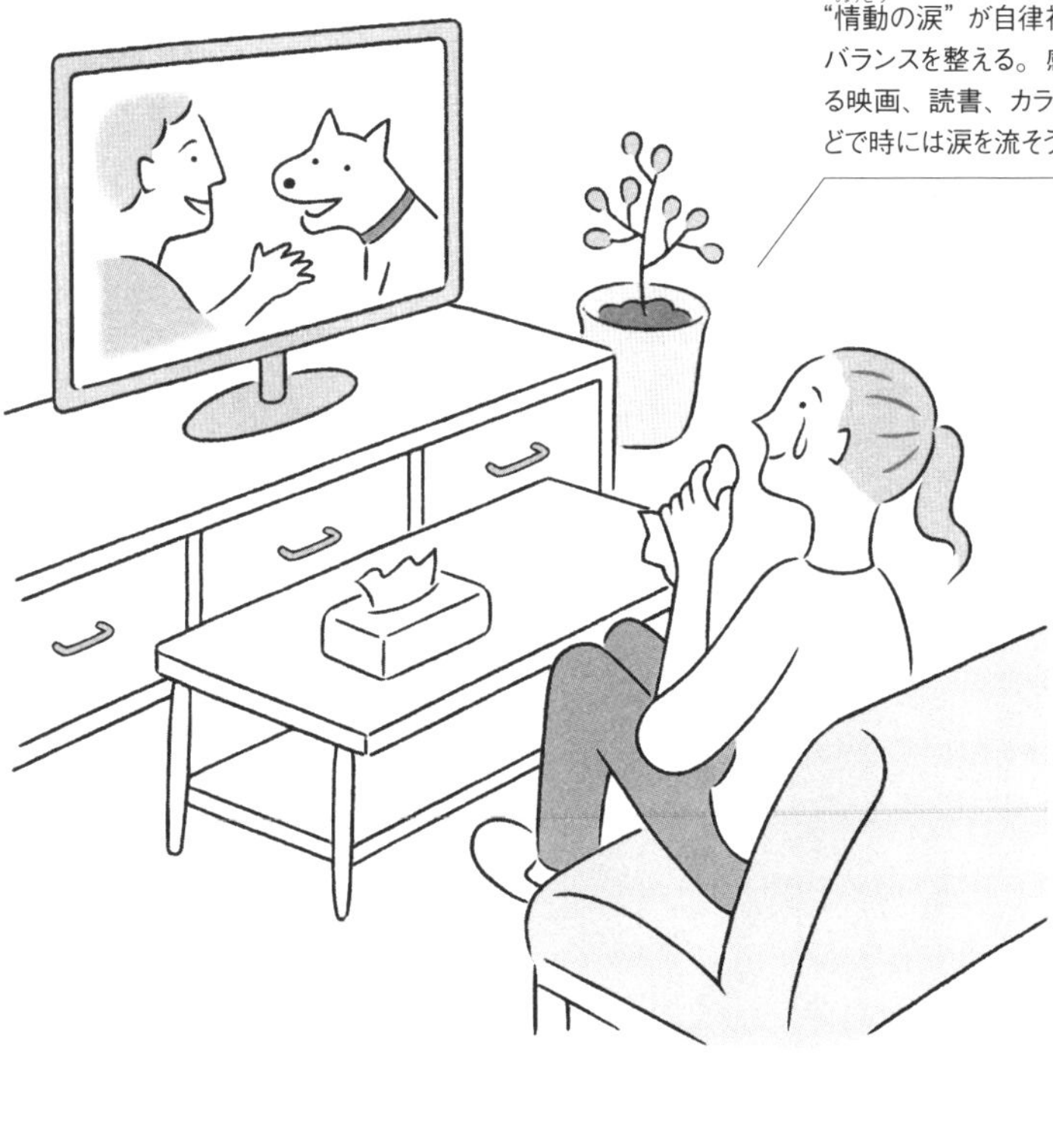

“情動《じょうどう》の涙”が自律神経のバランスを整える。感動する映画、読書、カラオケなどで時には涙を流そう。

ストレス／食欲亢進《こうしん》／高血糖／高血圧／不眠／胃の疲れ／風邪

歌うことは胃に良い

「歌う」「笑う」「泣く」は、ストレス解消に効果的な行為です。

まず歌うことは、東洋医学で「胃」に良いといわれています。ストレス発散になるのはもちろんのこと、**お腹の深い筋肉を使うため、抗ストレスホルモンが分泌される腸が正常な位置に収まります。胃が正しい位置に収まると、正常なホルモン分泌につながります。**

笑うと免疫力がアップ

次に笑うことは、体の免疫力がアップするといわれています。これは、がん細胞やウイルスなどを攻撃するＮＫ（ナチュラルキラー）細胞が活性化するためです。

また、糖尿病の患者さんに漫才を見てもらったところ、食後の血糖値の上がり方がゆるやかになったという研究結果もあります。**メンタル面の効果としては、落語鑑賞をすることで、ストレスと関わりのある唾液中のホルモンの分泌量が減少したという研究結果もあるほどです。**

涙が自律神経を整える

最後に泣くことの効果。**みなさんは最近泣いていますか？　涙を流した後は、ストレスホルモンであるコルチゾールの血中濃度が低下することが分かっています。**歓喜や怒り、悲しみ、悔しさなどの〝情動《じょうどう》の涙〟は人間だけに備わっているものです。ストレスを感じると交感神経が一時的に優位に働き、自律神経は乱れますが、そんな時にこの〝情動の涙〟が自律神経のバランスを回復してくれるのです。

しかし精神的につらい時は、このような感情をいつの間にか忘れている人が多くいます。感情を出しやすいカラオケや映画館へ積極的に足を運んでみてはいかがでしょうか。泣きたい時は我慢をせずに泣きましょう。

心を整える

69

掃除は精神を安定させる

イライラ／うつ／感情の乱れ／思考力の低下／集中力の低下

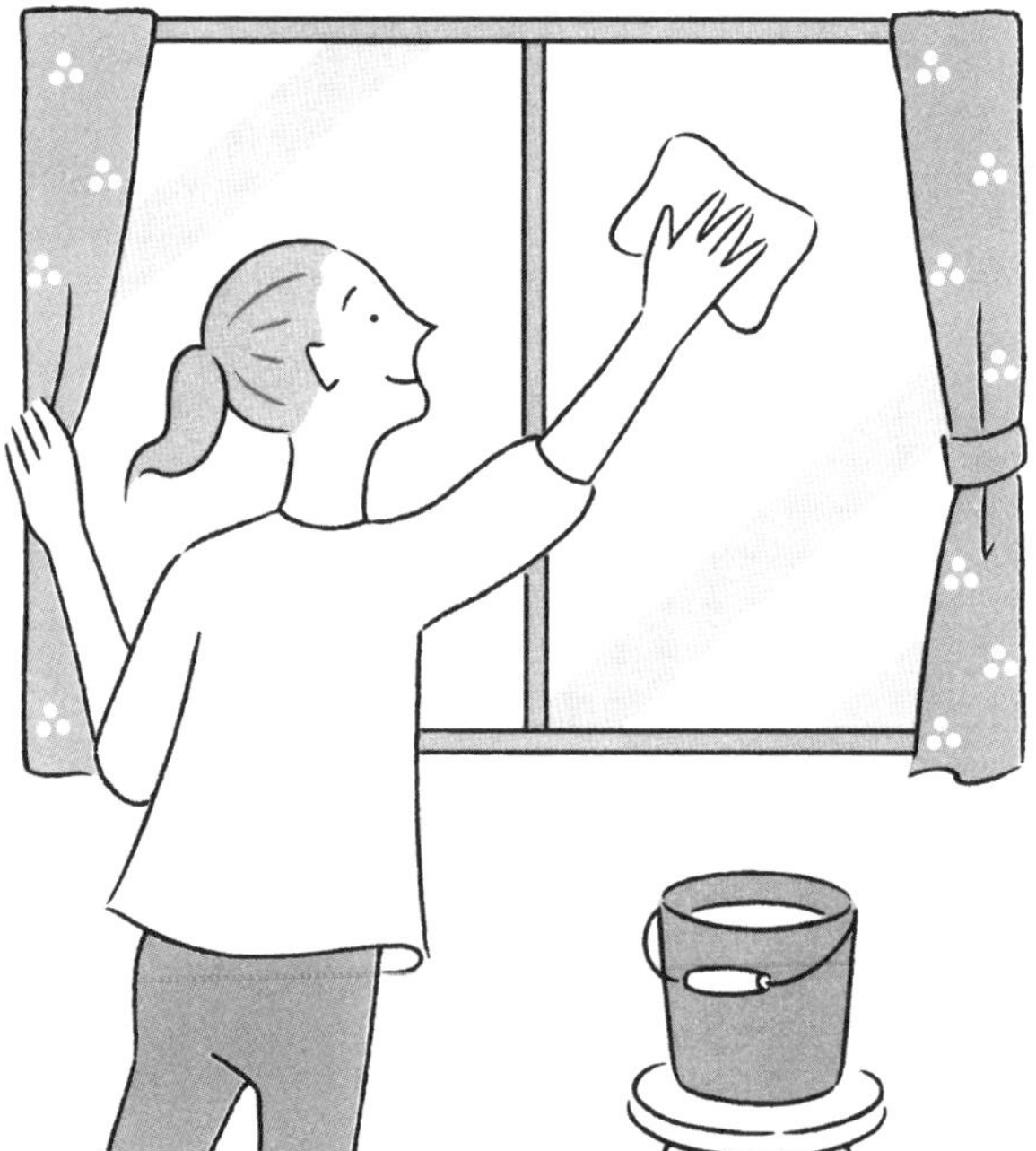

掃除にはストレスを解消する効果がある。特に「磨く」行為は、すっきり感を得やすいのでおすすめ。

掃除の5つのメリット

掃除をすることには、
①体を動かす良い機会
②脳が活性化する
③嫌なことを忘れて無心になれる
④不調を招くプラスイオンが少なくなる
⑤達成感を得られる

という5つの心身へのメリットがあります。

また、**床や窓を拭くことやキッチンのシンクを磨くといった反復動作は、脳内のセロトニンの分泌量を増やし、心を落ち着かせます。**

小さな範囲から掃除する

掃除で精神を安定させるためのポイントとしては、**達成感を得やすいように、小さな範囲に分けて行うことです。例えば、今日は「ここの1か所だけを掃除する」など、ハードルを下げて始めましょう。**「5分でできる範囲をする」「できた」という達成経験を重ねることが大切で、三日坊主になりにくいコツでもあります。

そして、ただ掃除をするのではなく、決めた範囲をどのくらい綺麗にできるか、何分でできるかなどの目標をもって楽しむことができれば、様々な場面で感情コントロールが上手になります。ただし、精神的につらい状態で掃除を楽しめなくても自分を責めないであげてください。その時は、無理に楽しもうとせずに無心でコツコツ行うだけでもいいでしょう。

また、片づけは脳を複雑に使う作業ですので、中には苦手な人や想像しただけで手につかないという人もいるはずです。そんな人に試していただきたいのは、「磨く」ということ。**磨くという作業はシンプルで集中しやすく、すっきりした感覚を得やすいのでおすすめです。**

加えて、掃除を完璧にする必要はありません。その完璧癖が、かえって自分を追い込んでしまうこともあるのです。自分に合った方法で、自分なりに行ってみましょう。

70

「いい加減・良い加減」のすすめ

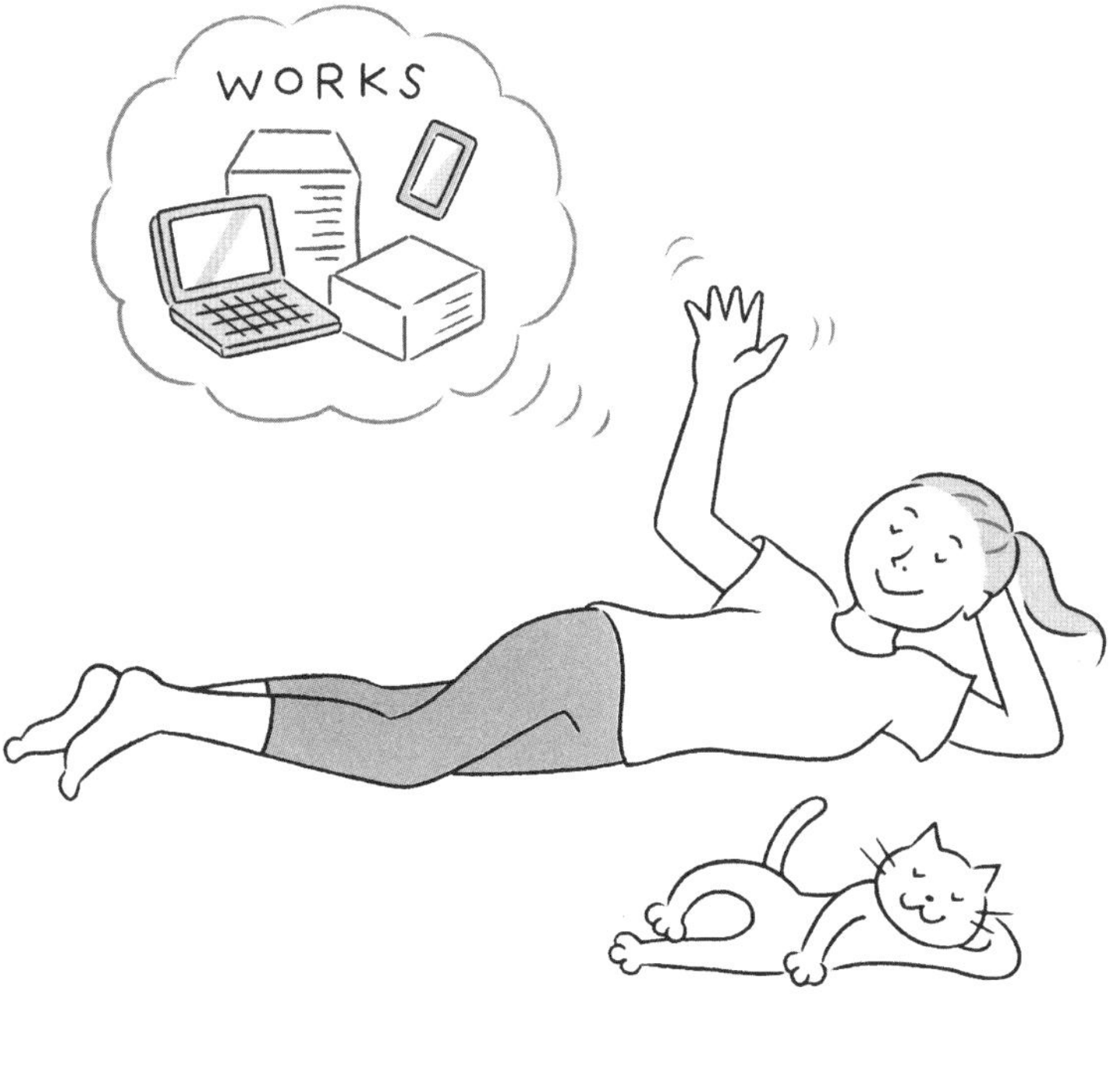

うつ／ストレス／落ち込み／不眠／疲労感／不安感

一緒に読みたい 75 小休養・中休養・大休養を使い分ける→P.174

真面目な人ほどうつ病になりやすい

うつ病になりやすい人の特徴として、几帳面で真面目な人が挙げられます。真面目なタイプほどストレスを真正面から受けやすい傾向にあるためです。人の話を親身に聞き過ぎるあまり、自分が精神的に参ってしまうことも。

完璧を求めて自分を追い込んでしまったり、自分にも他人にも高いレベルを求めてしまいストレスを感じる完璧主義タイプ、「自分はうつ病になんかならない」と我慢をしてしまうプライドが高いタイプも、うつ病になりやすい傾向にあります。一見このような人は強く見られますが、周囲からそう言われることで「自分は強い人間でいないといけない」と暗示をかけてしまうのです。しかし、これもうつ病になりやすい典型的な例。頑張り屋さんで手を抜くことに抵抗がある人も、うつ病の発症リスクが高くなります。

これらの特徴に当てはまると思った人は、「いい加減・良い加減」精神でいきましょう。何事もいい加減・良い加減。この意識で、精神を追いつめないようにしましょう。

ハイになって動ける時が危険

疲れやストレスの自覚があったにもかかわらず、突然ハイテンションになることや、体が元気になる経験はありませんか？　もしくは無意識にそのモードに陥っている人もいます。これは、走っている間につらさがなくなるランナーズハイと似た現象ですが、その状態は長く続きません。体力や精神力には限界がありますので、その後にはストンと心身の状態が落ちる時がきます。その時にうつ病になってしまう人が多いので、早期にケアの意識を持ちましょう。

周囲の対応も重要で、このような人が近くにいる時や精神が乱れている人には、「頑張ろう」という言葉は控えるようにしてください。本人はすでに頑張っており、悪気がなくても負担になってしまう言葉です。

心を整える

71

動画でチェック

不安なニュースで心が乱れた時は

落ち込み／うつ／無気力／不安感／イライラ／呼吸が浅い

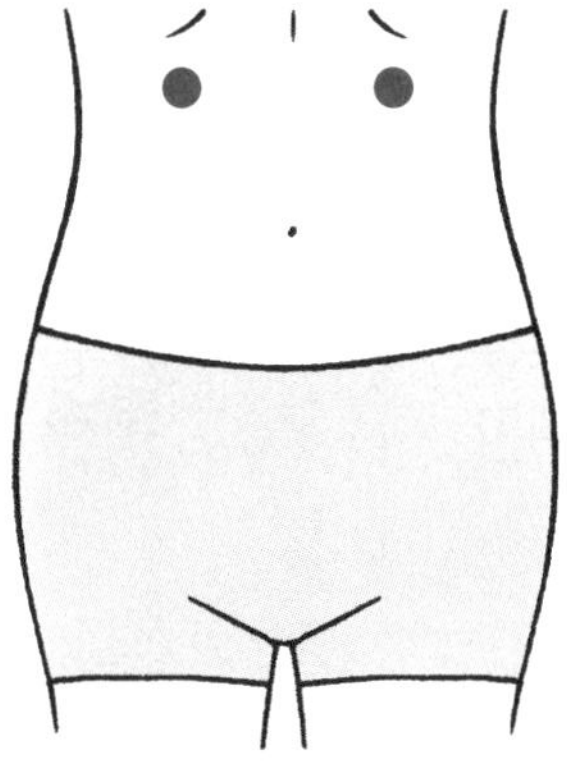

期門《きもん》

乳頭の下方。左右の肋骨付近にある。

手を組んで上にぐーんと伸びをする。これだけで期門のツボのストレッチになる。

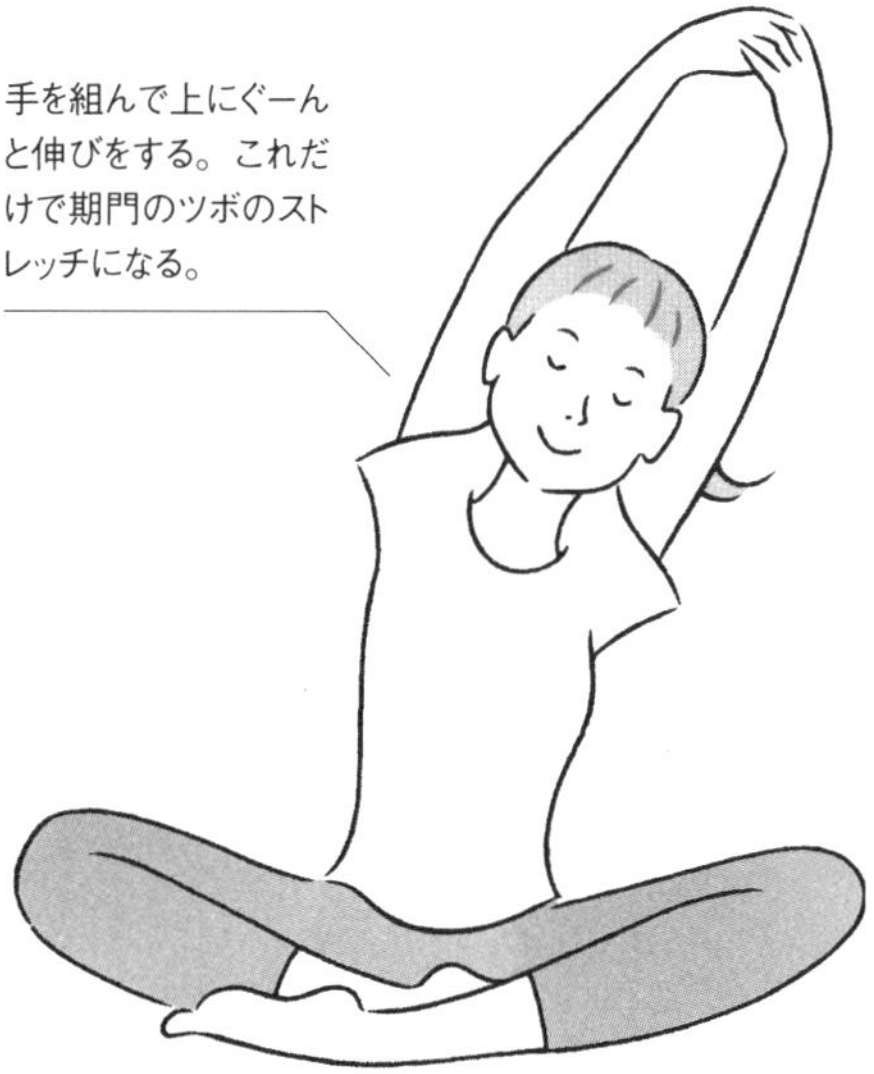

一緒に読みたい 25 ストレスに効くツボ② 落ち込みに【神門《しんもん》】→P.68

不調のある時はスマホを控える

戦争や災害、パンデミックなど、スマホを開けば暗いニュースが次々に表示される昨今。日常の中でふと衝撃的な映像や情報を目にした時、自律神経が乱れている人ほど不調が起こりやすくなります。**特にネガティブな内容はメンタルに強く影響しますので、不調のある時は極力テレビやスマホを見ないように気をつけましょう。**

暗いニュースなどでメンタルが乱れた場合の対処法として、ツボでは内関《ないかん》（P．70）や神門《しんもん》（P．68）、労宮《ろうきゅう》（P．230）、百会《ひゃくえ》（P．26）あたりがおすすめですのでご確認ください。

ストレスに効く期門のストレッチ

もうひとつ、不安なニュースで心が乱れてしまった時は、「期門《きもん》」を伸ばすストレッチを行いましょう。期門はストレスに関係の深い「肝経《かんけい》」というツボとツボを結ぶ経絡《けいらく》にあるツボで、乳頭下の肋骨付近に位置します。**ストレッチのやり方は、両手を組んで上に伸ばし、深呼吸を3回ほど行うだけです。これを数回くり返しましょう。**

自律神経が乱れて余裕がなくなると、伸びをする動作が少なくなります。朝起きた時や、閉鎖的なところから開放的な場所へ出た瞬間に思わず伸びをしたり、少し疲れた時に体をグーっと伸ばした経験は誰もがあるはずです。**このような体が無意識に行う動作は体に良いことなので、最近伸びをしていないなと思った人も、久しぶりに意識して体を伸ばしてみましょう。**きっと気持ちがいいはずですよ。気持ちがいいということは、これもまた体に良いというサインになります。

また脇には、肝経と関わりの深い「胆経《たんけい》」という経絡が走っています。両手を上に伸ばしたついでに、そこから横に倒して脇のストレッチも行いましょう。脇の気血《きけつ》の巡りを改善することもメンタルに良い養生となります。自然の中で行えば、よりリラックスできて効果的です。

心を整える

72

急なパニック発作にグーパー運動

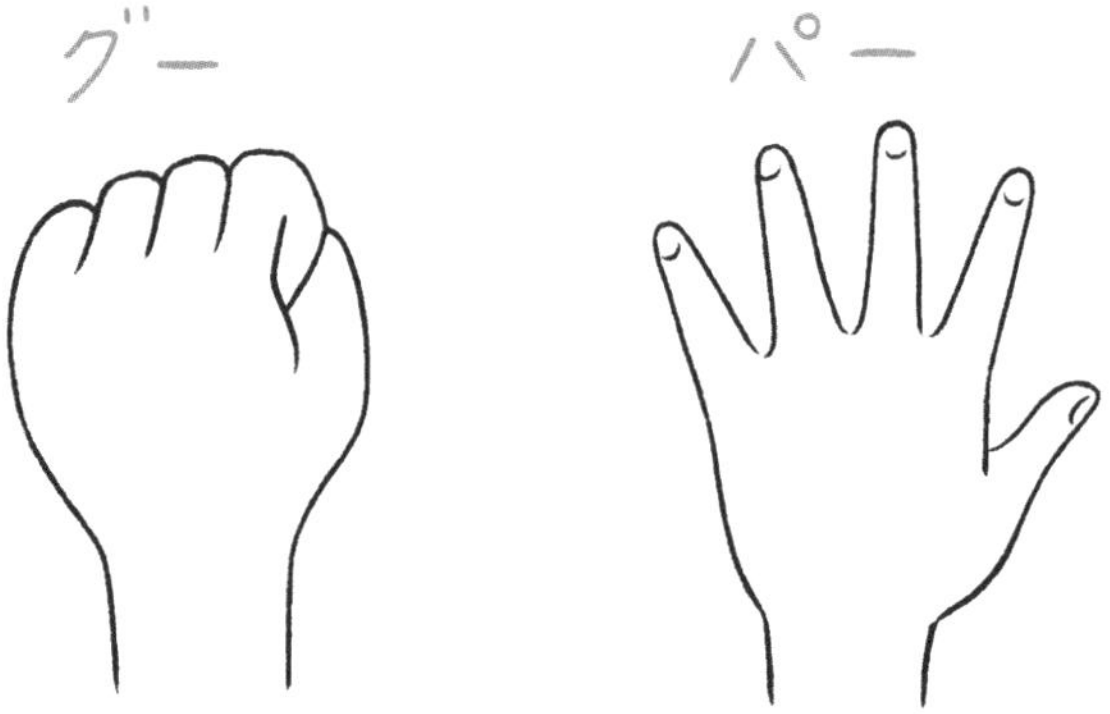

手をグー、パーと力を入れずに閉じたり開いたりする動作を1分間続ける。できるだけ姿勢を正して呼吸を止めずに行う。

パニック発作／動悸／不安感／高血圧／イライラ／冷え性

一緒に読みたい 26 ストレスに効くツボ③ パニック・緊急時に【内関《ないかん》】→P.70

心を落ち着けるグーパー運動

急にパニックになったり、動悸や不安感に襲われて心が乱れた時には、「グーパー運動」をしてください。手をグー、パーと力を入れずに閉じたり開いたりする動作を1分間続けるだけです。グーパー運動には、血管内に一酸化窒素を放出し、血管が拡張されることで心身を落ち着かせる効果があります。

また、**パニック時には、息を長く吐くことも効果的です。**息を吐くと副交感神経が優位に働き、血管が拡張されて一酸化窒素が血管内に増加します。**この時、大きく鼻から吸って口から吐くことがポイントです。**横隔膜の周りには副交感神経が密集していますが、横隔膜を動かすことで、副交感神経が刺激されて血圧が下がり、不整脈を防ぎながら血管を拡張してくれるので、心を落ち着ける養生になるのです。

災害時など予測できない急なトラブルに備え、落ち着く手段を身につけておくことは、命の危険を回避することにもつながります。グーパー運動や腹式呼吸は、どこでも行いやすいメニューですので、覚えておくといいでしょう。

片鼻呼吸

片鼻呼吸を覚えると、さらに一酸化窒素が分泌されて血管が拡がりやすくなります。これも腹式呼吸のひとつですが、緊急時には複雑で難しいと思いますので、日常でストレスが溜まっているなと感じた時に行ってみてください。

①手指で左側の鼻の穴を塞ぎ、右側の鼻だけで3秒かけて息を吸い込む。
②両方の鼻の穴を塞ぎ、3秒間呼吸を止める。
③右側の鼻の穴だけを塞ぎ、左側の鼻だけで7秒かけて息を吐き出す。
④吐き終わったら、そのまま3秒かけて息を吸い、両方の鼻の穴を塞いで3秒間息を止める。
⑤最後に右側の鼻だけで7秒かけて息を吐き出す。これを数回くり返す。

心を整える

73

ストレスのコップをいっぱいにしない

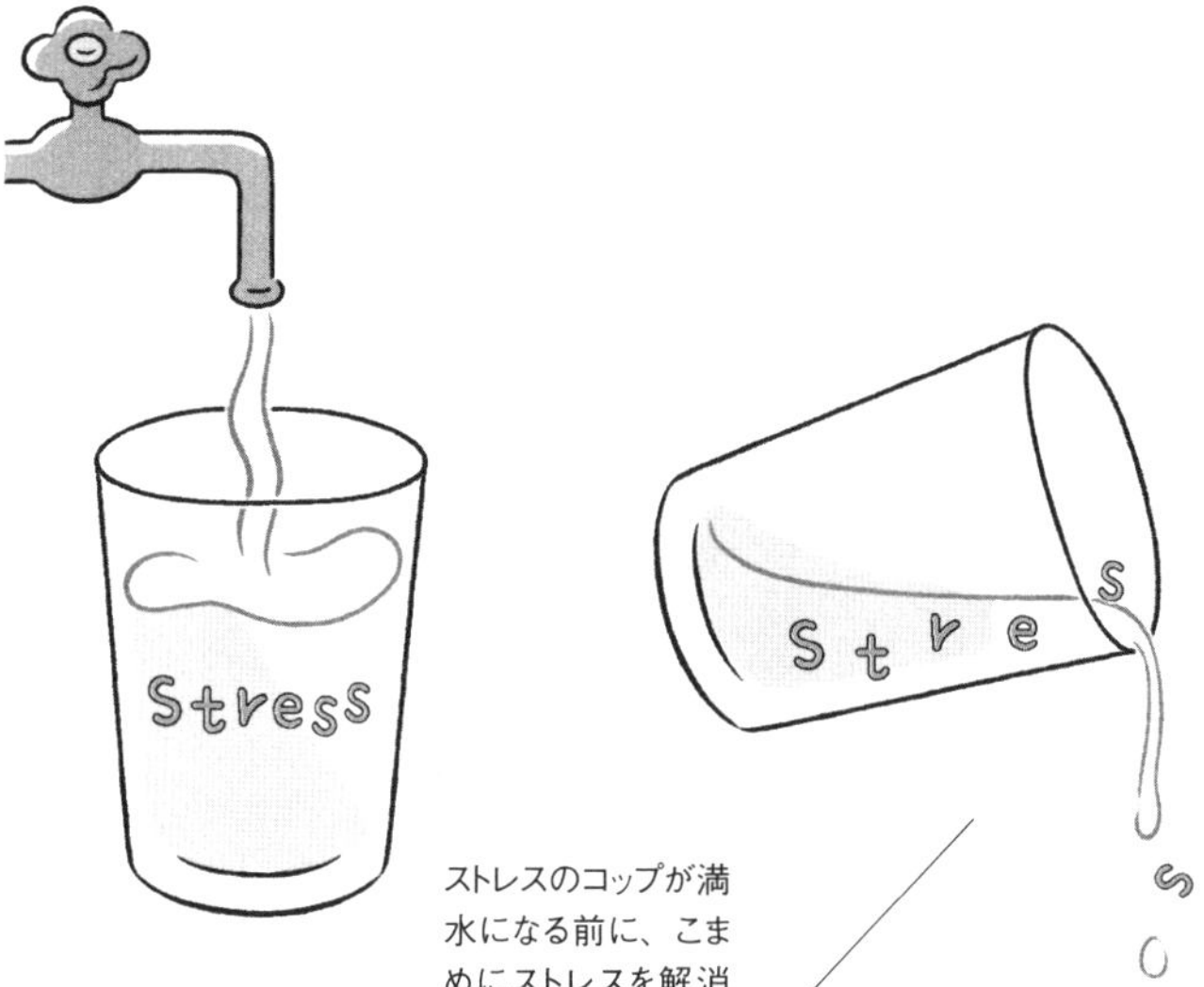

ストレスのコップが満水になる前に、こまめにストレスを解消することが大切。

イライラ／情緒不安定／不安感／うつ／落ち込み／集中力の低下

ストレスを溜めない心がけ

怒りが込み上げて爆発してしまう人や、立ち直れないほどまでに落ち込み過ぎてしまう人。大きく感情が乱れる人は、その分、普段からストレスの蓄積が大きい場合が多いです。

心の余裕をコップに例えると、日頃から少しずつストレスという水がコップに溜まっていきます。やがて水は満杯になり、表面張力が限界になって溢れてしまった時に感情が爆発してしまうのです。ですから、**日頃からコップに溜まる水をいっぱいにしないように、こまめにストレスを解消して、水が溜まるスピードをゆるやかにする工夫が必要です。**

例えば、**ため息は精神を安定させる行為です。**ため息は良くないという印象を抱かれがちですが、乱れた心を落ち着かせるリカバリー動作なので我慢をする必要はまったくありません。人目がはばかられるシーンでは、一人になった時にため息をつくといった工夫をしましょう。

8割で頑張り、2割の余裕を持つ

また、調子が良い状態であっても「**8割くらいで頑張り、2割くらいの余裕を持つ」ことを心がけてみてください。**どんなに好きなことでも100%の力で頑張り続けることは難しく、前向きに取り組めなくなる期間が訪れることもあります。無理をせず、8割で動けるレベルを伸ばしていくことが大切なのです。

その他にも、いつもイライラしている人には近づかない、食事や入浴などのリラックスタイムにはスマホなどの画面を見ないことも心がけましょう。

現代人は働き過ぎの傾向が強く、勤務時間や、スマホやテレビ画面を見る時間といった交感神経が優位になる時間が1日の大半を占めています。**しっかりリラックスの時間を確保するとともに、その間は落ち着いた音楽を聴く、ストレッチをするなどして、副交感神経を優位にさせる意識をしてみてください。**

心を整える

74

心身をナイトモードにする夜の過ごし方

入眠障害／睡眠の質の低下／高血圧／動悸／緊張型頭痛／肩こり

寝る時間は23時前が理想。そして就寝前の19時～23時は体を休めていくための時間帯。

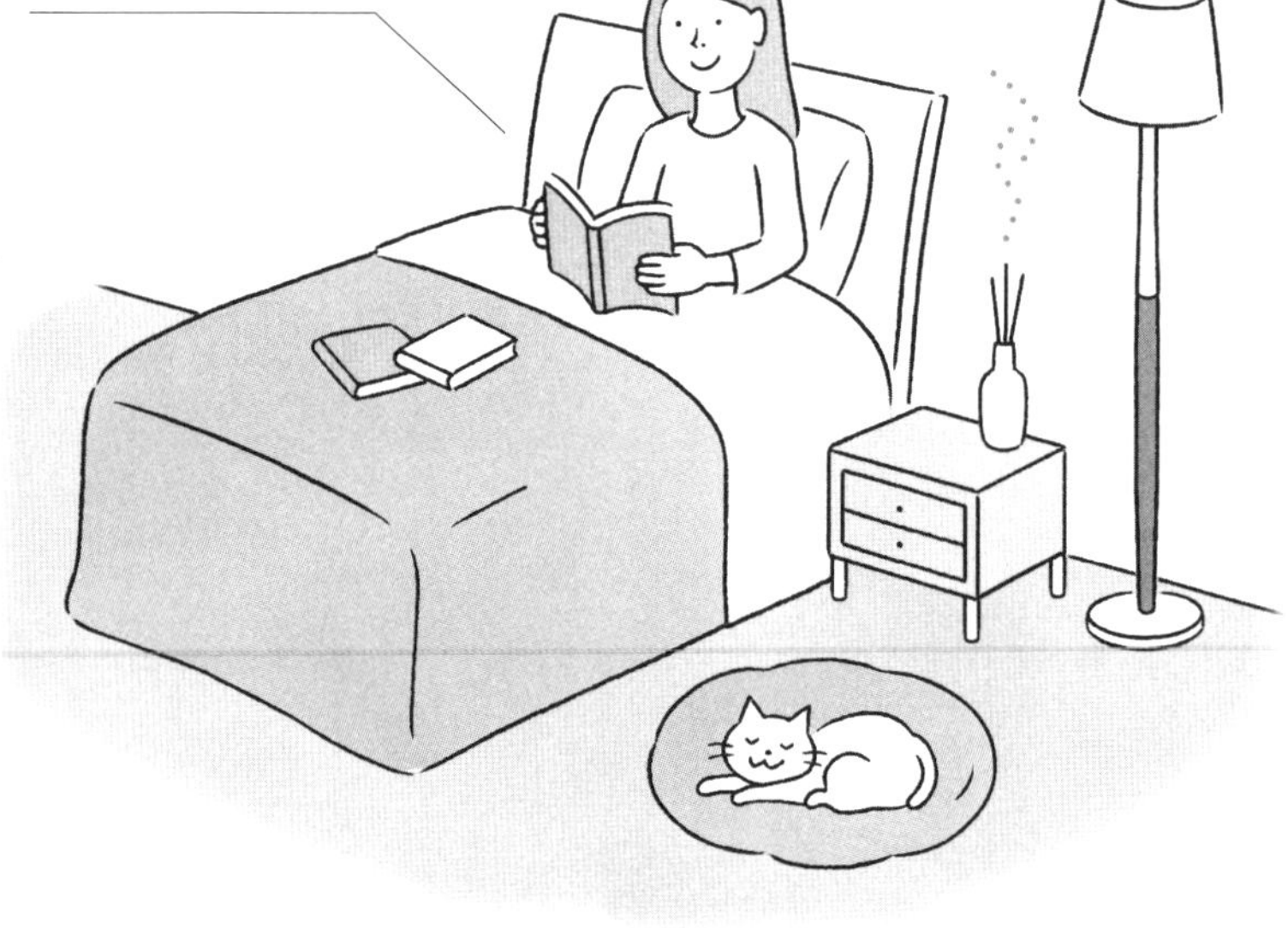

一緒に読みたい　51　23時に寝ることが理想→P.124

リラックスモードに入るための夜活

就寝前の時間は、良い睡眠をとるための準備時間です。副交感神経優位のリラックスモードに持っていきたいところですが、現代人は忙しく、夜でも交感神経が優位のままの人が多くいます。**できるだけ体を落ち着かせてナイトモードに移行するために、夜活をしていきましょう。**

また東洋医学の「子《し》午《ご》流《る》注《ちゅう》（P．22）」の考え方でも、夜19時～23時の間は、特に体を休めていく時間帯だと昔から伝えられています。

ここでは、将来の体調が変わっていく夜の過ごし方を14個紹介します。自分の生活スタイルによって、できること・できないことがあると思いますが、自分に合ったものをひとつでも2つでもいいので、取り入れて継続してみてください。また体調の悪い時には、これらの数を増やして調整ができるとより良いでしょう。

夜の過ごし方14選

①部屋を少し暗めにする。
②電球色や間接照明を使う。
③落ち着く音楽を小さめのボリュームで聞く。
④安心するアロマで部屋を満たす。
⑤ストレッチやヨガで心身をほぐす。
⑥心が満足できる本を読む。
⑦ペットに癒やされる。
⑧深呼吸をする（ゆっくりと、吐く息を長く）。
⑨夜食やお酒は就寝3時間前まで。
⑩就寝1時間～90分前に入浴する。
⑪就寝30分～1時間前からお腹を温める。
⑫就寝1時間前からスマホやパソコンなどを見ない。
⑬自分の推しツボを刺激する。
⑭夜は考えごとをしない。

心を整える

75

小休養・中休養・大休養を使い分ける

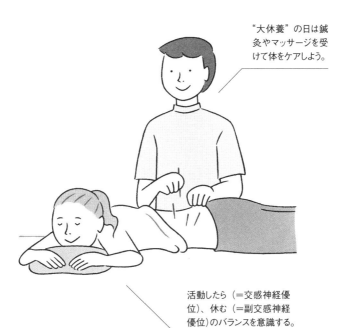

"大休養"の日は鍼灸やマッサージを受けて体をケアしよう。

活動したら（＝交感神経優位）、休む（＝副交感神経優位）のバランスを意識する。

一緒に読みたい 84 五月病は休むべきサイン→P.194

休み方を見直そう

上手に体を休められる人は、生活の質を高いレベルで維持することができ、自分のポテンシャルを最大限に発揮できます。最近、集中力がすぐに途切れる、良いアイデアが浮かびづらい、物忘れが激しいと感じる、なんだか不調が起きやすいなどという人は、休み方改革をしてみませんか？　**私からおすすめしたいのは、「小休養」「中休養」「大休養」を意識して使い分けるという方法です。**

小休養
- 1日10分、一人でぼーっとする。
- デスクワーク中に20分に一度、遠くを見る・水分を一口含む・姿勢を正す。
- デスクワーク中に1時間に一度、深呼吸をする・ストレッチをする。
- 15〜30分の昼寝をする。

中休養
- 7〜8時間の睡眠を確保する。
- 19時〜23時はリラックスしてゆっくり過ごす。
- ショッピングや映画でストレス発散をする。
- 残業しない日を作る。

大休養
- 1週間に1日は働かない日を作る。
- 鍼灸や整体などのプロにケアを頼む。
- 有給休暇は体を休ませるために使う。
- 忙しい月が続いたら適度に手を抜く月を作る。

運動と休養はセット

「休むより体を動かす方が好き」という人は、運動＋ケアの意識を持つようにしてみてください。　運動はとても良い習慣ですが、小さな疲労の蓄積からも自律神経は乱れるので要注意。体力がある人ほど、いつかドーンと大きな症状や病気として現れてしまうことも多いため、日頃から休養やケアを意識しましょう。

76

動画で
チェック

あごの咬筋《こうきん》マッサージと胸鎖乳突筋《きょうさにゅうとつきん》ストレッチ

首肩こり／不眠／耳鳴り／難聴／副鼻腔炎《ふくびくうえん》／ストレス

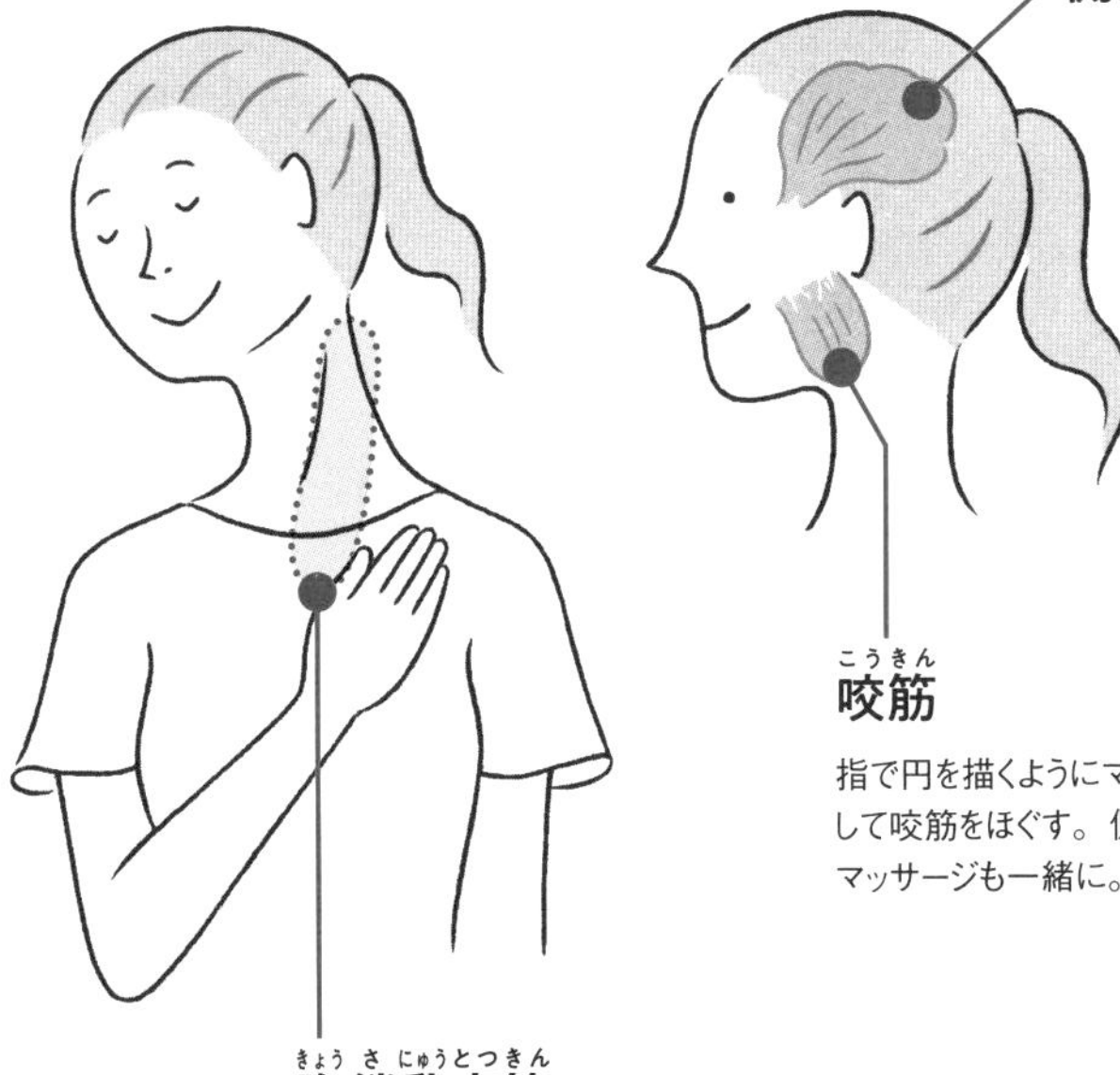

側頭筋《そくとうきん》

咬筋《こうきん》

指で円を描くようにマッサージして咬筋をほぐす。側頭筋のマッサージも一緒に。

胸鎖乳突筋《きょうさにゅうとつきん》

鎖骨の内側半分を人差し指と中指全体で軽く押さえ、あごを反対向きの斜め上方向に上げる。ゆっくり3回ほど深呼吸しながら、伸びを感じよう。

一緒に読みたい 23 ほうれい線やたるみ・むくみに【下関《げかん》】→P.64

歯の噛み締めはストレスサイン

ストレスが溜まっている人は、無意識に歯を噛み締める癖が起きやすくなります。時々歯を食いしばっていないか確認しましょう。気がついた時に意識をするだけでも、筋肉や歯、ストレス蓄積への負担が大きく変わってきます。

そして、あごの咬筋《こうきん》のマッサージも取り入れてみてください。咬筋は、頬と耳の間のいわゆるエラの部分にあたる筋肉で、噛むと盛り上がるところです。

ここを**人差し指・中指・薬指の３本の指の腹を使って、グルグルと円を描くようにマッサージします。圧の強さは、５ミリ程度押しながらグルグルするイメージで行ってください。**

また、咬筋とセットでマッサージを行うとよい場所が、側頭筋《そくとうきん》です。側頭部にあり、こちらも噛むと筋肉が盛り上がります。ストレスが強い人や顎関節症《がくかんせつしょう》、頭痛、集中力の低下、頭の重だるさ、首肩こり、耳鳴り、難聴、めまい、不眠がある場合は、側頭筋も同様にマッサージすることをおすすめします。

胸鎖乳突筋のストレッチ

歯の噛み締めのセルフケアにもうひとつ、胸《きょう》鎖乳突筋《さにゅうとつきん》を伸ばすストレッチも効果的です。胸鎖乳突筋は、首の側面を走る筋肉。首肩こりや歯ぎしり、頭痛、頭の重だるさ、呼吸が浅い、不眠、猫背や巻き肩、あごのたるみ、耳鳴り、難聴、副鼻腔炎《ふくびくうえん》がある人にもおすすめです。

①右の鎖骨の内側半分を人差し指と中指全体で軽く押さえる。
②あごを左上方向へ斜めに上げ、ゆっくりと３回ほど呼吸を入れる。
③あごを元の位置に戻したら、反対側も同様に伸ばす。これを左右２～３回ずつ行う。

心を整える

77

悲しい時こそ深呼吸

	五《ご》臓《ぞう》	五《ご》腑《ふ》	五《ご》志《し》	五《ご》主《しゅ》	五《ご》窮《きゅう》
木《もく》	肝《かん》	胆《たん》	怒	筋	目
火《か》	心《しん》	小腸	喜	血脈	舌
土《ど》	脾《ひ》	胃	思	肌《き》肉《にく》 ※1	口
金《ごん》	肺《はい》	大腸	悲	皮《ひ》毛《もう》 ※2	鼻
水《すい》	腎《じん》	膀《ぼう》胱《こう》	恐	骨	耳

五行色体表《ごぎょうしきたいひょう》

五行と臓器（五臓・五腑）・感情（五志）・部位（五主・五窮）などの対応。

落ち込み／うつ／消化吸収の低下／肌荒れ／鼻のトラブル／背中のこり

※1 肌肉：主に筋肉や皮下組織。

※2 皮毛：皮膚やうぶ毛、汗腺、皮脂腺を含めた皮膚の表層。

悲しみは肺と関係が深い

東洋医学で、万物は木《もく》・火《か》・土《ど》・金《ごん》・水《すい》の5つの要素で構成されていると考える思想を「五行説《ごぎょうせつ》」といいます。**五行説では、感情（五志《ごし》）や臓器（五臓《ごぞう》・五腑《ごふ》）も右の表のように5つに分けられており、悲しみは肺や腸と深く関係します。**

例えば、しくしくと悲しんでいると呼吸が浅くなり、呼吸が浅くなるとお腹のインナーマッスルの働きが悪くなります。お腹のインナーマッスルのひとつに、胃腸などの内臓を底の部分で支える骨盤底筋《こつばんていきん》という筋肉がありますが、骨盤底筋が正しく働かなければ内臓が下垂して働きが低下します。腸から分泌される「セロトニン」は、感情（精神）の安定に深く関係するホルモンです。ですから、**呼吸が浅くなりがちな悲しい時こそ、深呼吸をしましょう。**

悲しみは姿勢を悪くする

うつ病発症の原因のひとつとしてセロトニン分泌の低下が考えられていますが、セロトニンは姿勢の安定にも関わるため、精神的に落ち込んでいる人は、姿勢が悪いのも特徴です。セロトニンの分泌と感情や姿勢の安定の関係は、反対の順から起こる（悪い姿勢によってセロトニンの分泌量が低下し、落ち込みやすくなる）こともあり得ます。

逆に言えば、姿勢が良くなるとセロトニンの分泌量が増加するということです。ですから、**姿勢を良く保つ骨盤底筋を鍛えるためにも、深呼吸や腹式呼吸（P.24）を習慣にしましょう。**

呼吸（肺）の働きが落ちると、それに関係するあらゆる働きが落ち、悲しみや気分の落ち込みだけでなく、栄養の吸収の低下やアトピー・吹き出物などの肌荒れ、鼻のトラブルなどが起こりやすくなります。これらもすべて自律神経が関わっているのです。

心を整える

78

幸せホルモン「セロトニン」を増やす食材

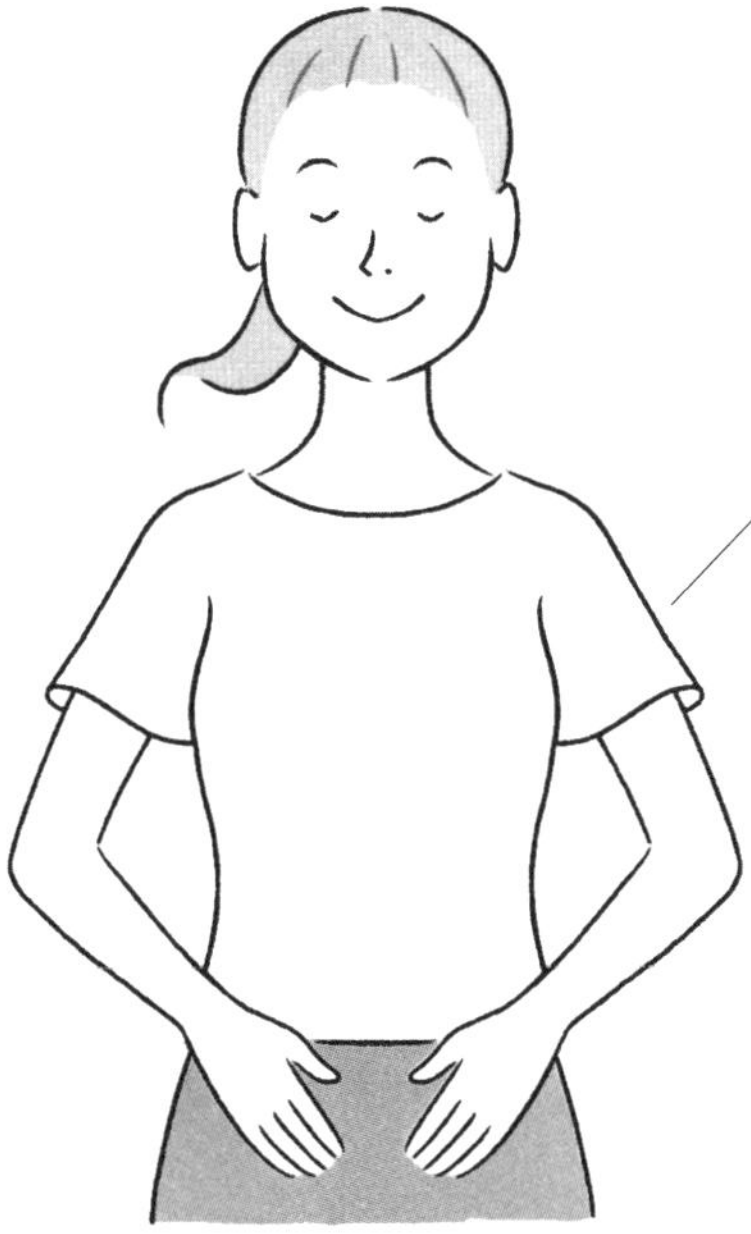

食べものから摂取したトリプトファンは、腸内で、日中はセロトニン（幸せホルモン）に、夜はメラトニン（睡眠ホルモン）に変化する。このサイクルは体内時計とも大きく関わる。

イライラ／不眠／更年期障害／向上心の低下／うつ

一緒に読みたい 67 やる気スイッチは腸にある→P.158

セロトニンを食事で増やす

精神安定に関係する幸せホルモンのひとつ「セロトニン」。このホルモンはストレスや姿勢、感情のコントロールに関係し、分泌が低下すると不眠や更年期障害、向上心の低下、意欲低下、協調性の欠如、うつ症状などが起こりやすくなります。

そんなセロトニンを食事で増やしましょう。**セロトニンは腸で作られますが、その材料として、必須アミノ酸である「トリプトファン」が必要となります。トリプトファンは体内で作ることができないため、食べものから摂らなければなりません。**食べものから摂取したトリプトファンは、日中はセロトニンへと変化し、夜になると睡眠ホルモンであるメラトニンへと変わります。

トリプトファンが豊富な食材

トリプトファンが多い食材は、主に大豆製品（豆腐、納豆、味噌、醤油など）・乳製品（チーズ、牛乳、ヨーグルトなど）・米・トウモロコシなどの穀類があります。その他にはピーナッツや卵、ごま、バナナ。肉や魚にもトリプトファンが多く含まれますが、動物性タンパク質は、単独ではトリプトファンの吸収率が悪いです。

動物性タンパク質のトリプトファンを効果的に取り込むためには、炭水化物（穀類、芋類、果物など）とビタミンＢ６（鮭、さば、さんま、鶏むね肉、酒粕、ごまなど）を一緒に摂るとよいでしょう。これらの食材を、バランスのいい食事の中に取り入れていきましょう。

また、**いくら体に良い食材を摂取しても、体内に吸収できなければ意味がありません。胃腸の弱い人は、同時に胃腸の弱りに対しても向き合い、改善する必要があります。足三里《あしさんり》（P.54）やお腹周りのツボにお灸をする、入浴、ストレスの発散、正しい食事の仕方、冷たいものを飲み過ぎないなどを意識しましょう。**

心を整える

79

たくさんのツボが集まる目の周りを温める

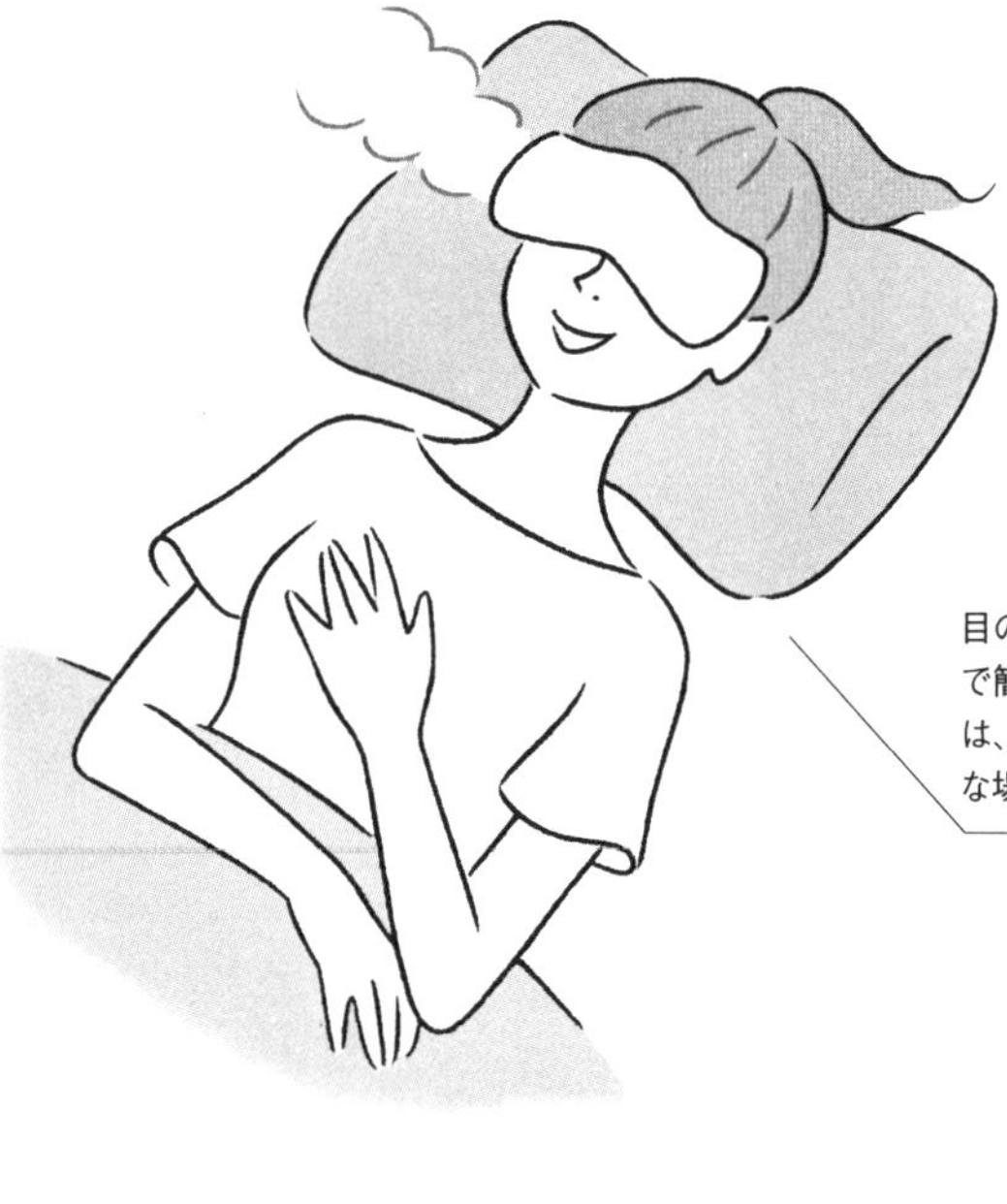

目の周りを温める。電子レンジで簡単に準備できるホットタオルは、目の周りに限らずいろいろな場所のツボ刺激に便利。

ストレス／眼精疲労／クマ／ドライアイ／かすみ目／イライラ

ホットタオルでほっと一息

目の周りにはたくさんのツボが存在します。代表的なものは、目医者泣かせのツボ「太陽《たいよう》（P．230）」や美容に効果的な「四白《しはく》（P．62）」など。そこで、**ストレスを解消したい時には、目の周囲を全体的に温めることをおすすめします。その他にも、睡眠不足から起こる目の下のクマや眼精疲労、ドライアイ、かすみ目にも効果を発揮します。**

そんな時にお伝えしているのが、自家製ホットタオル。タオルを水で濡らして軽く絞り、ラップに包みます。５００〜６００Wの電子レンジで30〜60秒ほど温めれば出来上がり。顔は特に敏感なところなので、火傷をしないよう十分に気をつけてください。

血流不足の青クマに効果的

ホットタオルは目の下のクマにも効果があります。クマにはいくつか種類がありますが、セルフケアで効果的なのはその中でも血行不良からくる「青クマ」です。青クマは血流不足が原因で、不眠や目の使い過ぎ、姿勢の悪さなどから起こりやすくなります。軽い運動や鍼灸・マッサージも効果的です。

その他の「黒クマ」は、加齢による下まぶたの皮下脂肪のたるみが原因で、表情筋の運動が必要です。「茶クマ」は、目の周りの皮膚への刺激や紫外線の影響で起こります。これらはセルフケアでの改善が難しいため、予防の意識が重要となります。

アメリカ検眼協会とアメリカ眼科学会が提唱している「20-20-20ルール」という眼精疲労を軽減する方法があります。20分に一度、20秒間、20フィート（6メートル）以上離れたものを見て休憩するというもの。窓越しに遠くの景色を見て、目の疲労の蓄積を防ぎましょう。難しければ室内のできるだけ遠いところを見ましょう。

心を整える

80

興奮系の症状には水の力を借りる

イライラ／不安／落ち着きがない／動悸／緊張型頭痛／集中力の低下

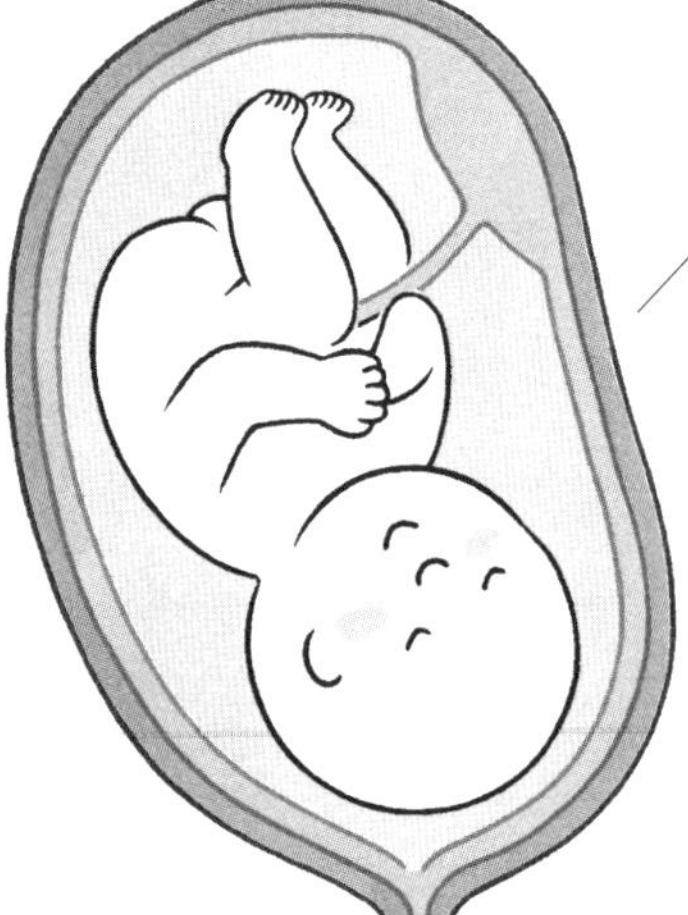

赤ちゃんがお腹の中にいる時は、羊水（＝水）に浸かっている状態。生命の源である水には、交感神経優位状態を落ち着かせる効果がある。

一緒に読みたい

2 お風呂に浸かる→P.20

水に浸かると心拍数が下がる

イライラや不安、落ち着きがなくなる、動悸などの興奮・緊張性の交感神経が優位な状態の時には、生命の源である水の力を借りましょう。

人間の体は、ほどよい水温に触れると、すぐに心拍数が減少します。それは鼻と副鼻腔《ふくびくう》にある受容体が反応し、体がリラックスできるためです。これを「哺乳類の潜水反応」といって、心拍数が10～25％も下がるといわれています。

これを活用した一番おすすめの方法は、**入浴中に顔だけを出した状態で全身、湯船に浸かること。頭浸浴《とうしんよく》とも言いますが、できそうな方は数秒間だけ顔までを含めた全身で湯船に浸かってみるのもおすすめです。**

お母さんのお腹の中で羊水に浸かっていた状態に似た環境を作ることで、心身ともにとてもリラックスができます。興奮系の症状や緊張型頭痛、急激に気圧が上昇した時に起こる不調の対処法として覚えておきましょう。

頭まで湯船に浸かるのは衛生面で気になる人や、忙しくて時間がない時は、ぬるま湯で顔を洗うだけでも効果的です。気分を変えたい時や運動をした後には顔をバシャーッと洗いたくなりますよね。この行動は無意識にやっている人も多いことでしょう。

マイナスイオンの癒やし

水の力といえば、川や海、そして滝のような自然界にある水の音やマイナスイオンがあります。これらは気持ちをポジティブにしたり、心を落ち着かせたりする効果があることが分かっています。車などの交通機関や仕事や学校で使うパソコン、携帯電話やテレビ、電化製品などが多い環境下では、プラスイオンが多いため不調の原因になります。時々、水の多い自然の中へ行き、マイナスイオンを吸い込んで心身をリラックスさせましょう。

第6章

自律神経を整える季節・天気のケア

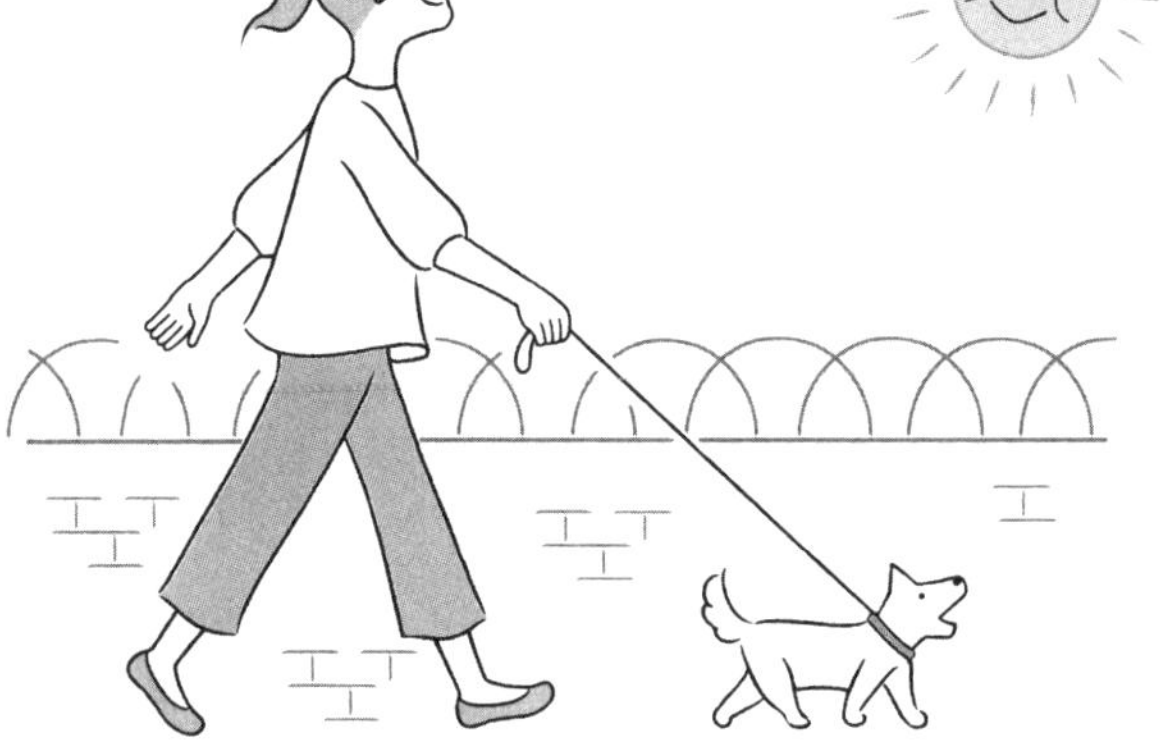

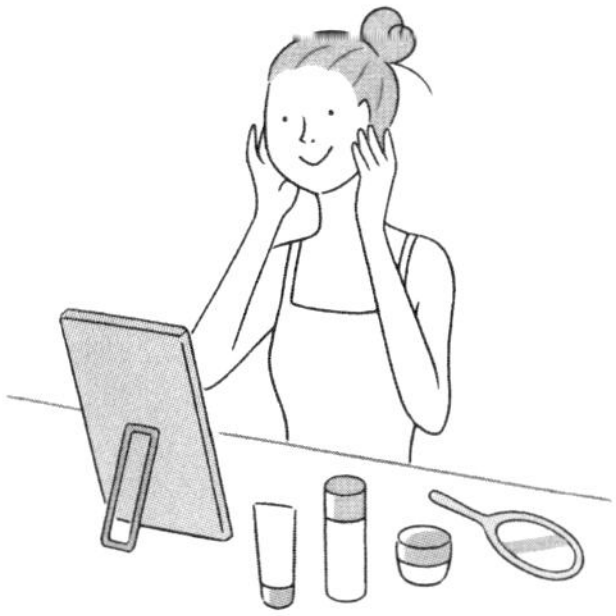

「低気圧がつらい」「毎年冬に体調を崩す」……。
季節や気候の変化によって起こる不調には、
事前の対策がとても効果的。
1～5章でご紹介してきたセルフケアに加えて、
季節に合わせたケアや食材を少しずつ取り入れれば、
1年間をより一層健康に暮らせるはずです!

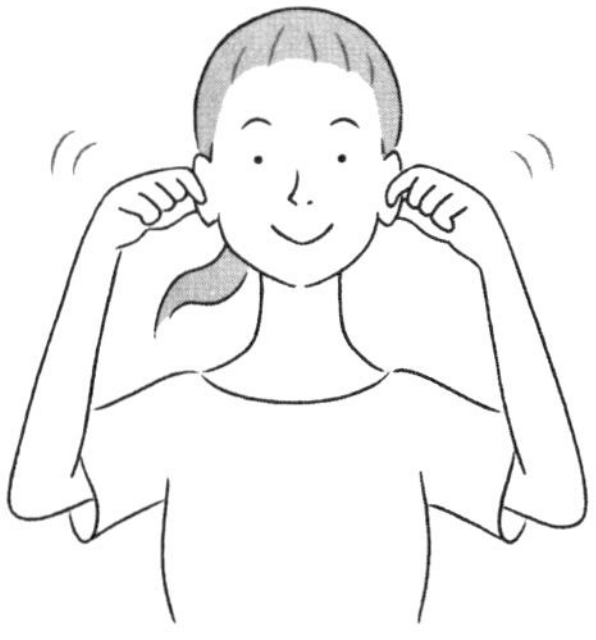

81

毎年くり返す不調は 2~3か月前から対策する

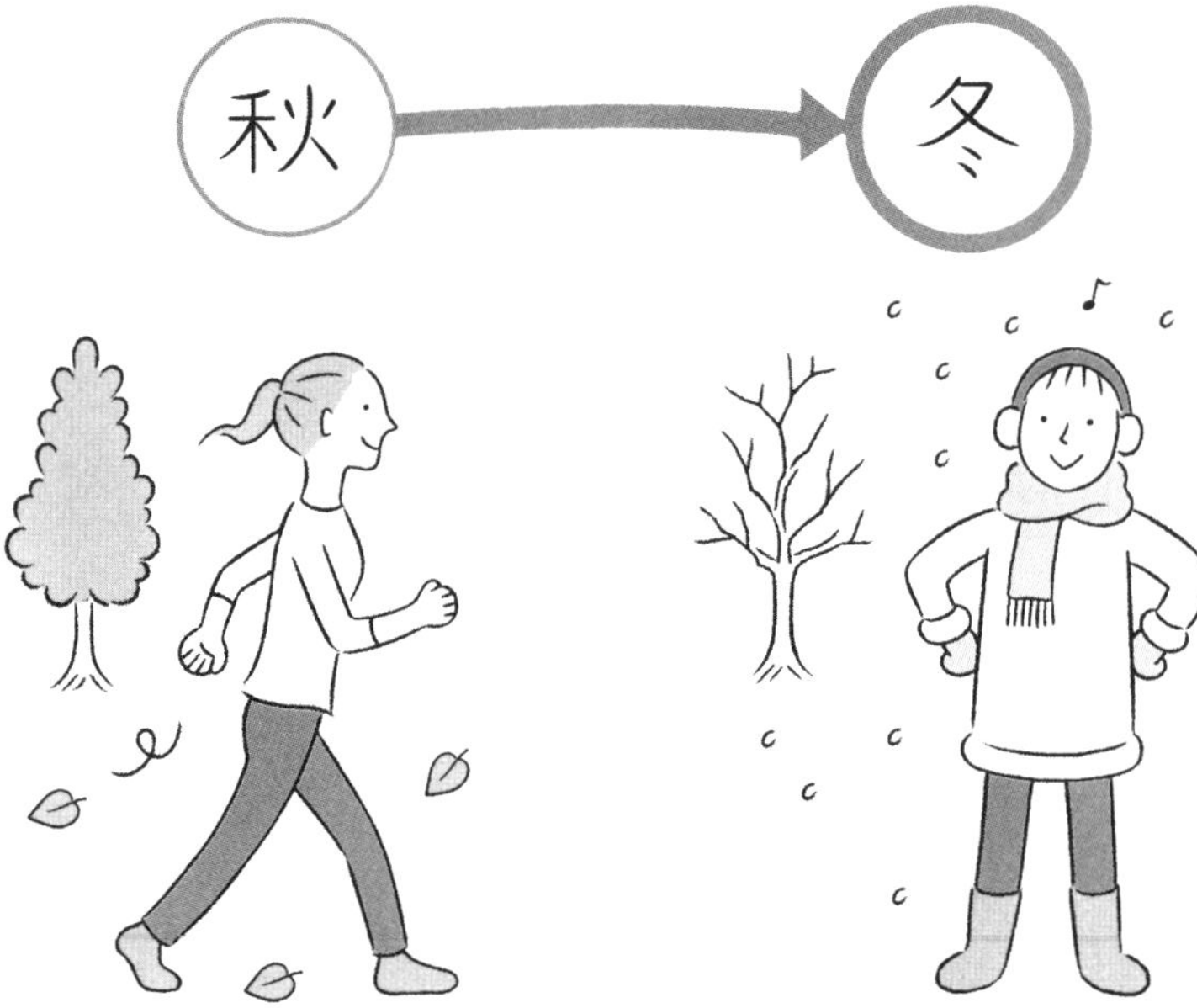

東洋医学で「相生《そうせい》関係」といって、前の季節に行った養生は、次の季節にもいい影響を与える。

一緒に読みたい 27 気象病対策に【翳風《えいふう》】→P.72

くり返す不調には先手を打つ

同じ季節に不調が起こる場合は、その2～3か月前から準備をしましょう。不調が起きてからではなく、不調が起きる前のケアが大切ということです。

例えば、秋の養生をしっかり行うことで、その効果は冬まで良い影響を与えます。毎年、冬に冷え性や腰痛が悪化してつらくなる人が多いですよね。そのような人は、秋のタイミングで秋に合った呼吸法や運動などの養生を行うことで、血流が改善し、良い体の状態で冬を迎えられます。その後、冬に入ったら冬の養生に切り替えて過ごすと、冷え性や腰痛が起こりづらくなるのです。もし不調が出てしまっても、最小限で済むはずです。

特に、季節の変わり目である土用（P．218）の18日間はその時に合った養生を意識しましょう。何事も早い行動が大切です。先手を打ちましょう。

低気圧不調も事前対策が肝要

また、気象病や寒暖差疲労にお困りの方も多いですが、気圧や気温の変化からくる不調の対処も考え方は同じで、実際に不調が現れる前からの準備が大切になります。そのためには、**自分は気圧の乱れている最中に不調が起こるのか、1日前なのか、2～3日前なのかを把握しておきましょう。**天気予報や、最近では気温や気圧の乱高下を見やすくチェックできるアプリもありますので活用してみてください。

いつも不調が出る数日前から養生をしておくと、不調が出にくくなったり、やわらぐはずです。対策をしたにもかかわらず不調が出てしまった時は、「気圧のせい」と割り切って体を休めることも大切です。

季節・天気のケア

82

活動しやすい春だからこそ無理をしない

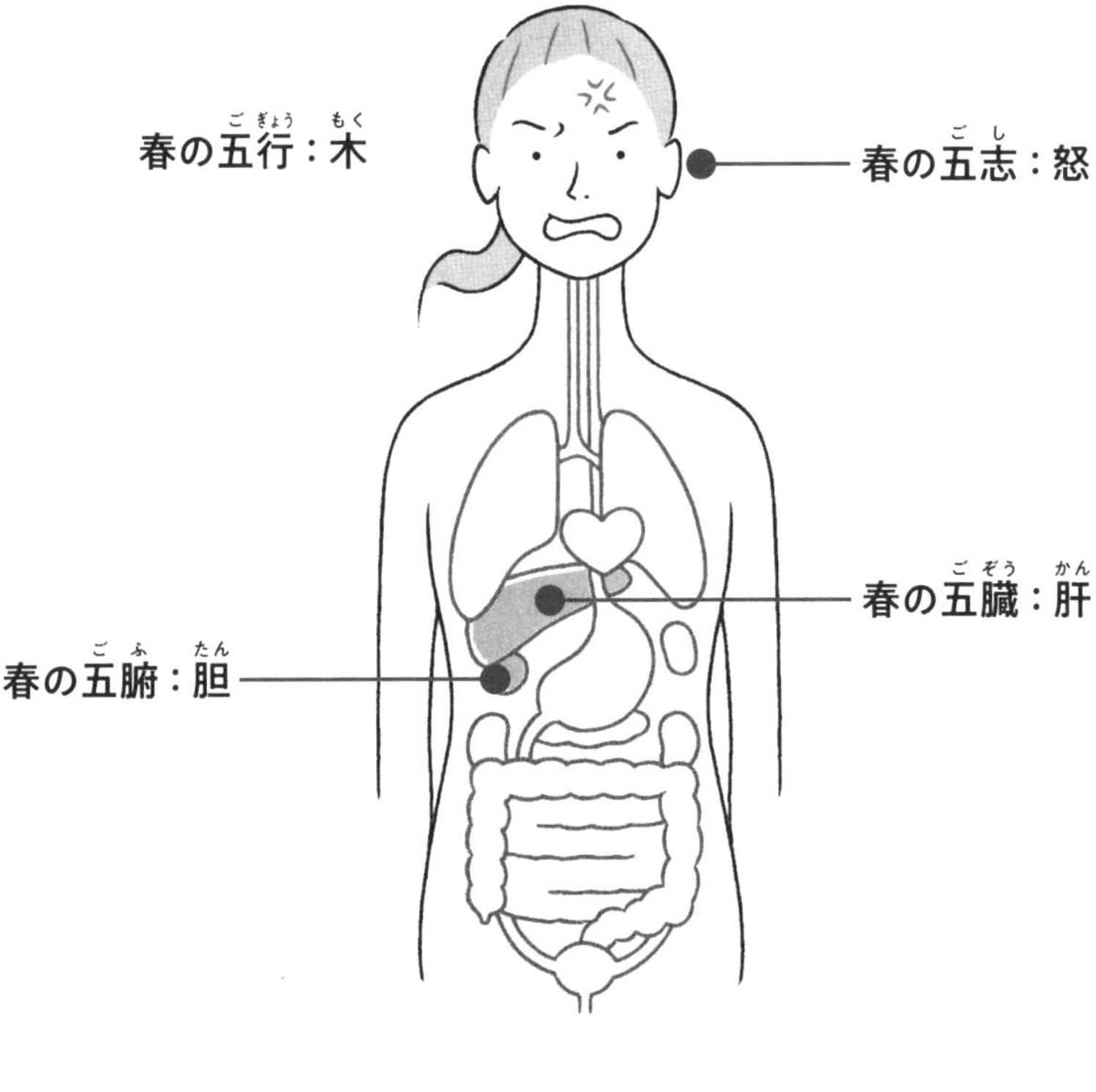

イライラ／目のトラブル／足のつり／倦怠感／うつ／生理トラブル

一緒に読みたい
83 春のおすすめ食材→P.192

春の養生は「無理をしないこと」

立春（2月4日頃）から立夏（5月5日頃）までの季節が暦の上での春です。気温が徐々に上昇し、緊張・興奮作用の交感神経が優位になるため、健康な状態であれば体が動かしやすくなる季節です。

入学式や入社式などのイベントや、異動、転居が多いのもこの季節。新しいチャレンジをしようと意欲を燃やす人も多いと思いますが、ここで無理をすると体が乱れやすくなります。頑張り過ぎて気血《きけつ》の消耗が激しくなると、その後、うつや五月病（P．194）になるリスクが高まるため気をつけましょう。

交感神経優位になりやすい春の養生は、梅雨の時期を経て夏バテにまで影響します。気候が良く、体も動きやすいので、頑張ろうとする気持ちが強くなる分、無理をしてしまいがち。**春は無理をせず、適度に休みながら動くことを心がけましょう。10分でも一人でぼーっとする時間を設けたり、ゆっくりとした散歩、体を伸ばしてリラックスをしながら深呼吸、次項の食養生などを通して、春の不調を整えてみてください。**

肝と血の季節

春は五臓《ごぞう》の「肝《かん》」と深い関係にありますが、肝は血《けつ》を増やす役割を果たします。血は、血液だけでなく栄養やホルモン作用なども指す東洋医学の言葉です。肝が乱れたり血が不足すると、精神状態や目、爪、筋肉、生理トラブル、倦怠感、イライラなどの症状が起こりやすくなるのが特徴。春はこれらの不調がよく見られます。

血を増やすためには睡眠が大切だと考えられているため、特に春は夜更かしや睡眠時間が少なくならないようにしましょう。また、内臓は横になることで休まります。できれば夜の睡眠時以外にも、昼寝や日中に横になって目をつぶる時間を10～15分ほど設けましょう。肝の乱れや血の不足から、更年期障害も春につらくなる人が多くなります。

季節・天気のケア

83

春のおすすめ食材

肝《かん》を補う食材＝レバー、あさり、しじみ、イカ、菊の花、トマトなど。

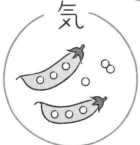

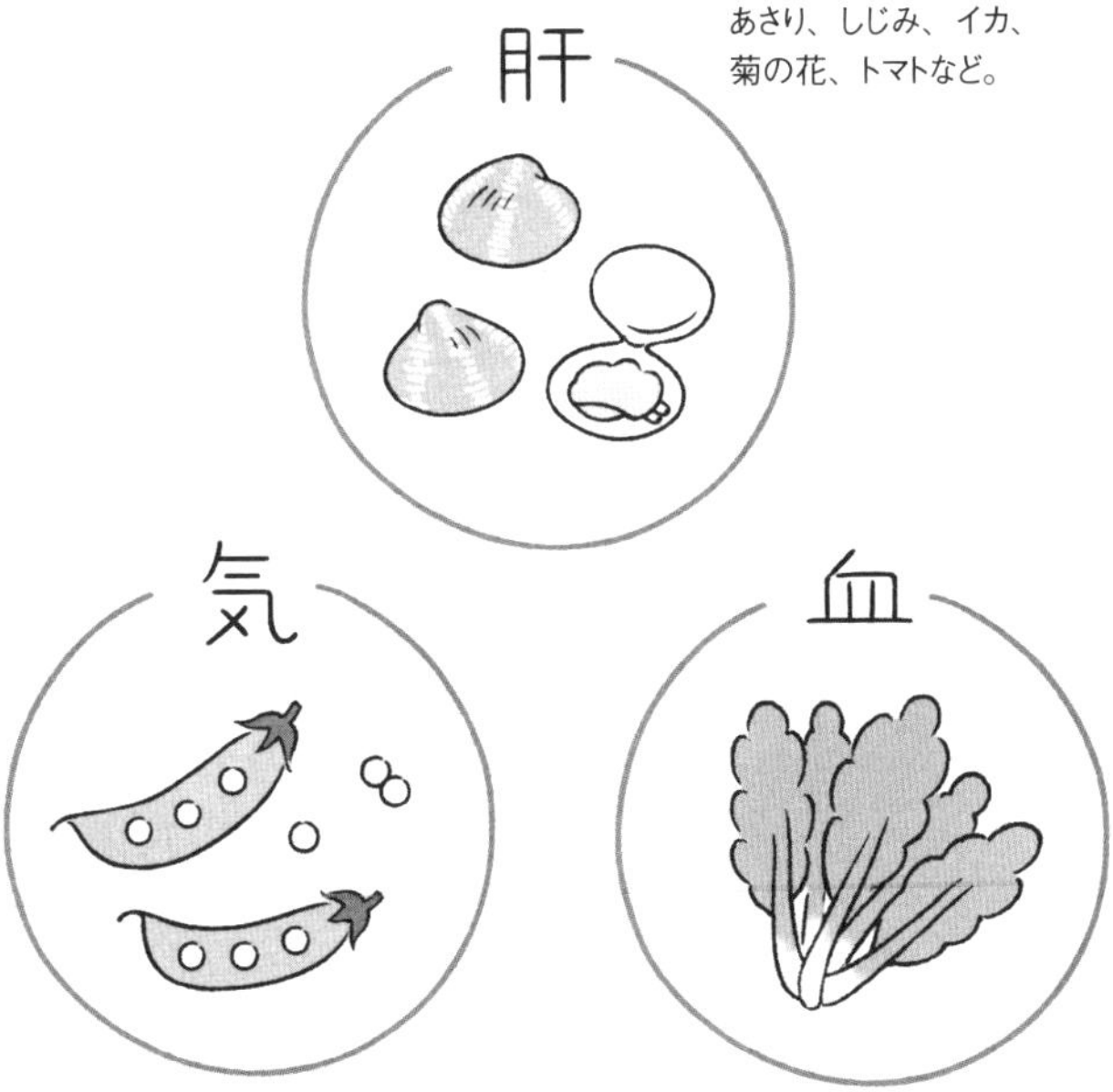

気の巡りを良くする食材＝そば、エンドウ豆、玉ねぎ、らっきょう、ミカン、オレンジ、ジャスミンなど。

血《けつ》を補う食材＝にんじん、ほうれん草、ぶどう、ライチ、レバー、イカ、タコ、レーズン、落花生、黒ごまなど。

イライラ／目のトラブル／足のつり／倦怠感／うつ／生理トラブル

一緒に読みたい　71　不安なニュースで心が乱れた時は→P.166

肝を元気にする食材

春は、五臓《ごぞう》の「肝《かん》」と関係が深い季節です。**肝を元気にする食材は、レバーやあさり、しじみ、イカ、菊の花、トマト（P.84）など**があります。これらをバランスのいい食事に加えて、肝の働きを安定させましょう。

血を補う食材

春は、血《けつ》が不足しやすい季節でもあります。血の不足は、肝の不調につながります。**血を補うためには、にんじん（P.92）、ほうれん草、ぶどう、ライチ、レバー、イカ、タコ、レーズン、落花生、黒ごまなど**を選択してください。レーズンや落花生は、3時のおやつに食べるのがおすすめです。

東洋医学で血の不足は「血虚《けっきょ》」といいますが、爪の色が悪くなる、爪が割れやすい、二枚爪になりやすいなどの爪のトラブルや、髪の毛が抜けやすい・傷みやすい、白髪が多くなるなどの髪の毛のトラブルが起こりやすくなります。爪や髪に血虚のサインが見られる人は、春以外の季節もこれらの食材を積極的に摂りましょう。

気の巡りを良くする食材

春は怒りやすい季節になります。気の巡りが悪くなることでイライラしやすくなる状態を、東洋医学では「気滞《きたい》」といいます。**気滞には、そば（P.106）、エンドウ豆、玉ねぎ、らっきょう、ミカン（P.94）、オレンジ、ジャスミンなど**が効果的です。気の巡りが改善するでしょう。

血虚の場合は「血海《けっかい》（P.60）」、気滞の場合は「太衝《たいしょう》（P.66）」にお灸やツボ押しで刺激を加えると効果的です。余裕のある人は、手を組んで上に伸びをする「期門《きもん》」のストレッチ（P.166）までできるとすばらしいセット養生になります。

84

五月病は休むべきサイン

落ち込み／重だるさ／眠気／無気力／うつ／イライラ

五月病は、体が発する休むべきサイン。しっかり休むこと、頑張り過ぎず手を抜くことが大切。

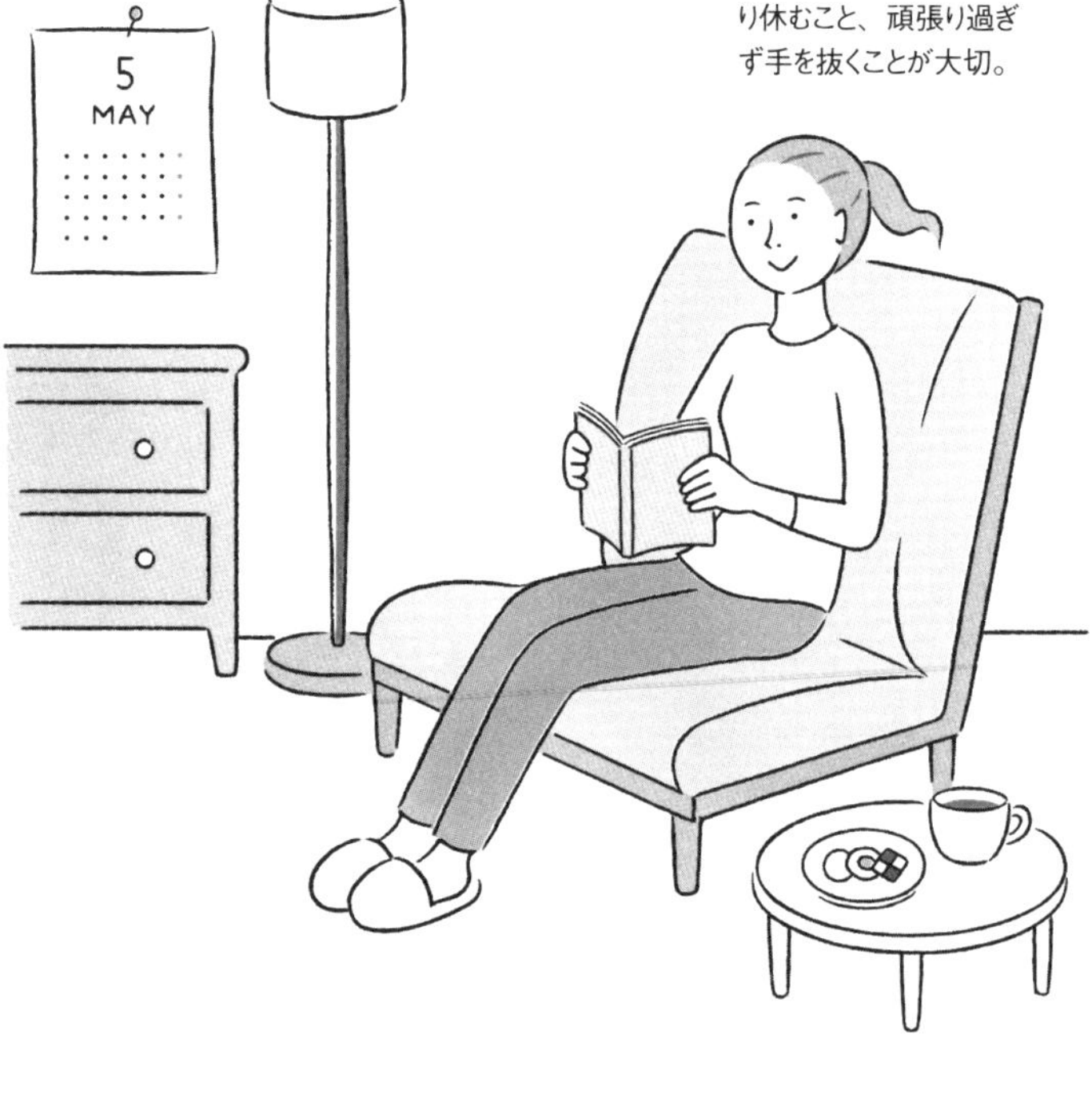

一緒に読みたい 70 「いい加減・良い加減」のすすめ→P.164

五月病は責める必要なし！

春は新生活がスタートし、引っ越しが増え、生活の環境や人間関係が変化しやすい季節です。慣れない新しい環境で頑張り続けると、いつしか心も体も容量に限界が訪れてしまいます。

そんなタイミングで、「スイッチＯＦＦにします！」と心身の機能が落ち着いてしまうのが、五月病です。気持ちの落ち込みや体の重だるさ、眠気、無気力になるなど〝おやすみモード〟の副交感神経優位の状態になります。**つまり五月病は、体が無意識に限界を自覚し、休みたいサインを発しているのです。五月病のサインが出た時には、しっかりと休みましょう。**

「新しい環境で頑張ろう！」と張り切ったり、「調子が良くないけど新年度だから手を抜けない」と頑張りがちな人ほど、五月病になりやすいです。**自分自身はもちろんのこと、家族や友人、職場の同僚の様子はどうでしょうか？　もし五月病の人がいたら、決して責めずに「頑張ったで賞」と讃えてあげてください。くり返しますが、五月病は休むことが大切です。ここで頑張り過ぎると梅雨以降にも、体の重だるさや眠気が続き、心は病みやすくなってしまいます。**

五月病の前兆サイン

「最近疲れを感じない」「ハイテンションになりやすい」「治療をしていないのに不調の自覚がなくなった」と感じるのは、交感神経優位になっているからかもしれません。五月病の前兆のサインともいえます。その時は良くても、その後に心身の容量がいっぱいになって、副交感神経優位のおやすみモードになってしまいます。

このような五月病の前兆サインを感じたら、早めにケアを始めたり、頑張り過ぎているようなら手を抜くことが、その後、快調になるか、不調になるかの分かれ目になります。**五月病対策としては、消化の良い食事に切り替えることや、よく噛んで食べる、お腹を温めるなど胃腸のケアを意識しましょう。**

動画で
チェック

85

梅雨の養生は足首を温める

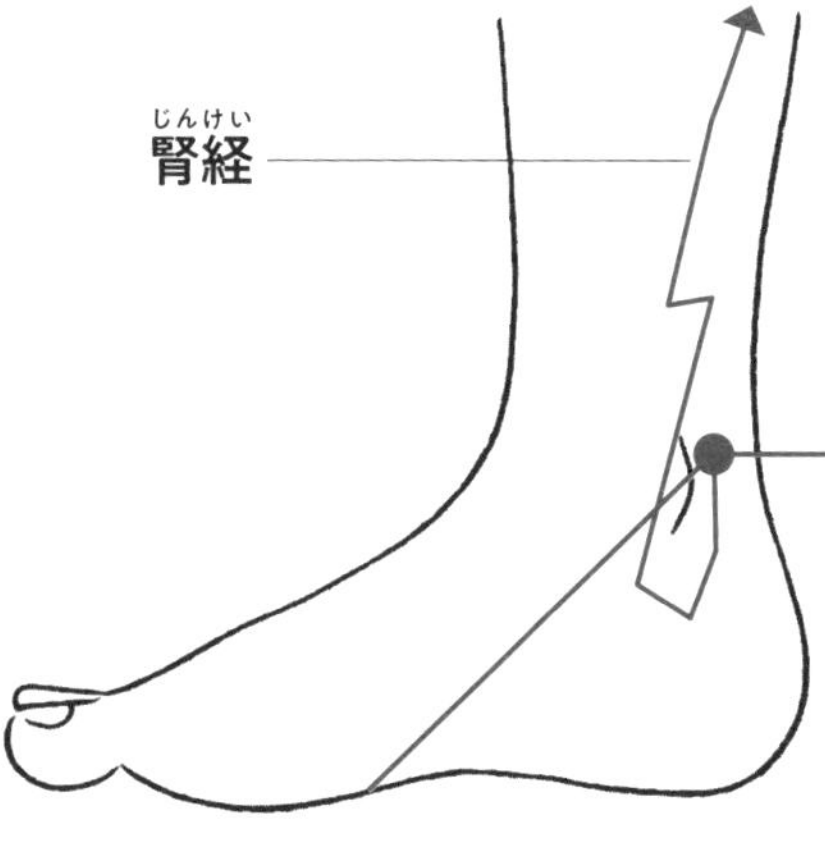

内くるぶしとアキレス腱の間にある。

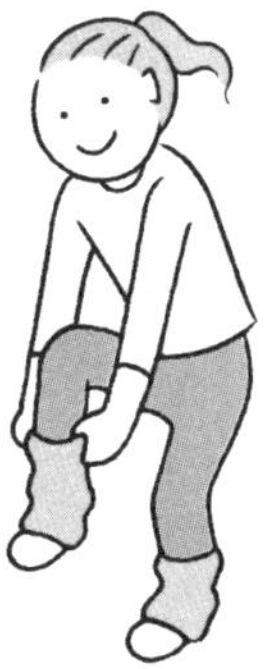

アンクルウォーマーで足首を冷やさないようにしよう。

冷え／むくみ／腰痛／膝痛／重だるさ／落ち込み

一緒に読みたい　86　梅雨のおすすめ食材→P.198

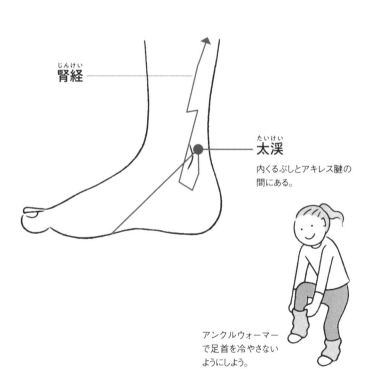

足首+肘・膝のツボを温める

雨の日に不調になる人は多いです。雨の日はむくみやすく、水分（＝むくみ）は冷えやすい性質を持ちます。腰痛や関節痛、体の重だるさ、無気力、テンションが上がらないなどの症状は、水分の巡りが悪くなることも一因なので、天気が悪くなると体調も悪化してしまうのです。

そんな時に、水分代謝に関係の深い「腎経《じんけい》」というツボとツボを結ぶ経絡《けいらく》があります。**腎のツボは足首周りに集まっているので、足首を冷やさないことが大切です。特に、内くるぶしとアキレス腱の間には「太渓《たいけい》」という重要なツボがあります。**太い血管が走っているため、ここを温めると足全体が温まりやすく、肌寒い日の外出時にはアンクルウォーマーの上にカイロを貼り、太渓付近を温めると足全体がポカポカしておすすめです。**また、足と腸の血流は関係が深いため、冷えからくる便秘や下痢、精神の安定にも足首を温めると効果があります。**

そして、腕のむくみには「足首と肘」を、足のむくみには「足首と膝」を一緒に温めましょう。肘や膝には水分を回収する時に効果的なツボが並んでいるためです。

睡眠時はアンクルウォーマー

アンクルウォーマーは、睡眠中に着用するのもおすすめです。じつは、睡眠中に靴下を履くことはあまりおすすめできません。**睡眠中は足の裏から発汗して体温調節をするため、足の裏を覆ってしまうと睡眠の質が低下します。足の裏が出る状態でありながら、足首を温められるアンクルウォーマーがぴったりなのです。**

圧迫感が少ないという点でも睡眠中の着用に良いのですが、もし圧迫が強いものを長時間使用し続けると、血管が弱くなりますのでご注意ください。また、靴下でないとどうしても冷えて眠れないという人は、靴下を履いてもかまいませんが、その分、血流不足や筋力不足を改善させましょう。

86

梅雨のおすすめ食材

体の余計な水分を排出する食材＝紫蘇、セロリ、パセリ、柑橘類、梅干しなど

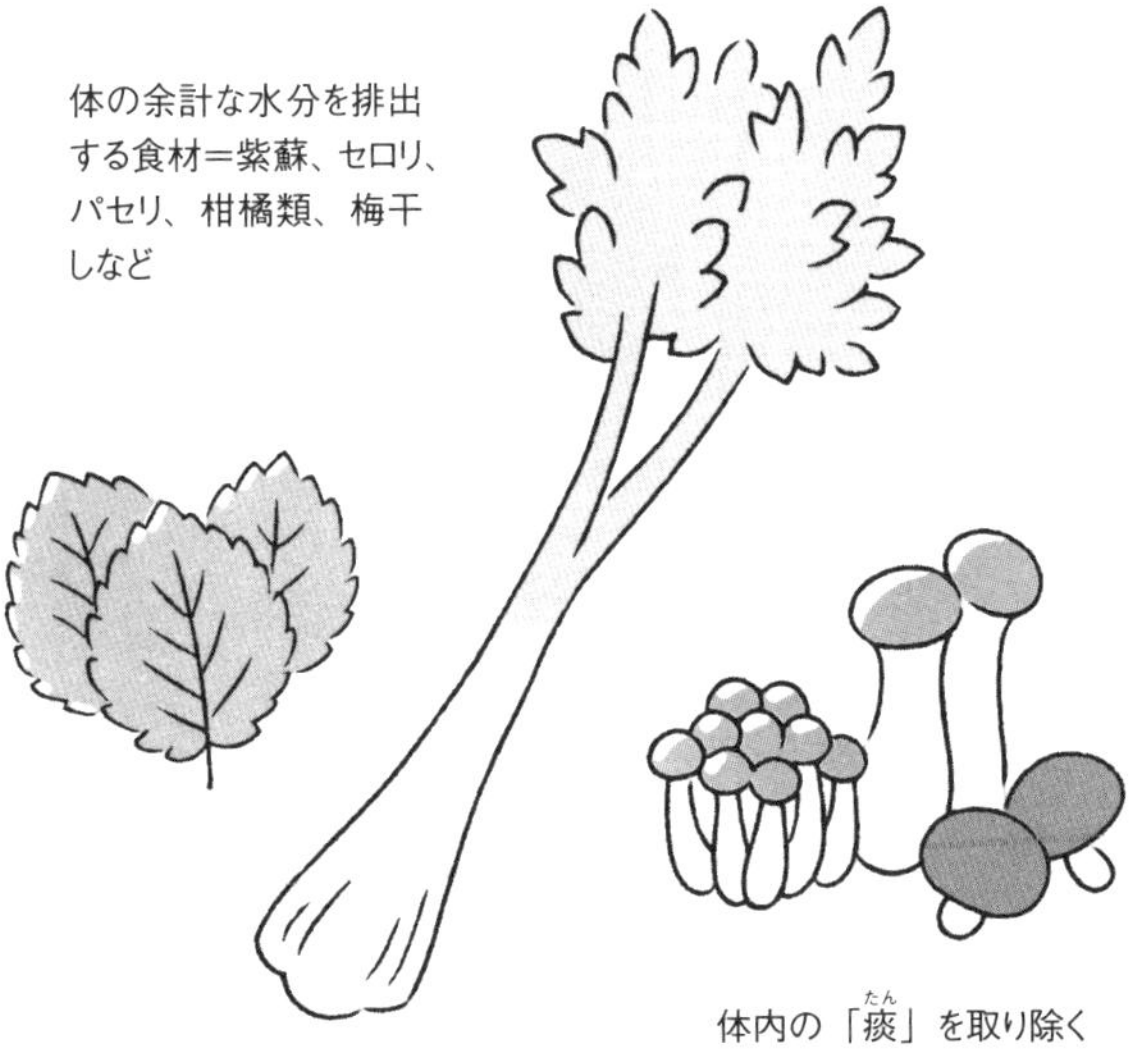

体内の「痰《たん》」を取り除く食材＝キノコ類、海藻類、玉ねぎ、大根など

一緒に読みたい　15　足のむくみに【豊隆《ほうりゅう》】→P.48

余分な水分を排出する食材

梅雨の時期はなんといっても「湿気」から不調が起こりやすくなります。東洋医学では、湿気が体に悪さをすることを「湿邪《しつじゃ》」といいます。湿邪は重苦しくベトベトした性質があり、重だるい、重い痛み、むくみ、太りやすい、痰や鼻汁、吐き気、むかつき、めまい、口の中が粘る、気分が落ち込みやすい、おりものが多い、湿疹、下痢または便がベトつくなどの消化器の不調を引き起こします。

梅雨は体内に余分な水分が溜まりやすくなるため、水分を散らして排出を促してくれる食材を摂りましょう。具体的には、芳香性のある食材です。紫蘇やセロリ、パセリ、柑橘類、梅干しなどを、バランスのいい食事に加えて取り入れてください。これらは、イライラや不安感が強い人にも効果的な食材です。

そして、**湿気の影響から体内に「痰《たん》」が発生しやすくなります。そんな時には胃腸を冷やさないように気をつけながら、キノコ類や海藻類、玉ねぎ、大根を選びます。**汗をかくことでも体内の余計な水分を外へと排出できるため、適度な運動で発汗することも意識しましょう。雨の日など外に出にくい時には、厚着をして短時間の昼寝をするなどで、少し汗をかくのもいいでしょう。

むくみやすい人の特徴

体に余計な水分が溜まると、むくみが出ます。特に、次の7項目に当てはまる人は湿邪の影響を受けやすく、体がむくみやすくなりますので気をつけましょう。

①お酒をよく飲む
②塩分が多い食べものが好き
③胃腸が弱い
④水分を1日2リットル以上飲む
⑤運動不足
⑥汗をかきにくい
⑦生理前・生理中

動画でチェック

87

猛暑日が増えている夏の熱中症対策

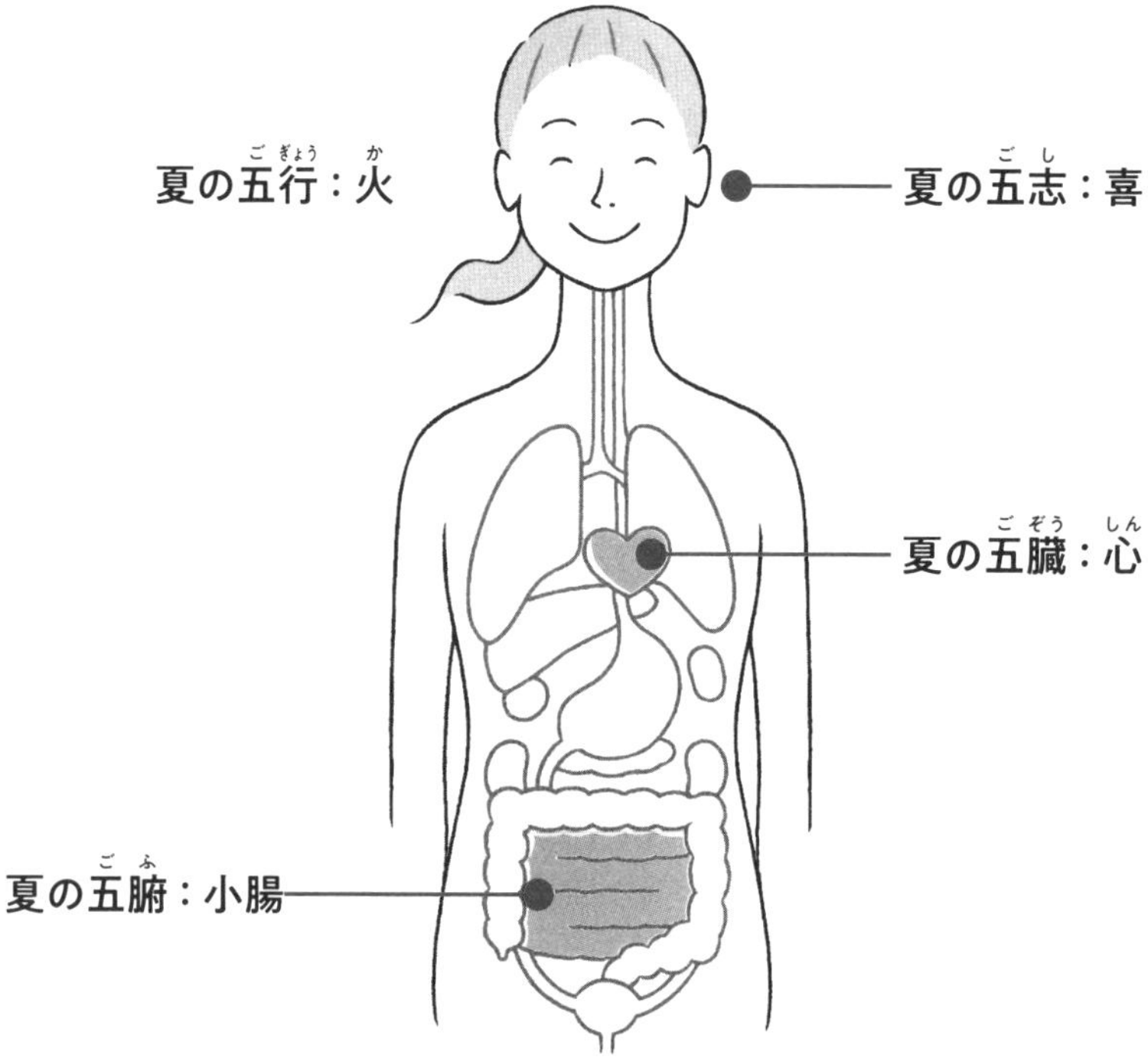

一緒に読みたい
89 夏のおすすめ食材→P.204

夏は交感神経優位になりやすい

立夏（5月5日頃）から立秋（8月8日頃）までの季節が暦の上での夏。新緑がまぶしく爽やかな気候から始まる季節ですが、年々気温や気圧の乱高下が激しく、猛暑日も増え、過ごしやすい日が少なくなっているように思います。

夏は体に熱を持ちやすい季節で、自律神経では陽気の影響で交感神経が優位になりやすいです。交感神経が優位に傾くと、躁うつ状態（ハイテンション）になったり、感情コントロールが苦手になります。そのせいか、過激な事件のニュースが増えるのもこの時期。しかし、夏は本来、成長の力が最も強い季節です。しっかりと対策をして健やかに過ごせる状態を作れば、喜びを感じやすくなるでしょう。

夏の熱中症対策

熱中症対策では、上半身に溜まる熱を分散させることが大切です。ふくらはぎを動かすことで体の上部へのぼる熱を抑えることができます。かかとをリズミカルに上げ下げする「かかと上下運動」がおすすめです。

首を冷やすと熱感覚センサーが乱れ、体温調節が苦手になるので逆効果です。キンキンに冷えたものを首に当てると血管がキューっと締まるため、首に近い脳への影響にも良くないので気をつけてください。どうしても冷やしたい場合は、冷感アイテム程度に留めておきましょう。

また、本格的に暑くなる前、5月の過ごしやすい季節から汗をかく練習をしておくことも熱中症対策になります。汗は体内の熱を解消してくれる働きがあります。体力のある人は有酸素運動も良し。自信がない人は軽いウォーキングや家の中で厚着をするだけでも汗をかけます。ただし、汗をかき過ぎると体調を崩すリスクもあるため、運動レベルは、個々の体力に合わせてください。しっかりと汗をかき、体温調節が上手にできると熱中症対策や入眠障害対策になります。

動画で
チェック

88

夏は意外と冷えやすい

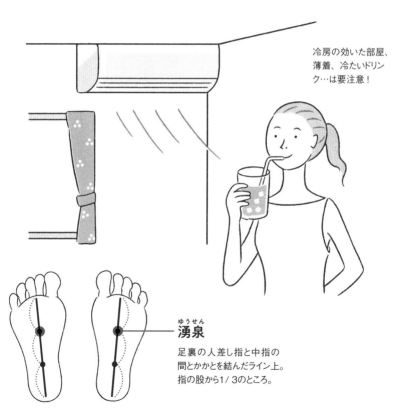

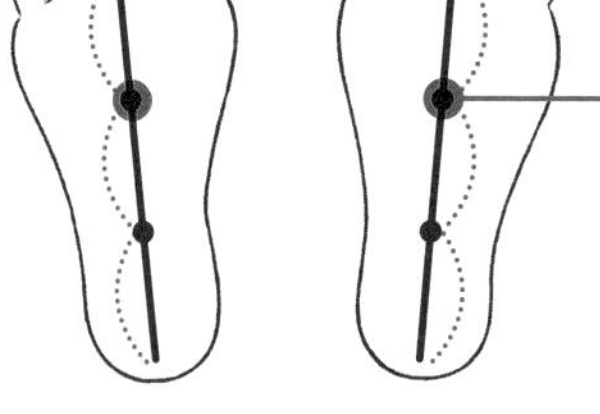

冷房の効いた部屋、
薄着、冷たいドリンク…は要注意！

湧泉《ゆうせん》

足裏の人差し指と中指の間とかかとを結んだライン上。指の股から1/ 3のところ。

一緒に読みたい 17 足の冷えには【八風《はっぷう》】 手の冷えには【八邪《はちじゃ》】→P.52

夏の冷えに注意

　夏は、意外と体を冷やしやすい季節です。夏の冷えに気をつけながら生活をしましょう。５～６月は、真夏のように気温が上がったかと思えば、雨で気温がぐっと下がる日もあります。**暑い日を挟むと寒い日まで薄着になってしまったり、冷たいものを口にして、体を冷やす人が多くなります。冷えからくる腰痛などの不調も増えます。**

　７月以降は冷房による「夏冷え」にさらに注意する必要があります。冷えると体は熱を出します。この時期に、就寝前に足がカッと熱くなり、寝苦しくなる症状がある人は、冷えが原因です。

　冷房に関する問題では、暑がりの人が室温管理をするせいで、寒がりの人はレッグウォーマーを履いたり、デスクの下でヒーターを使っているという声をよく耳にします。女性の体は妊娠や出産ができるように、基本的にはエネルギーとなる脂肪は男性よりも多くあります。脂肪は冷えやすい性質を持っており、体が冷えると生理トラブルや婦人科系の疾患、更年期障害、腰痛などに大きく影響しますので、よく話し合って室温調整を行いましょう。

　脂肪が多いお腹・腰・お尻などは、自覚がなくても冷えていることが多い部位です。冷えているということは、脂肪を燃焼させる力が落ちるということです。健康のためにも体型維持のためにも、カーディガンなどをはおる、トップスはズボンにインするなど、少しでも体を冷やさない工夫が大切です。

夏の冷えに効くツボ・湧泉

　夏冷え対策として、「湧泉《ゆうせん》」という足裏のツボをご紹介します。足の指を握るようにすると、足の裏に「人」という字ができるはずです。そのシワの交点で凹みのところが湧泉です。シワができない人は、足の人差し指と中指の間からかかとの線上で、指から3分の1のところで凹みを探してください。ここにお灸を据えましょう。

季節・天気のケア

89

夏のおすすめ食材

体の熱を取る陰性食材＝トマト、ナス、きゅうり、冬瓜、さやいんげん、緑豆もやし、ゴーヤ、スイカ、メロン、ハトムギ、そば、緑茶など。

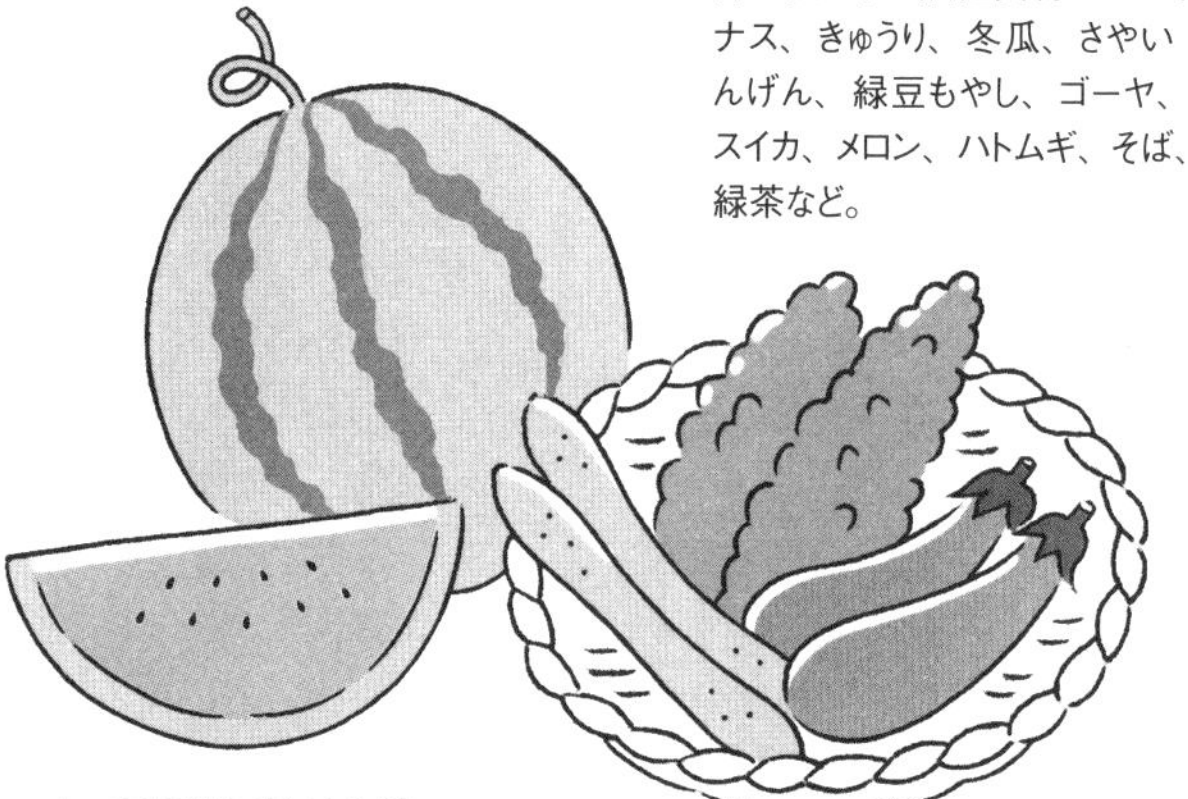

旬の夏野菜は陰性食材が多いので積極的に取り入れよう。

一緒に読みたい　25　ストレスに効くツボ　②落ち込みに【神門《しんもん》】→P.68

夏のおすすめ食材

夏の養生法は、暑さや湿度から五臓《ごぞう》の「心《しん》」を守り、「脾《ひ》（胃腸）」の働きを低下させないことが大切です。**夏に旬を迎える食材は、尿や汗を促して体内の熱を取る作用があります。トマトやナス、きゅうり、冬瓜、さやいんげん、緑豆もやし、ゴーヤ、スイカ、メロン、ハトムギ、そば、緑茶などの陰性食材を、バランスのいい食事の中に取り入れましょう。**

ただし注意点として、現代人は冷房の中での生活が多いため、このような陰性食材を食べ過ぎると、体を冷やし過ぎてしまう可能性があります。特に胃腸の調子が悪い時は注意しましょう。また、夏は交感神経が優位になりやすい季節でもあるので、手首にあるツボ「神門《しんもん》（P.68）」を押してあげるのもおすすめです。

旬の果物から水分を摂取

1日の水分摂取量が少ない人は危険です。脱水症状が起こりやすいのはもちろんのこと、体が水分を蓄えようとして、逆にむくんでしまいます。さらに、思考能力や認知機能の低下など脳の問題にまで発展することもあります。

水分摂取量の目安は、激しい運動や長時間炎天下で過ごすことがない人の場合、1日1・2～2リットルです。**飲みものから水分を摂るのが苦手な人は、スイカやメロン、桃など、その季節に合った水分の多い旬の果物から補いましょう。**

よく汗をかく人は酸味を摂る

汗をかき過ぎることはエネルギーの消耗につながり、夏バテしやすくなります。体内の水分の消耗にもつながるので、**汗をかき過ぎる人は、酢の物やレモン、梅干しなどの「酸味」を食べると、汗を抑える効果がありますので取り入れましょう。**夏は、オーバーヒートしないように心がけることが重要になります。

季節・天気のケア

90

秋は適度な運動で気血を巡らせる

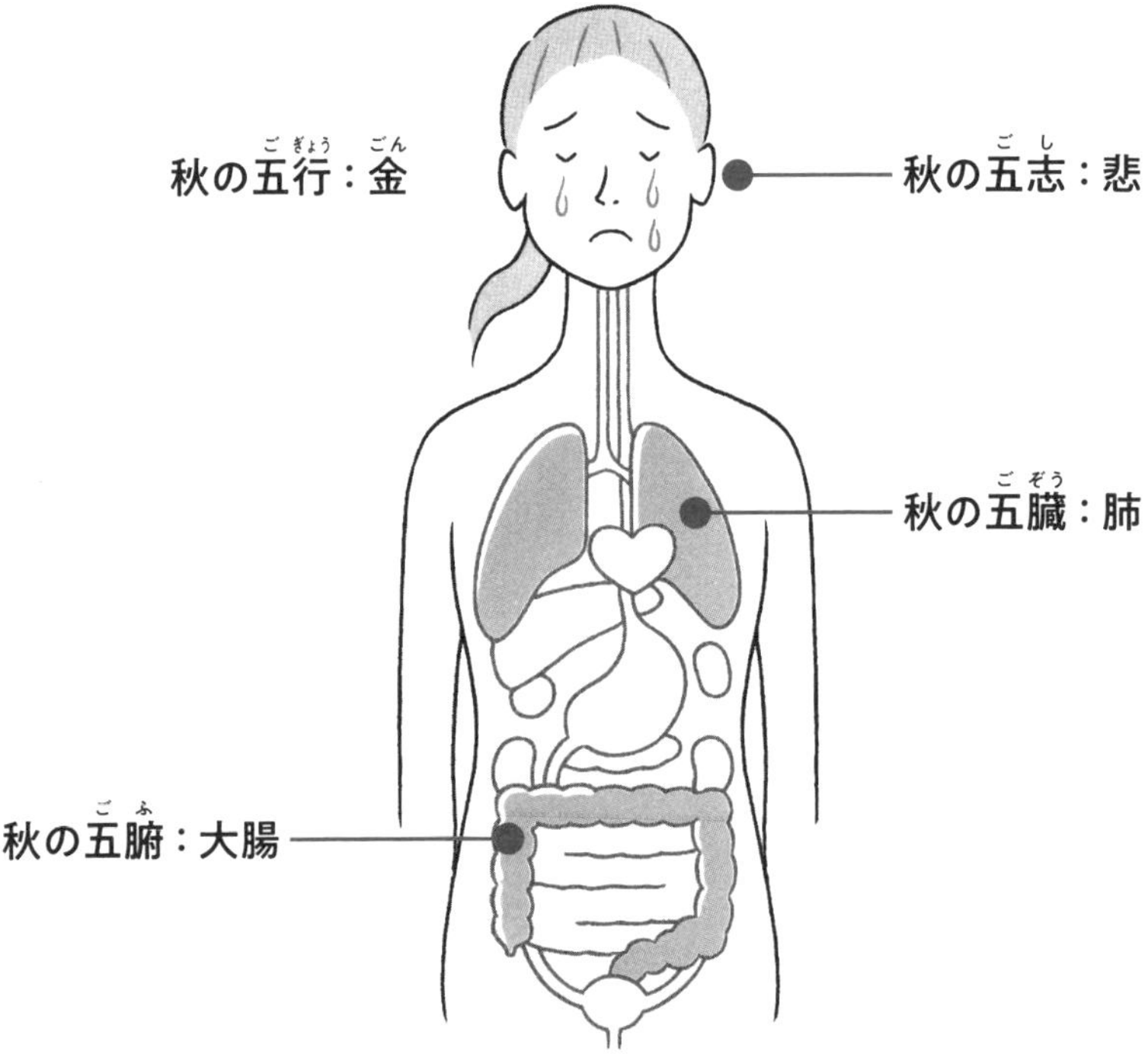

鼻のトラブル／発汗異常／吹き出物／かゆみ／アトピー／咳

一緒に読みたい
92 秋のおすすめ食材→P.210

秋は肺を整える

立秋（8月9日頃）から立冬（11月7日頃）までの季節が暦の上での秋。**この時期に大切な養生のキーワードは「呼吸」です。呼吸を正しく使い分けられると、全身にくまなく血流を送れるようになります。特に、冬の冷えがつらい人は、この時期から準備を始めましょう。**

東洋医学で秋に関係が深い五臓《ごぞう》の「肺（呼吸）」が乱れると、汗が出ない・出過ぎる発汗異常や、鼻水・鼻づまり・咳などの風邪症状、かゆみ・シミ・シワなどの皮膚や肌トラブルが起こりやすくなります。**肺を整えるためには運動が大切で、腹式呼吸や10～15分程度のウォーキングや有酸素運動など、自分の体力に合った度合いで調節しながら、運動を継続しましょう。**

また、猫背で肩が内側に巻き込む姿勢は、肺が働きづらくなります。猫背の人は胸や肩前面の筋肉が硬く緊張していることが多いため、ここを伸ばすストレッチを行いましょう。

肩の前面には「中府《ちゅうふ》（P．228）」という「肺経《はいけい》」の経絡《けいらく》に属するツボがありますが、両手を体の後ろで組んで、3回ほど深呼吸をします。肩前面が伸びているのを感じるはずです。

10月は基礎代謝が最も低くなる

人間の基礎代謝量が最も高くなるのは4月で、最も低くなるのが10月です。**つまり、太りたくない人は摂取カロリーに特に注意するべき季節です。反対に痩せ型で太りたくても太れない人は、太るチャンスになります。**

ダイエット中の人は、秋から体調を整えると冬に基礎代謝が高くなりますので、秋にしっかりと体調管理をしておきましょう。秋は潤いのあるおいしい果物が増える季節ですが、果物に含まれる果糖は脂肪に変わりやすい特徴があるため、食べ過ぎには気をつけてください。健康のためにも体型維持のためにも、この時期は継続できるレベルで運動をしましょう。

季節・天気のケア

91

秋は早寝早起き 冬は早寝遅起き

免疫力の低下／生活リズムの乱れ／鼻のトラブル／耳のトラブル／肌のトラブル

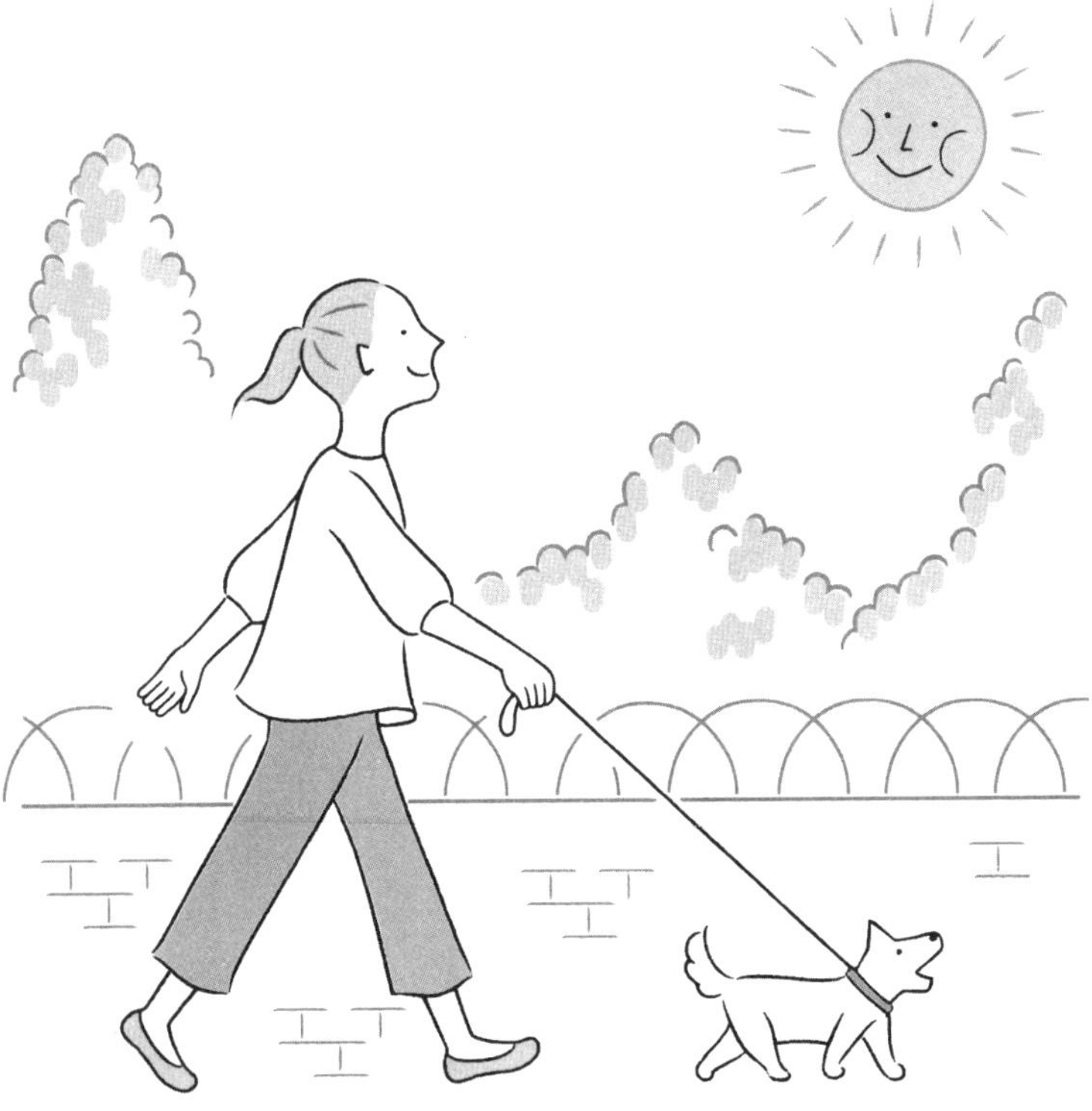

深呼吸や散歩で気を取り入れる

東洋医学でエネルギーのことを差す「気」は、朝に作られると考えられています。秋は、この気の流れが体の外から内側に変わる季節です。そこで、秋の養生では、深呼吸や日光を浴びることで、気を体内に取り入れましょう。

早寝早起きをして、天気の良い日は朝の散歩をおすすめします。深呼吸や、早朝散歩をして日を浴びると、気がたくさん取り入れられるだけでなく、取り入れた気を体内に巡らせることができます。

なぜ早朝かというと、臓腑《ぞうふ》の働きに合わせて1日を12分割する「子午流注《しごるちゅう》（P.22）」の考えには、秋や気に関係の深い「肺」が3時〜5時の位置で示されているためです。ですので、朝の5時までが理想ですが、流石に外へ出るには早過ぎる時間帯でしょう。肺に関係の深い「大腸」の時間が次の5時〜7時ですので、この時間帯に散歩や日光浴を行いましょう。

太陽のリズムに合わせて生活する

秋の養生は早寝早起きですが、冬は早寝遅起きが養生となります。冬は睡眠時間を確保し、エネルギーを蓄えることが大切です。太陽がのぼる前の時間は、体を冷やしエネルギーを消耗するため、太陽がのぼって光がさすのを待ってから起きるのが良いとされています。冬は早く太陽が沈んで、日の出は遅く、夜が長い。私たちの体は、太陽のリズムに合わせて生活をすることが理想的なのです。

私は今まで大きな病気や重たい症状を持つ人にも数多くの治療をしてきましたが、その中で、警備関係や看護師などの夜勤が多い職業や、24時間勤務の警察官や消防士さんに多く出会ってきました。太陽のリズムと生活リズムがズレてしまう人は、どうか体を悪くさせないよう十分に気をつけて養生をしていただきたいと思います。

92

秋のおすすめ食材

秋前半は、冷やしながら潤す食材＝れんこん、梨、きゅうり、白ごま、ぶどう、豆乳、貝類、豆腐など。

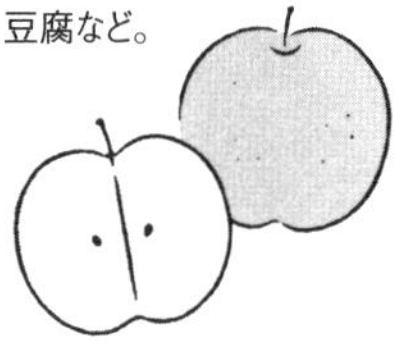

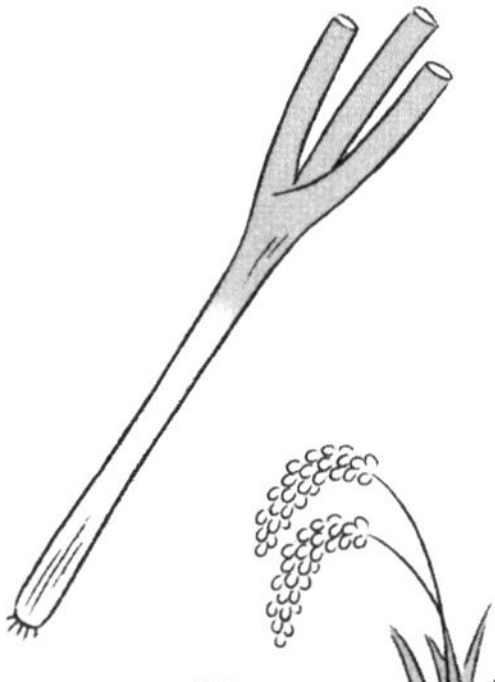

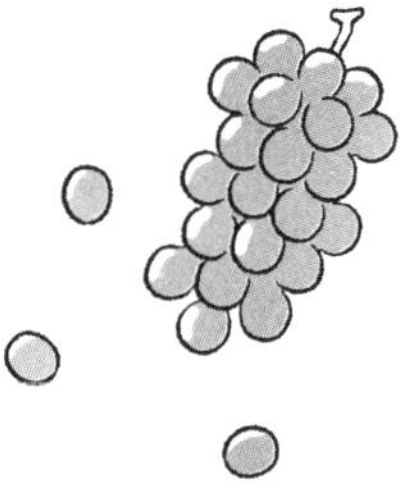

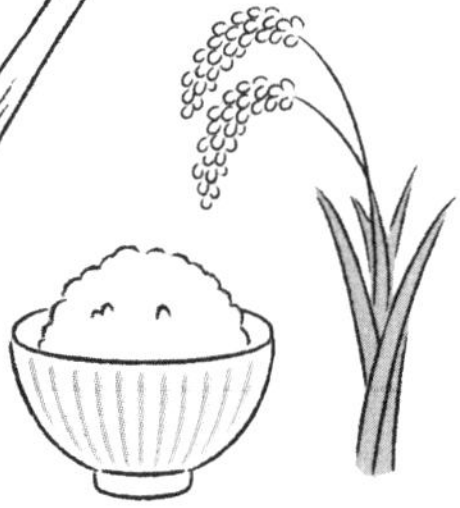

秋後半は、温めながら潤す食材＝米、もち米、大根、山芋、生姜《しょうが》、ネギ、ハチミツ、鶏肉、白きくらげなど。

潤いを補給する白い食材

秋の養生は「乾燥」に気をつけ、潤いを保つことが重要です。秋前半は「暑さと乾燥」、後半は「寒さと乾燥」へと変化していきますが、健康にも美容にも乾燥は大敵。体が乾燥すると便秘や呼吸のしづらさ、嚥下《えんげ》障害、シミ・シワ・たるみ・かゆみ・感覚過敏・汗腺の開閉のリズムが乱れるなどの皮膚やお肌のトラブルが増えていきます。

そんな秋におすすめな食材は「白い食材」。暑さが続く前半では、体の熱を取りながら潤いを与える食材を、バランスのいい食事に加えると良いでしょう。具体的には、れんこんや梨、きゅうり、白ごま、ぶどう、豆乳、貝類、豆腐などがあります。

寒さが増す秋の後半は、体を温めながら潤いを与えてくれる食材を選びましょう。米やもち米、大根、山芋、生姜《しょうが》、ネギ、ハチミツ、鶏肉（P.86）、白きくらげなどがあります。

乾燥を防ぎ、免疫力アップ

乾燥は肺の働きを乱し、免疫力の低下につながります。のどや気管支の粘膜が乾燥すると風邪を引きやすくなるため、できれば15～20分に一度、少量の水分を口にするとインフルエンザなどの感染症予防にもなります。体を潤す白い食材や、のどの乾燥を防ぐケアで「体のバリア機能」を高め、免疫力をアップさせましょう。

くり返す不調は早めの対処が大切だとお話ししましたが、例えば寒くなると増えるギックリ腰。ギックリ腰を発症した場合、鍼灸治療では3～4日に一度の治療が必要になります。一方、腰痛の症状が軽い時点で予防のために治療を受けておくと、月に1～2回程度で済み、実際にギックリ腰が発症してつらい思いをすることもないでしょう。後者の方がコストの削減ができ、生活の質を高いレベルでキープできるのです。

季節・天気のケア

93

冬はとにかく冷えから体を守る

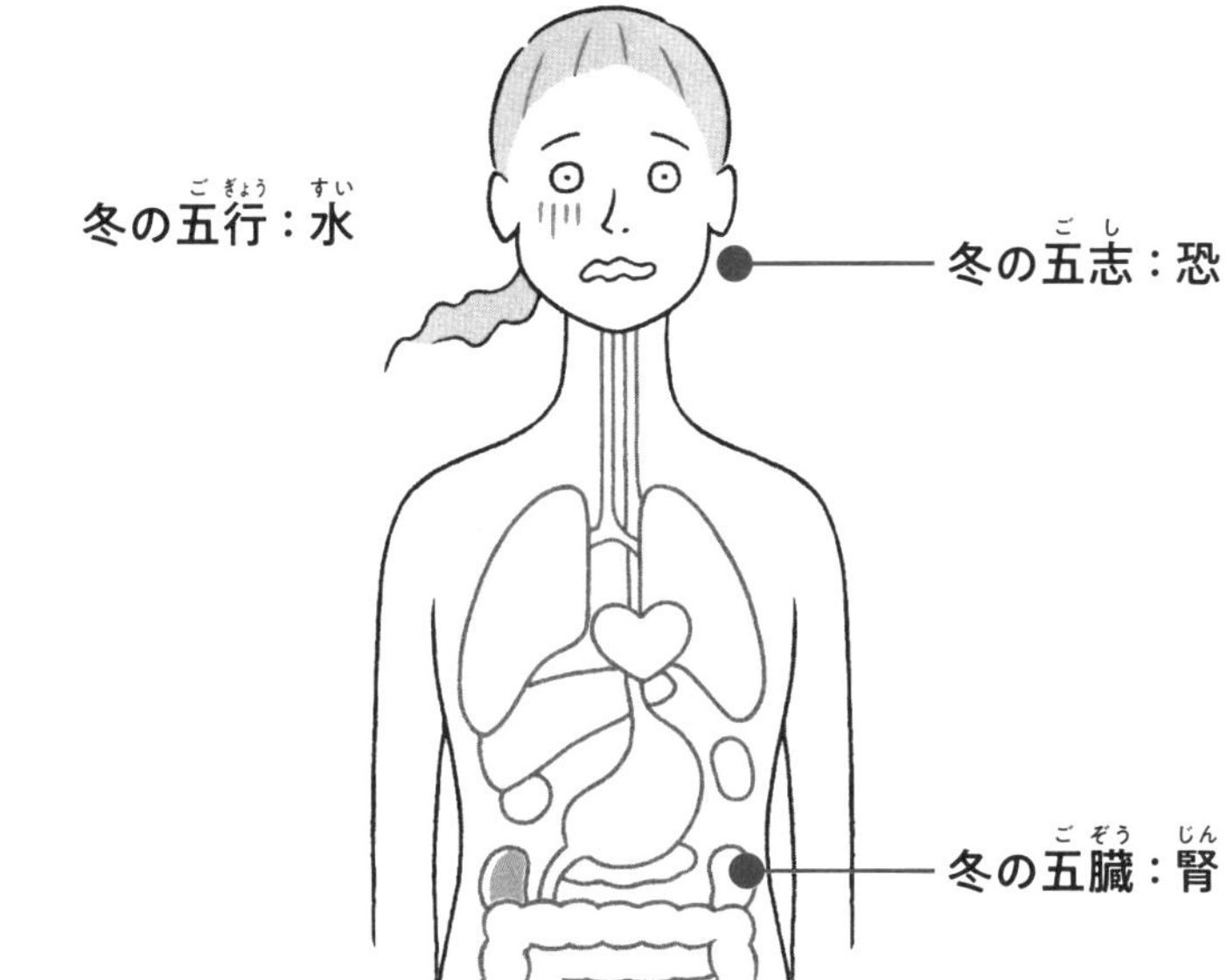

冷え性／腰痛／耳のトラブル／気象病／婦人科系の疾患／抜け毛

一緒に読みたい 95 冬のおすすめ食材→P.216

冬はとにかく冷やさない

立冬（11月7日頃）から立春（2月4日頃）までの季節が暦の上での冬です。**冬の過ごし方は、次の1年間の健康状態を左右します。冬は五臓《ごぞう》の「腎《じん》」と関係が深く、腎は生命エネルギーや水分代謝、骨に関わる重要な臓腑《ぞうふ》です。**また、腰や気圧に関係の深い耳、婦人科系の疾患、甲状腺機能異常、抜け毛、歯や生理トラブルなどにも深く影響を及ぼすところですので、しっかりと養生していきましょう。

気をつけるべきことは、とにかく「冷え」です。腎は冷えに弱いので、首や手首、足首を温めるのはもちろんのこと、腹巻きをしてお腹や腰、お尻部分を冷やさないようにしましょう。

冷えは本当に様々な不調の原因となります。例えば、腰痛の原因を調べるためにレントゲンやMRIなどの画像検査を行っても、8割以上のケースでは原因を特定することはできないといわれていますが、根本の原因に冷えがある人が非常に多くいます。

冬に多い寝違えに注意

体を冷やさないことについてはくり返しお伝えしていますが、やはり冬は最も体が冷えやすく、血流が悪くなり、筋肉が硬くなりやすいです。そのため、冬は寝違えやギックリ腰のトラブルが増加します。寝違え防止のために、ソファーなどで寝てしまうようなことは極力避けましょう。柔らかいソファーで寝てしまうと、首の角度が悪かったり、寝返りの数が少なくなるなどの影響から、寝違えやギックリ腰などの炎症症状が起こりやすくなってしまうのです。

もし寝違えてしまった場合は、経絡《けいらく》の「小腸《しょうちょう》経《けい》」をほぐしましょう。手を軽く握った時、手相の感情線の先端にあるのが、小腸経に属する「後渓《こうけい》（P．230）」というツボです。他にも小指から内側の肘まで走る尺側手根屈筋《しゃくそくしゅこんくっきん》という筋肉を押したり、お灸を据えると、首が楽になるのでお試しください。

94

1年のお肌の調子は冬の生活で決まる

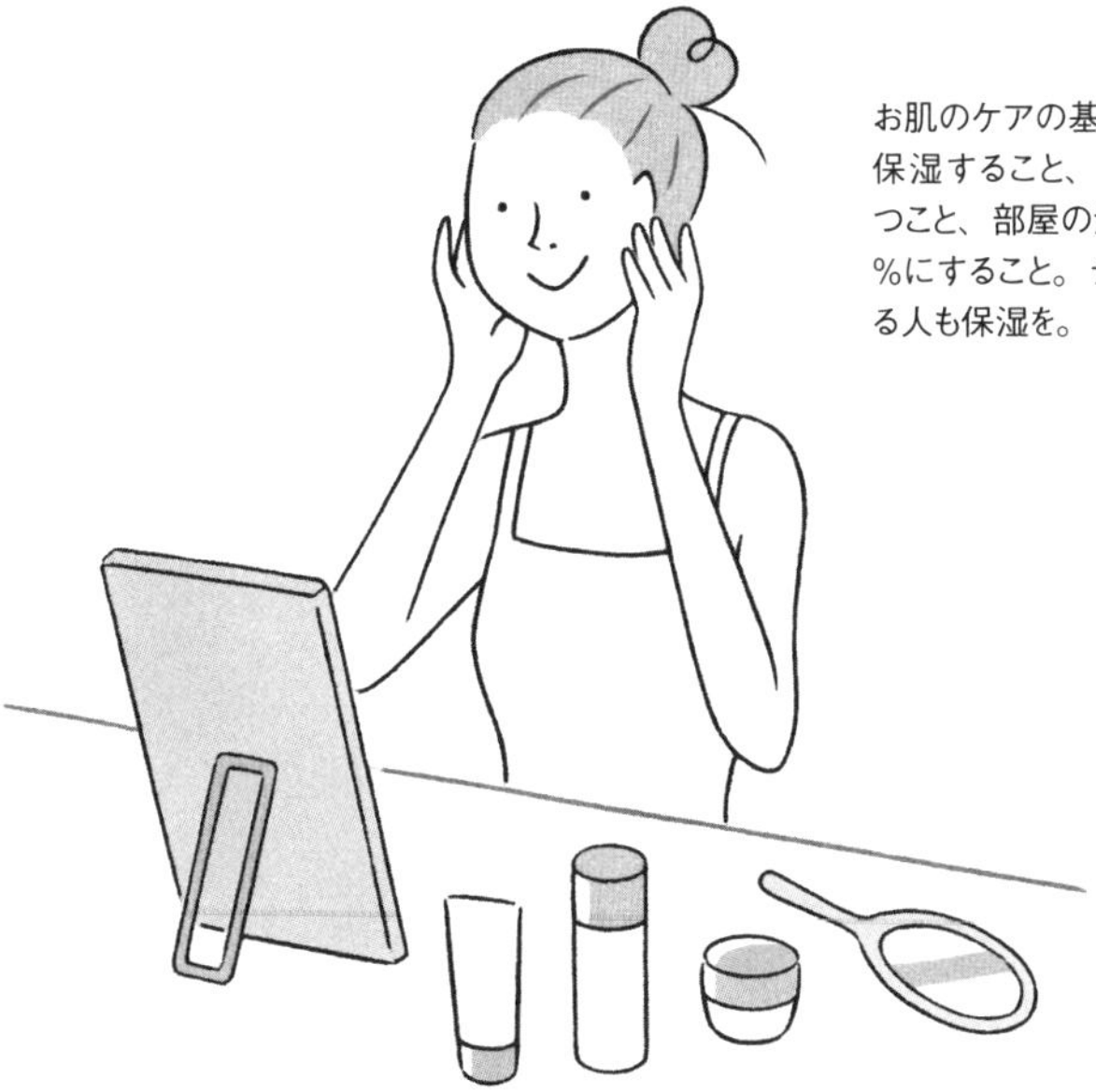

お肌のケアの基本は、しっかり保湿すること、肌を清潔に保つこと、部屋の湿度を40～60%にすること。テカリが気になる人も保湿を。

保湿は肌ケアの基本

冬は寒さと乾燥が一段と増します。乾燥肌になりやすいことは想像しやすいですが、一方で、肌の潤いが低下することで皮脂分泌が過剰になることもあります。ですので、乾燥肌の人はもちろん、お肌のテカリが気になる人も保湿を心がけてみてください。特に乾燥しやすくなるのが入浴後ですので、脱衣所にあがって体を拭いたら、すぐに全身の保湿を行いましょう。

また、お肌を清潔に保つこと、室内の湿度を40～60％にキープすることも、肌の調子を整えるための基本です。衣類は、肌に優しいコットン生地を選択しましょう。肌の水分を吸収して発熱させるタイプの下着が様々なメーカーから発売されて人気ですが、このタイプの下着の化学繊維は、乾燥肌を悪化させる可能性があります。コットン素材の下着に変えるだけでかゆみが治ったというケースも多いので、冬の乾燥肌にお悩みの場合は見直してみましょう。

足首を温め、体の内側からケア

体の外面のケアも大切ですが、それ以上に内面のケアが重要になります。**体の潤いに関係が深いのが「腎《じん》」の働きで、腎は冬に関係が深いので、腎を中心に働きを良くする、足首のセルフケアを行いましょう。**

足首を回す、アキレス腱を伸ばす、アンクル・レッグウォーマーやカイロで温める。温める場所は、特に足首の内側にある「太渓《たいけい》（P．196）」や下腹部にある「関元《かんげん》（P．134）」などがおすすめです。足首の硬さは首や肩、あごなどの筋肉の硬さにつながり、顔のバランスや潤いに大きく影響します。

そして、健康や美容には冷え以外にストレスが大敵です。自律神経が乱れて血流が悪くなると、栄養や水分を皮膚や内臓へ送れなくなります。例えば、胃腸が弱くなると口周りに吹き出物が起こりやすくなりますので、ストレスケアを大切にしていきましょう。

95

冬のおすすめ食材

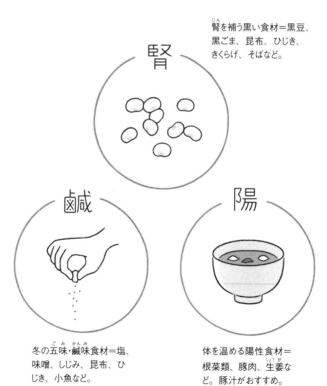

腎《じん》を補う黒い食材＝黒豆、黒ごま、昆布、ひじき、きくらげ、そばなど。

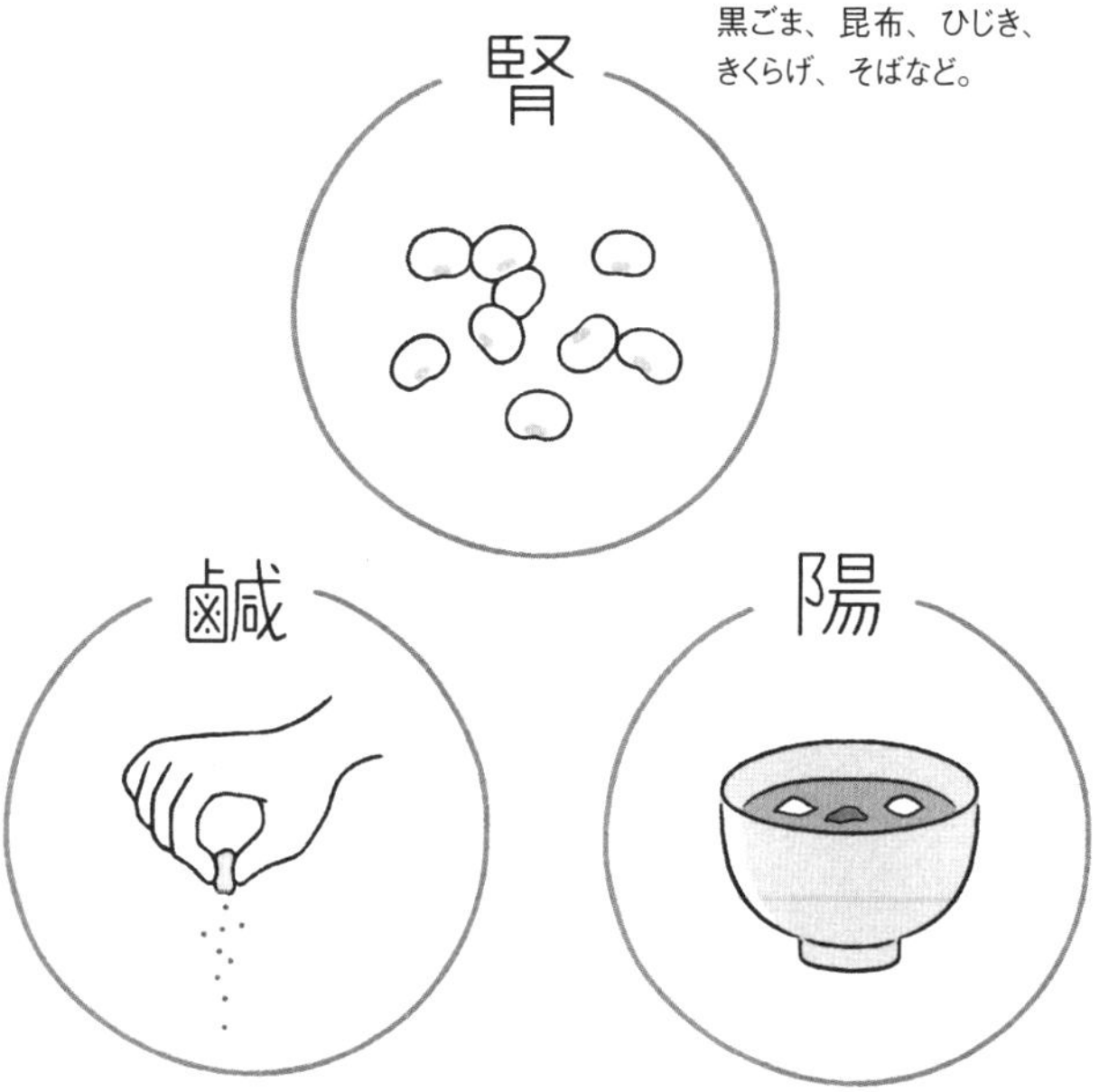

冬の五味《ごみ》・鹹味《かんみ》食材＝塩、味噌、しじみ、昆布、ひじき、小魚など。

体を温める陽性食材＝根菜類、豚肉、生姜《しょうが》など。豚汁がおすすめ。

冷え性／腰痛／耳のトラブル／気象病／婦人科系の疾患／生理トラブル

腎を補う黒い食材

冬に関係の深い「腎《じん》」の働きを補う食材は、「黒い食材」です。黒豆や黒ごま、昆布、ひじき、きくらげ、そば（**Ｐ．１０６**）**などがあります。**そばに含まれる「ルチン」は、もろくなった血管を新しく弾力性のある血管に戻す働きがありますが、水に溶ける性質があるため、そば湯を一緒にいただきましょう。お店では店員さんに伝えるともらえるはずです。

体を温める陽性食材

また、体を温める陽性食材を積極的に食べましょう。豚汁は、陽性食材をたくさん摂れるので冬におすすめな料理です。土の中で育つ根菜類は体を温める性質があり、豚肉はビタミンＢ群が豊富で、特にビタミンＢ１の含有量は食材の中でもトップクラス。寒く疲れやすい日におすすめです。一部の地域では豚汁に生姜《しょうが》を入れますが、生姜も代表的な陽性食材で、保温効果が高まりますよ。

冬の五味・鹹味食材

最後に、冬の五味《ごみ》（Ｐ．82）である鹹味《かんみ》食材です。鹹味とは「塩辛い」という意味で、塩、味噌、しじみ、昆布、ひじき、小魚などがあります。厚生労働省の調査でも、寒い地域ほど食塩摂取量が多い傾向にあることが分かっています※。塩分を摂ることで血圧や体温の維持につながり、寒さを耐えしのぐために必要な味です。摂り過ぎは良くありませんが、他の季節よりも少し料理の塩分を強めにしてもいいでしょう。

生命力を高めるためには血流を増やすことが大切で、胃腸のケアも重要となります。1月7日に七草粥を食べる習慣がありますが、野草を入れたお粥は胃腸を休める薬膳料理です。寒くなると便秘や下痢、腹痛に悩まされる人は、胃腸に関係の深い土用の食材（Ｐ．219）もおすすめです。

※厚生労働省の「国民健康・栄養調査（平成28年）」の報告。

季節・天気のケア

96

土用は次の季節への準備期間

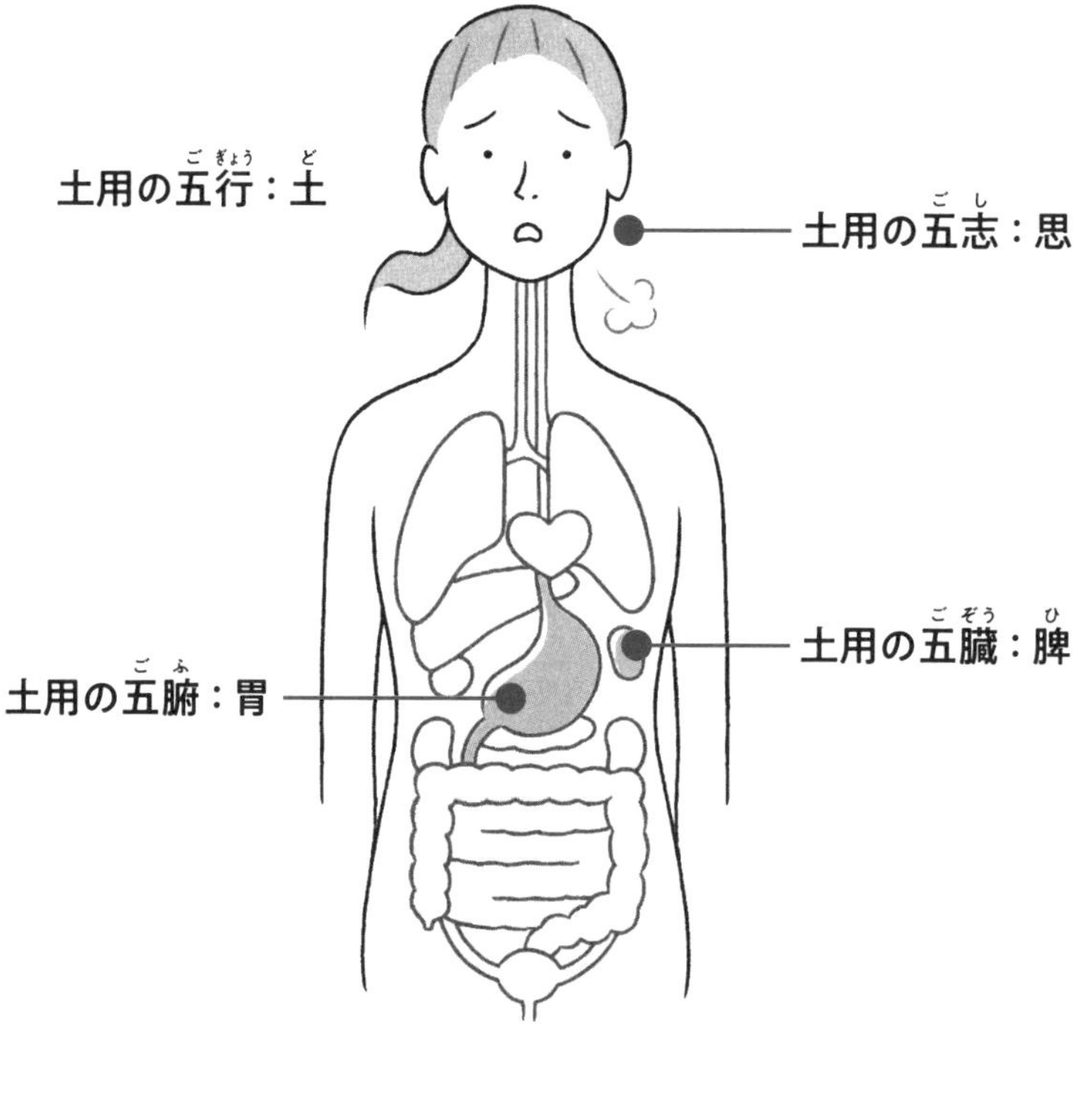

胃腸トラブル／倦怠感／脱力感／低血圧／メンタルトラブル

一緒に読みたい 18 胃の疲れに【足三里《あしさんり》】→P.54

次の季節の調子を決める土用

季節の変わり目＝土用の過ごし方で次の季節の調子が決まります。土用とは、立春・立夏・立秋・立冬の直前18日間の季節の変わり目を指す言葉です。立秋前の「夏の土用」が有名ですが、春・秋・冬にも土用があります。土用は、五臓《ごぞう》の中では「脾《ひ》」と関係が深く、主に消化器系の働きと考えて良いでしょう。

土用は、次の季節に体が対応できるように内臓を整えて栄養を補給するべきシーズンです。東洋医学では、あらゆる内臓の働きの中心は脾であると考えられています。簡単に説明すると「まずは口にした物を消化して吸収できなければ何も始まらない」ということです。

土用のおすすめ食材

土用におすすめな食材は、かぼちゃやさつまいも、栗、生姜《しょうが》、トウモロコシなどの「黄色い食材」です。梅干しもおすすめで、食欲増進、のどの渇き、痔の予防に効果があります。体調の良くない時は、できるだけ胃腸に優しい食事を心がけましょう。トウモロコシの種実は表皮が固く消化しにくいため、胃腸が疲れている時はスープなどにしてください。また、土用の丑の日に鰻を食べる習慣がありますが、健康な状態では栄養補給になって良いのですが、胃腸が疲れている時にはパンチが強過ぎるので控えた方がよいでしょう。

土用の養生は、生活リズムを崩さない、足を使った軽い運動、腹式呼吸、日光浴、入浴などを意識しましょう。

胃腸疲れのサインとしては、舌の苔《こけ》が白くベターっとしている・下の縁に歯の痕がある、すねの横にある前脛骨筋《ぜんけいこつきん》（足三里《あしさんり》や豊隆《ほうりゅう》のある筋肉）が張る、口内炎・口角炎、唇の色が悪い、吹き出物、ゲップが多い、便やおならが臭い、便が重く水に浮かばない、昼食後の強い眠気などがあります。

季節・天気のケア

97

花粉症対策の食材とケア

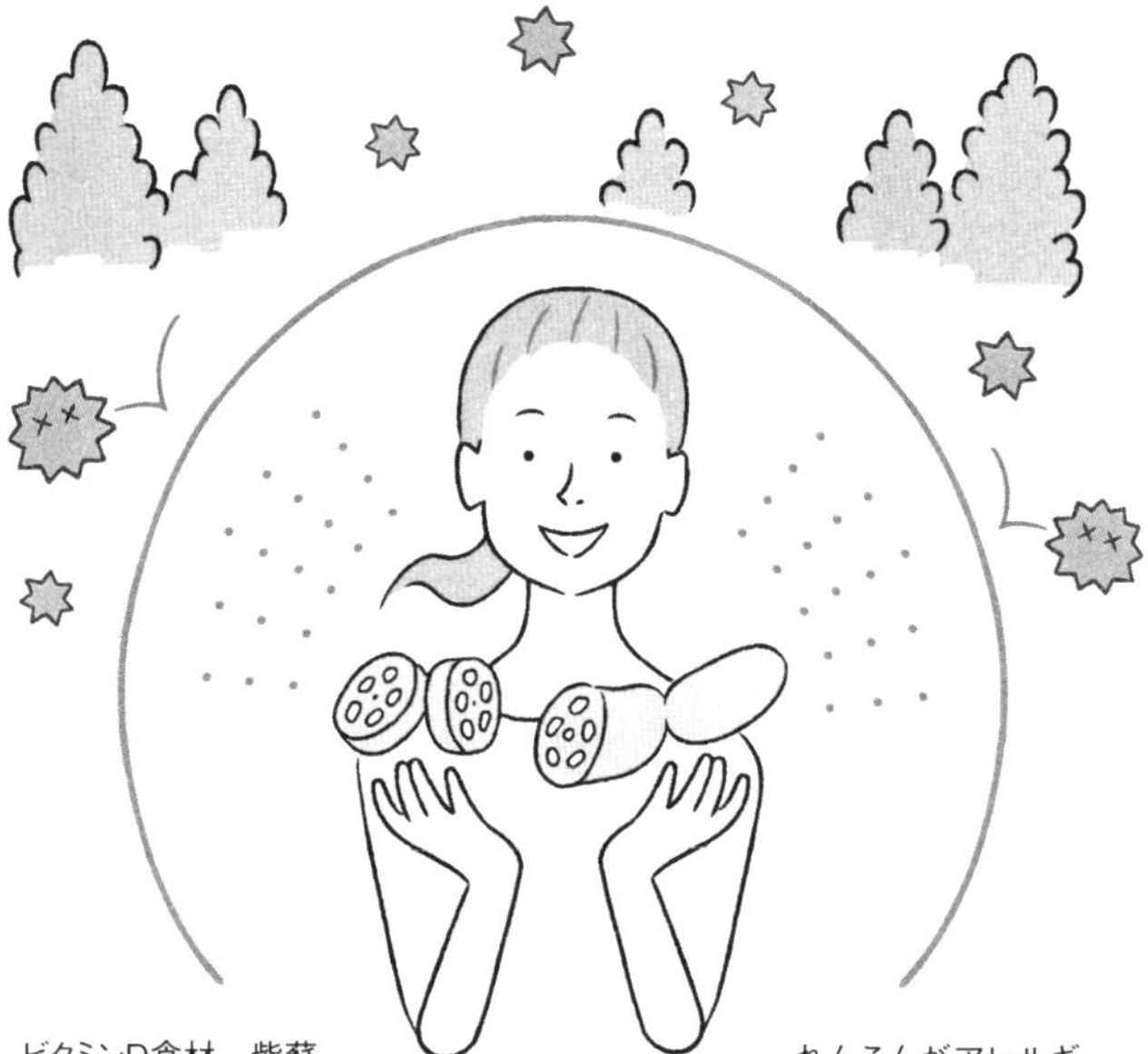

ビタミンD食材、紫蘇、ヨーグルトも花粉症対策にはおすすめ。

れんこんがアレルギーの原因物質IgE抗体の生産を抑える。

花粉症対策にれんこん

今や国民病といわれるほど、お悩みの方が多い花粉症。鼻水や目のかゆみのみならず、全身の倦怠感や頭痛、のどの痛み、末端の冷えなどつらい症状に発展することもありますが、花粉症の症状は、食事で緩和することができます。**れんこんは、花粉を攻撃するＩｇＥ抗体という物質の生成を抑えて、花粉症を起こりにくくします。**発症してしまった花粉症の症状をやわらげる効果もあり、抗酸化作用や炎症鎮静作用からのどの痛み、鼻水を抑える効果があるのでおすすめです。

ビタミンＤ食材や紫蘇、ヨーグルト

また、ビタミンＤが不足すると花粉症などのアレルギー反応を招くといわれています。**ビタミンＤが豊富な食材は、干しシイタケや干しきくらげ、イワシ、シラス、紅鮭、スモークサーモンなど。また、単純に日光浴をするとビタミンＤが体内で生成されます。**

紫蘇は、風邪や咳を改善・予防する効果があり、気を巡らせて、五臓《ごぞう》の「肺」のバリア機能を高め、花粉症やアレルギー対策に効果的な食材です。ヨーグルトは、乳酸菌の作用から腸内環境を整え、免疫システムを正常に働かせます。乳酸菌のエサとなる水溶性食物繊維を含むブルーベリーやきなこを一緒に食べるとより効果的でしょう。

最後に、花粉症の方は飲酒に気をつけるようにしましょう。アルコールが分解されるとできるアセトアルデヒドという物質が、アレルギー反応を引き起こす原因であるヒスタミンを増やしてしまうからです。その結果、花粉症の症状が悪化するため、花粉症シーズンはお酒をなるべく控えると花粉症が悪化せずに過ごせるでしょう。

また、ツルツルとした花粉が滑り落ちるナイロン素材などの服をアウターとして1枚はおるのもおすすめです。

98

気圧の変化・寒暖差不調は「4首」を温める

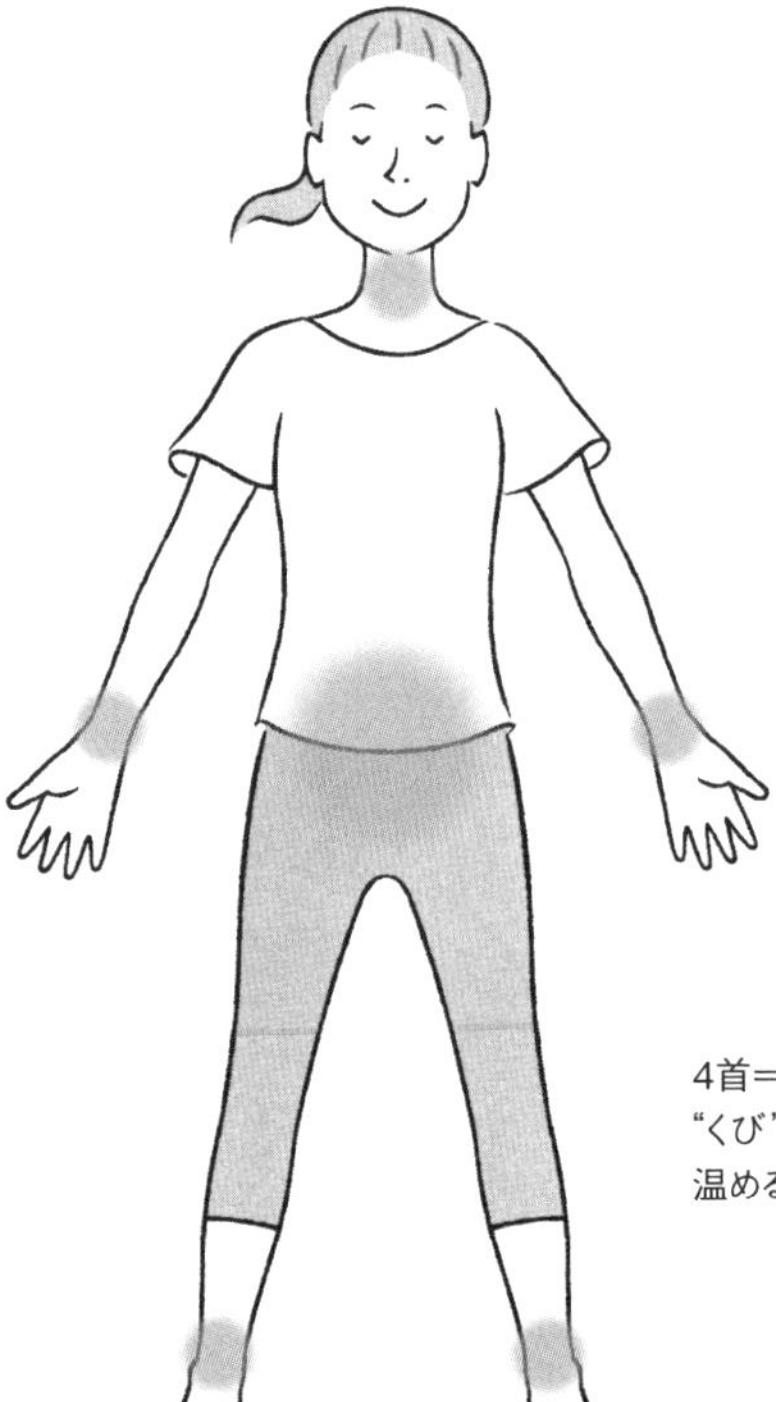

4首＝首・手首・足首・“くび”れ（お腹）を温める。

気象病／寒暖差疲労／寒暖差アレルギー／免疫不全／頭痛

一緒に読みたい 27 気象病対策に【翳風《えいふう》】→P.72

低気圧不調が起こる原因

人間の体は、気圧が上がると血管が収縮しやすく、気圧が下がると血管が拡張しやすくなります。この時、自律神経が整っていれば、拡がった血管を収縮する働きが起きて正常な状態を保てるのですが、**疲れやストレスが溜まっていて自律神経が乱れていると、この血管の収縮・拡張のバランスが取れなくなってしまいます。これが、気圧の変化で不調が起こりやすくなる原因です。**

寒暖差で不調が出る人も多いですが、頭痛やめまい、首肩こり、腰痛、体の重だるさ、眠気、気持ちが上がらない、頭が回らないなど人それぞれ起こる症状が異なります。自分の症状に応じてセルフケアを行いましょう。

「4首」の血流を温める

気圧の乱高下や気温差など外気に振りまわされないようにするためには、「首」がつく部分を冷やさず温めましょう。首や手首、足首は聞いたことがあるかと思いますが、**私はそれらにプラスして「〝くび〟れ（お腹）」を追加したいと思います。**

昔から「首・手首・足首」の「3首」を温めるとよいといわれるのは、血流の多い血管（動脈）がこの3首の皮膚の近くを走っているからです。血流が多い部分を温めることで、効率良く全身の血液を温めることができます。指先やつま先などの冷えやすい末端や、気圧に関係の深い「耳」（Ｐ．２２４）の血流を良い状態で維持できるので、不調を抑えられるのです。

また、自律神経の乱れには、内臓の働きの乱れが関わってくるため、内臓が入っているお腹を冷やさないことも大切な養生です。特に季節の変わり目は天気が乱れますので気をつけましょう。

99

動画で
チェック

低気圧対策のポイントは「耳」

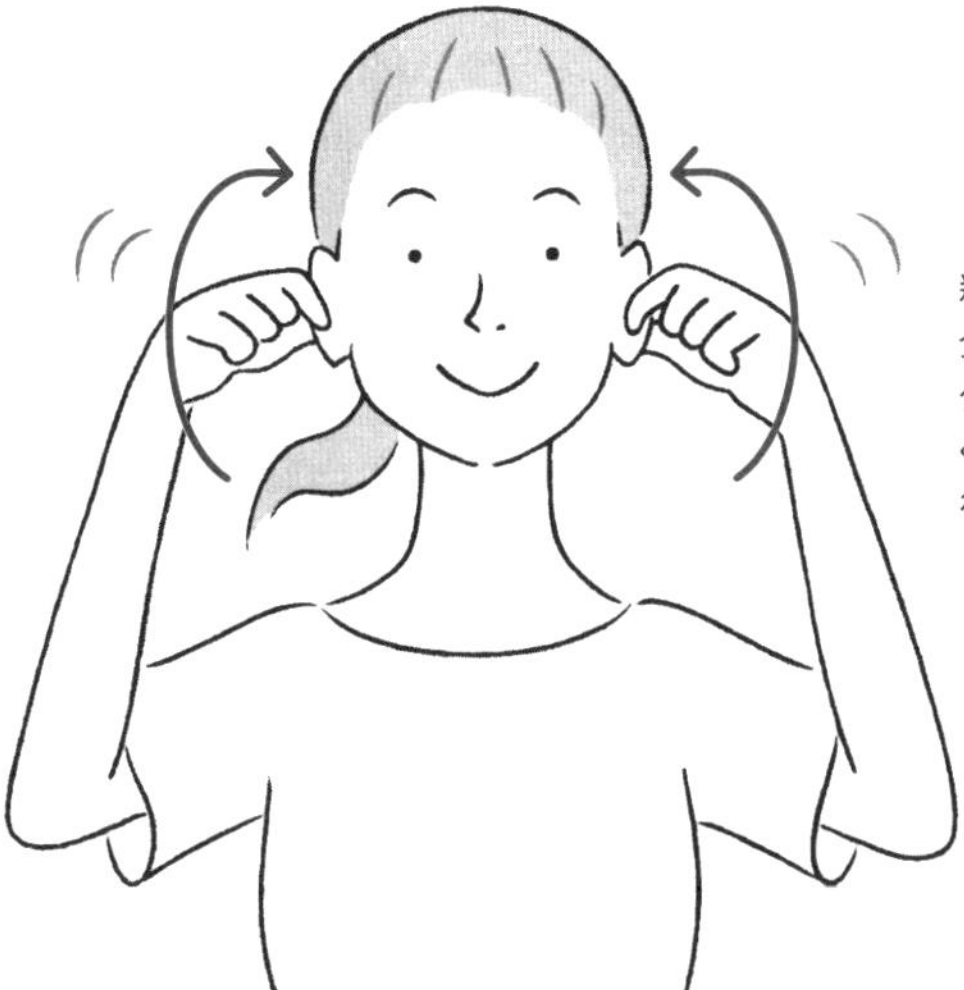

親指と人差し指で耳全体を優しくつかみ、グルグル回す。ゆっくり大きく、前回しと後ろ回しを行う。

低気圧不調／気象病／寒暖差疲労／頭痛／めまい／眠気

一緒に読みたい
100 気圧が急上昇・急下降時のセルフケア→P.226

耳の血流改善マッサージ

私たちの耳の中には、気圧変動などを感じ取るセンサーがあります。急激な気圧の変化が起こるとそのセンサーが反応し、自律神経のバランスが崩れやすくなるのです。ですので、**頭痛やめまい、体の重だるさ、眠気、気持ちが上がらないなどの低気圧不調には、耳の血流改善が効果的です。日頃から耳のマッサージを行い、良い血流循環を維持しておきましょう。**

やり方は、親指と人差し指で耳全体をつまみ、ゆっくりグルグルと回すだけ。ただし、片頭痛やめまいの発作時に行うと症状悪化につながる可能性があるので、症状が出る前に対策として行いましょう。低気圧で不調が出やすい人はできるだけ日頃から習慣にし、特に気圧が下がる予報が出た時に意識して行うことで、症状がやわらぐでしょう。

また、寒い時期や湿度の高い日は耳が冷えていることが多いため、温かい手で耳を温めるとよいでしょう。冬の外出時には、家を出る前にマフラーやイヤーマフをし、耳を冷やさず、外気の寒さで体をビックリさせないようにすることも大切な養生になります。

耳は五臓の腎とつながる

また、耳と関係が深い五臓《ごぞう》は、冬の五臓である「腎《じん》」です。**腎は腰やお尻と関係が深いため、腰やお尻の筋肉が硬い場合はストレッチや鍼灸、マッサージ治療でほぐし、冷えている場合は温めてあげましょう。足首や膝を温めることも腎に良い養生です。**足が冷えていると、熱が頭部にのぼりやすくなります。そして頭部に熱がのぼると、頭痛やめまい、不眠などの不調を招きやすくなります。

耳の周囲の筋肉も大切です。首・肩・背中のストレッチ（Ｐ．１２０）をしたり、あごの咬筋《こうきん》や側頭筋《そくとうきん》マッサージ、胸鎖乳突筋《きょうさにゅうとつきん》ストレッチ（Ｐ．１７６）も効果的です。また、ホットタオルなどで後頭部を冷やさず温めましょう。

季節・天気のケア

100

気圧が急上昇・急下降時のセルフケア

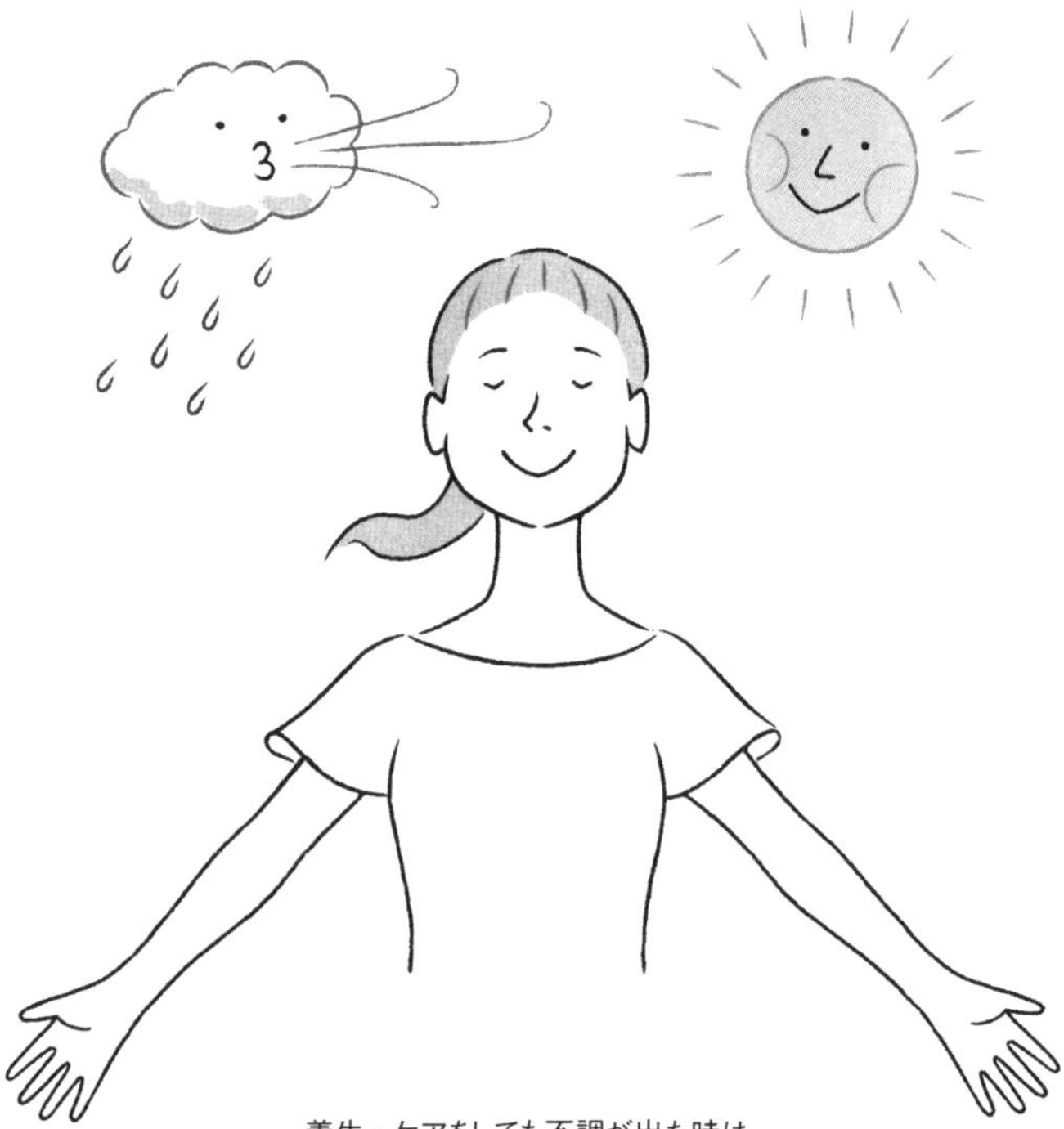

養生・ケアをしても不調が出た時は、「不調は全部気圧のせい」と割り切ることも大切。文字通り、雨の日があれば晴れの日もあると受け入れよう。

気圧が急上昇時のケア

くり返しますが、気圧の変化による不調を防ぐためには、実際に不調が現れる前からの準備の意識が大切です。しかし、準備をしていても不調が出てしまったという場合もあるでしょう。

気圧が急激に上昇する時は、血管が細くなりやすく、興奮・緊張作用の交感神経が優位に働きます。首肩こりや全体的に締め付けられるような頭痛（緊張型頭痛）、イライラしやすくなるのが特徴です。気圧が急上昇している時はカッとなりやすく、つい周囲に余計なことを言ってしまった……ということもあるかもしれません。

気圧が急上昇し、交感神経優位の時は、できるだけリラックスする時間を設けましょう。昼寝をする、残業を減らす、入浴、吐く息を長く意識する、10分でも一人の時間を作ってぼーっとする、ストレッチ、瞑想など。体を落ち着かせる工夫を心がけるといいでしょう。

気圧が急下降時のケア

気圧が急激に下降する時は、血管が拡がりやすく鎮静作用の副交感神経が優位に働きます。血管は収縮と拡張のリズムで血液や水分などを流すため、拡張する時間が多くても血行不良になるのです。重だるさや強い眠気が起きやすく、集中力や思考能力が落ちるといった症状がありますす。重要な仕事や包丁などを扱う時には十分に気をつけましょう。

気圧が急下降し、副交感神経優位の時は、少し体を動かすと調子が戻ってきます。おやすみモードの体を起こしてあげましょう。体力的に動けない人は、吸う息を長くしてみたり、交感神経を刺激する香りを嗅ぐと効果的です。

そして、慢性的に自律神経が乱れていると、これらの症状が混ざって複雑に出てきます。自分で改善することが難しくなるため、鍼灸やマッサージ、漢方などを取り入れることも考えてみてください。

全身のツボ一覧

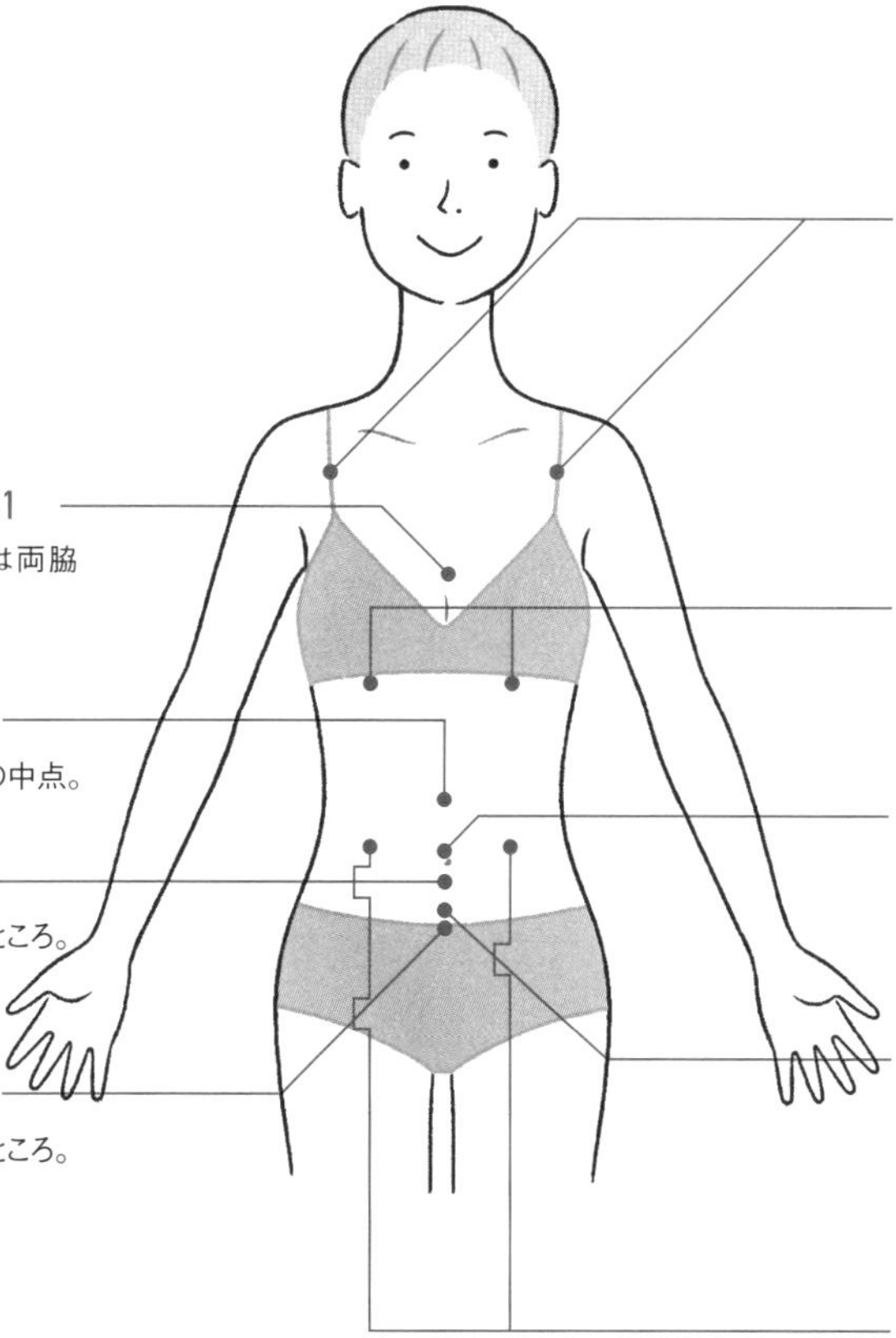

中府《ちゅうふ》 ▶ P.207
鎖骨の外側端から指2本分下がったところ。

膻中《だんちゅう》 ▶ P.69,71
両乳首の間または両脇を結んだ中点。

期門《きもん》 ▶ P.166
乳頭の下方。左右の肋骨付近にある。

中脘《ちゅうかん》 ▶ P.55
みぞおちからヘソの中点。

神闕《しんけつ》 ▶ P.57
ヘソの位置。

気海《きかい》 ▶ P.134
ヘソから指1本のところ。

関元《かんげん》 ▶ P.134,215
ヘソから指3本のところ。

中極《ちゅうきょく》 ▶ P.134
ヘソから指4本のところ。

天枢《てんすう》 ▶ P.55
ヘソから指3本分（人差し指から薬指）外側。

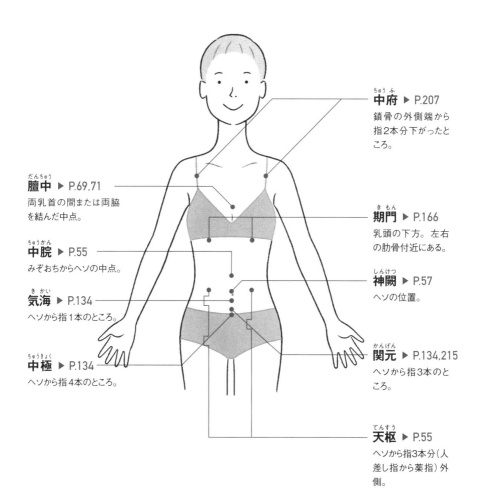

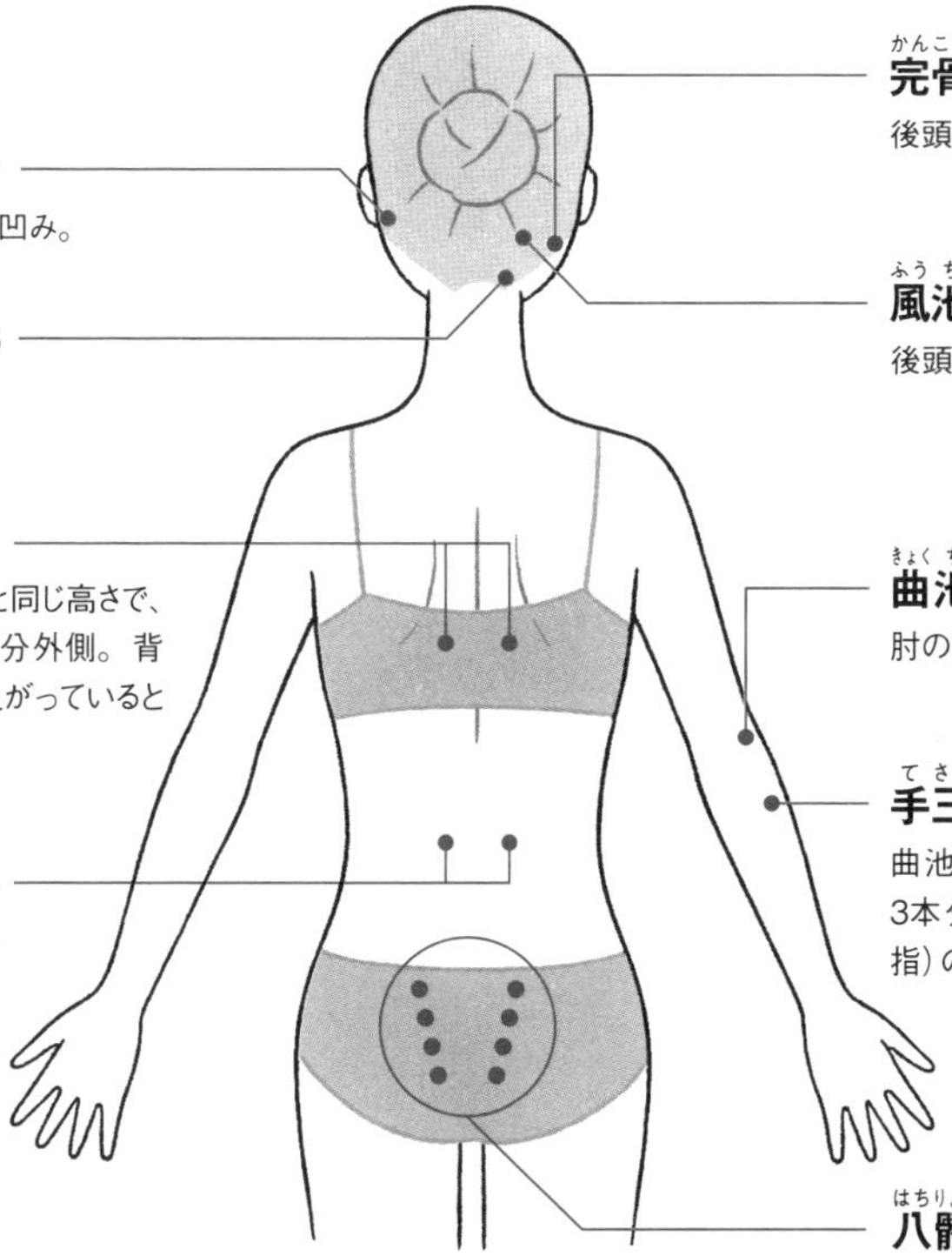

翳風《えいふう》 ▶ P.72
耳たぶの後ろの凹み。

天柱《てんちゅう》 ▶ P.38
後頭部のツボ。

膈兪《かくゆ》 ▶ P.61
肩甲骨の下端と同じ高さで、背骨から指2本分外側。背筋の一番盛り上がっているところ。

腎兪《じんゆ》 ▶ P.43
第二腰椎の外側2～3cm付近。腰がつらくなると自分自身で叩くところ。

完骨《かんこつ》 ▶ P.38
後頭部のツボ。

風池《ふうち》 ▶ P.38
後頭部のツボ。

曲池《きょくち》 ▶ P.40,75
肘のシワの外側の端。

手三里《てさんり》 ▶ P.40,75
曲池から親指方向へ指3本分（人差し指から薬指）のところ。

八髎穴《はちりょうけつ》 ▶ P.134
仙骨のくぼみ上に8個並んでいる。

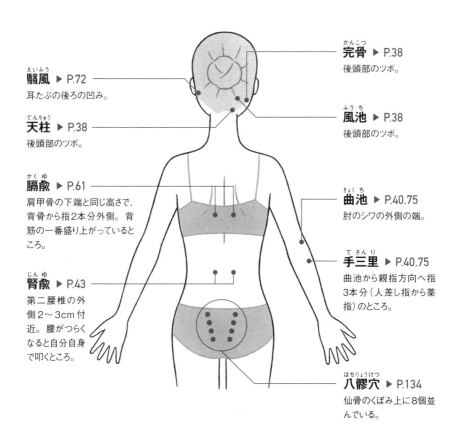

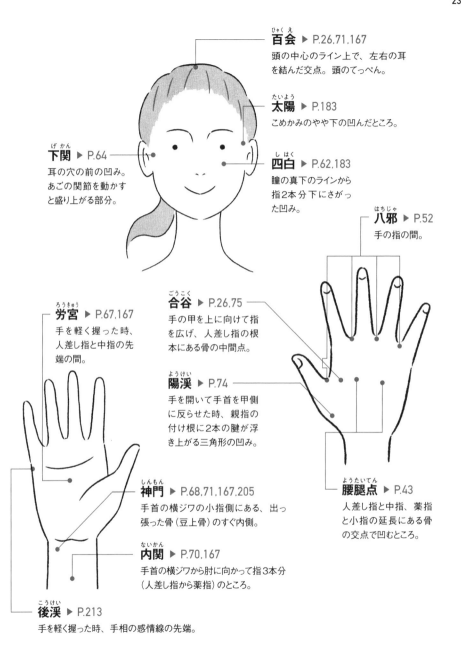

百会《ひゃくえ》 ▶ P.26,71,167

頭の中心のライン上で、左右の耳を結んだ交点。頭のてっぺん。

太陽《たいよう》 ▶ P.183

こめかみのやや下の凹んだところ。

下関《げかん》 ▶ P.64

耳の穴の前の凹み。あごの関節を動かすと盛り上がる部分。

四白《しはく》 ▶ P.62,183

瞳の真下のラインから指2本分下にさがった凹み。

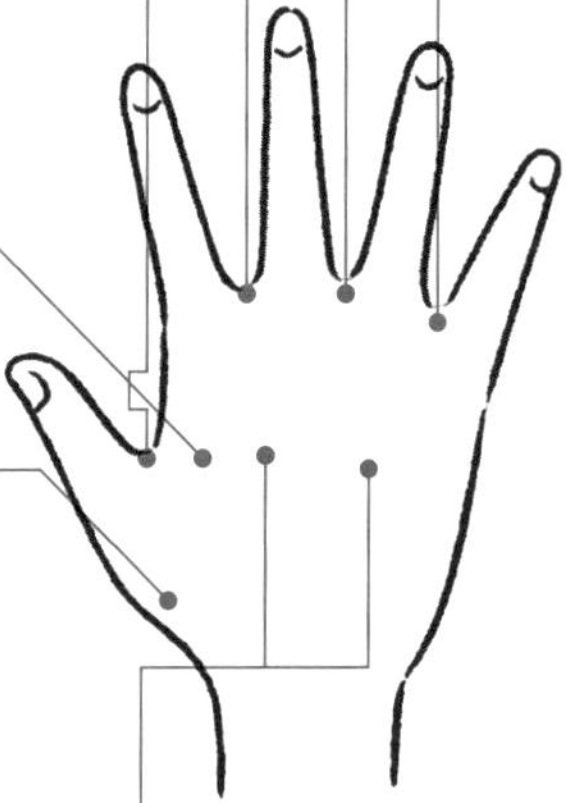

八邪《はちじゃ》 ▶ P.52

手の指の間。

合谷《ごうこく》 ▶ P.26,75

手の甲を上に向けて指を広げ、人差し指の根本にある骨の中間点。

陽渓《ようけい》 ▶ P.74

手を開いて手首を甲側に反らせた時、親指の付け根に2本の腱が浮き上がる三角形の凹み。

腰腿点《ようたいてん》 ▶ P.43

人差し指と中指、薬指と小指の延長にある骨の交点で凹むところ。

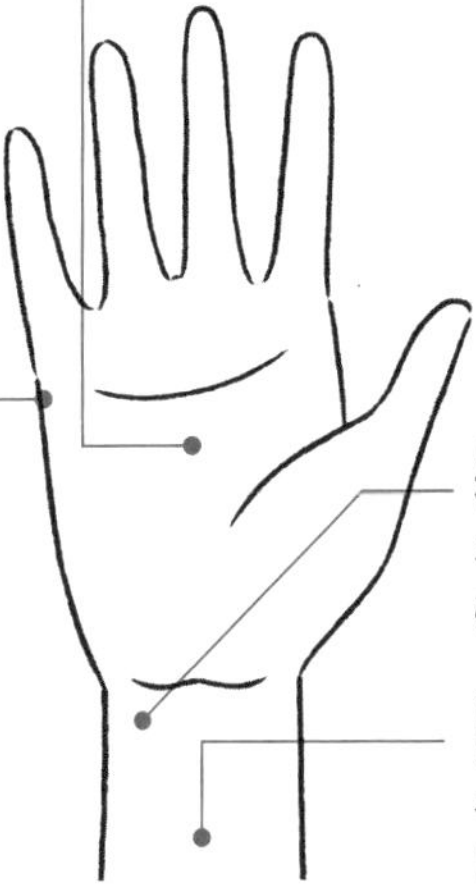

労宮《ろうきゅう》 ▶ P.67,167

手を軽く握った時、人差し指と中指の先端の間。

神門《しんもん》 ▶ P.68,71,167,205

手首の横ジワの小指側にある、出っ張った骨（豆上骨）のすぐ内側。

内関《ないかん》 ▶ P.70,167

手首の横ジワから肘に向かって指3本分（人差し指から薬指）のところ。

後渓《こうけい》 ▶ P.213

手を軽く握った時、手相の感情線の先端。

巻末資料

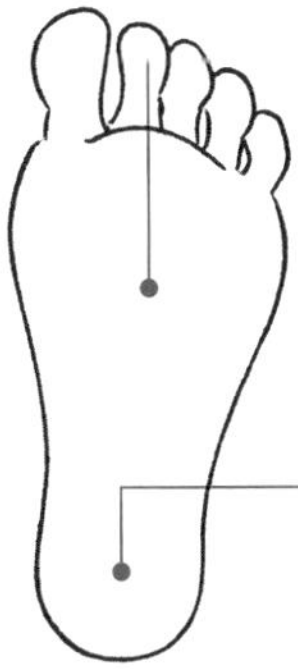

湧泉《ゆうせん》 ▶ P.202

足裏の人差し指と中指の間とかかとを結んだライン上。指の股から1/3のところ。

失眠《しつみん》 ▶ P.56

かかとの中央。

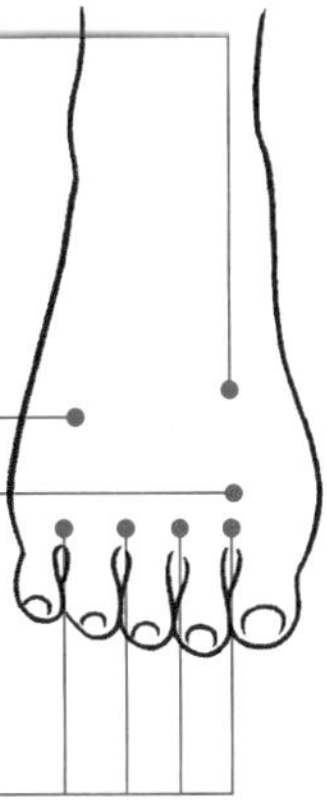

太衝《たいしょう》 ▶ P.66,71

足の親指と人差し指の骨間を足首に向かってスライドしていき、指が止まるところ。

行間《こうかん》 ▶ P.66

太衝より指先側の、足の親指と人差し指の間の水かき部分。

足臨泣《あしりんきゅう》 ▶ P.46,43

足の薬指と小指の間から足首方向へスライドさせ、指が止まるところ。

八風《はっぷう》 ▶ P.52

足の指の間。

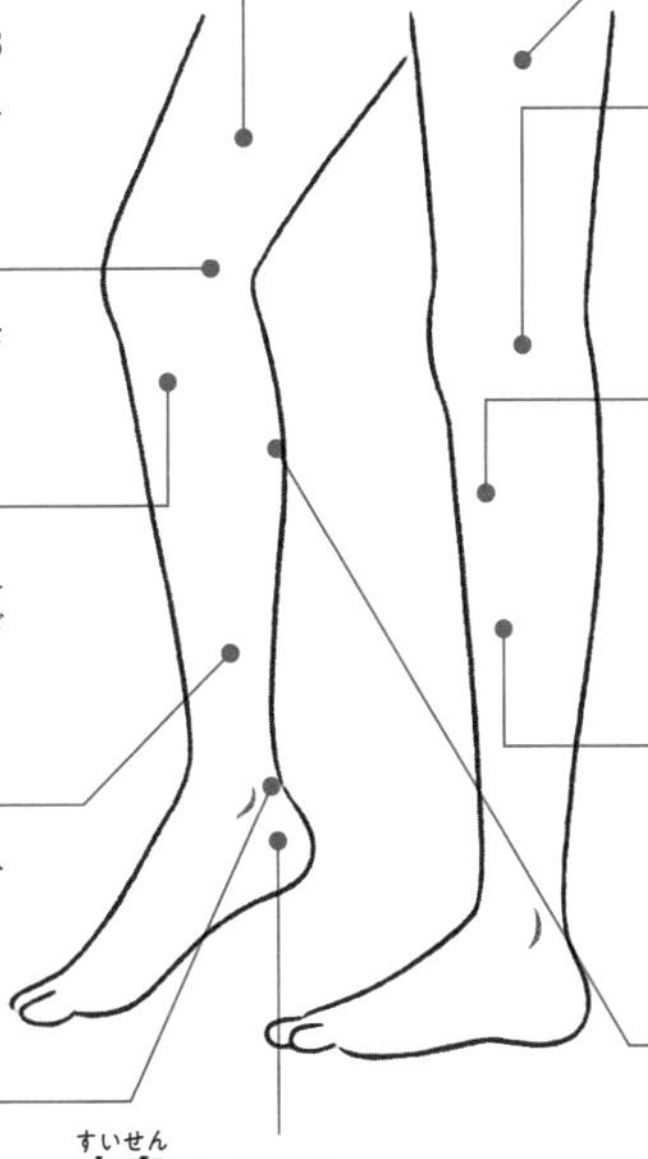

血海《けっかい》 ▶ P.60,135

膝のお皿の内側上端から、指3本分（人差し指から薬指の幅）上にスライドさせたところ。

曲泉《きょくせん》 ▶ P.44

膝を曲げ、膝裏から内側へとできるシワの先端の凹み。

陰陵泉《いんりょうせん》 ▶ P.48

内くるぶしから骨の際《きわ》に沿って上がっていき、膝の下あたりで指が止まるところ。

三陰交《さんいんこう》 ▶ P.58

内くるぶしから骨の際を指4本分（人差し指から小指の幅：3寸）上がったところ。

太渓《たいけい》 ▶ P.196,101,215

内くるぶしとアキレス腱の間。

水泉《すいせん》 ▶ P.101

太渓から親指幅（1寸）下がったところ。

風市《ふうし》 ▶ P.47

太ももの外側中央。

陽陵泉《ようりょうせん》 ▶ P.42

外くるぶしからすねの外側を触りながら上がっていき、膝の下付近の出っ張った骨のやや前下方にある凹み。

足三里《あしさんり》 ▶ P.54,181

膝のお皿の下にある凹みから、すねの骨に沿って指4本分（人差し指から小指の幅）下がった、やや外側。

豊隆《ほうりゅう》 ▶ P.48

膝のお皿の下から足首の中点の高さ。正面から少し外側の圧痛のあるところ。

承山《しょうざん》 ▶ P.50

アキレス腱から膝裏の方向へ指でなぞっていき、止まるところ。

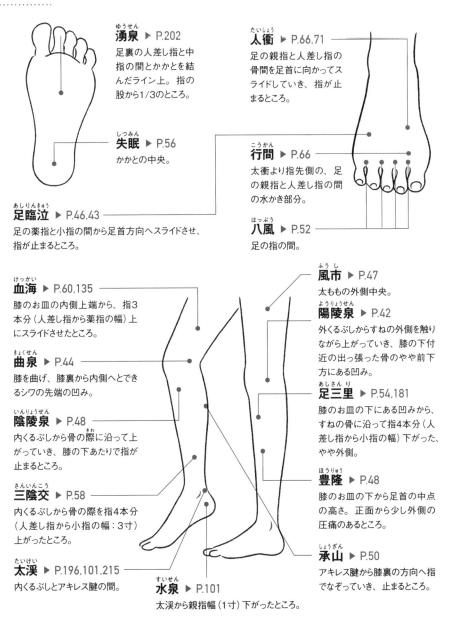

陽性食材と陰性食材

	陽性食材 土の中で育つもの、寒い土地で採れるもの、冬が旬のもの	陰性食材 地上で育つもの、暑い土地で採れるもの、夏が旬のもの
野菜	● にんじん（P.92） ● ネギ ● 生姜 ● 大根（P.100） ● かぼちゃ ● 山芋 ● ニラ ● にんにく	● トマト（P.84） ● ナス ● ゴーヤ ● もやし ● きゅうり ● レタス ● キャベツ
果物	● ぶどう ● オレンジ ● あんず ● プルーン ● さくらんぼ ● いちじく ● 桃	● バナナ（P.96） ● ミカン（P.94） ● マンゴー ● キウイ ● 柿 ● メロン ● スイカ
肉・魚・大豆製品・卵	● 鶏肉（P.86） ● 牛肉 ● サバ ● マグロ ● 卵（P.104） ● 羊肉 ● 鮭 ● カツオ ● 納豆（P.88）	● 豚肉 ● しじみ ● イカ ● カニ ● あさり ● タコ ● 牡蠣
飲みもの	● 紅茶 ● 黒豆茶 ● 甘酒 ● 日本酒 ● ウーロン茶 ● ほうじ茶 ● 赤ワイン	● コーヒー ● 牛乳 ● 白ワイン ● 焼酎 ● 清涼飲料水 ● 豆乳 ● ビール
その他	● 黒砂糖 ● 味噌 ● コショウ ● 漬物 ● 和菓子 ● 醤油 ● チーズ	● 白砂糖 ● コンニャク ● 豆腐 ● 化学調味料 ● 洋菓子 ● 昆布 ● マヨネーズ

女性と男性の節目年齢

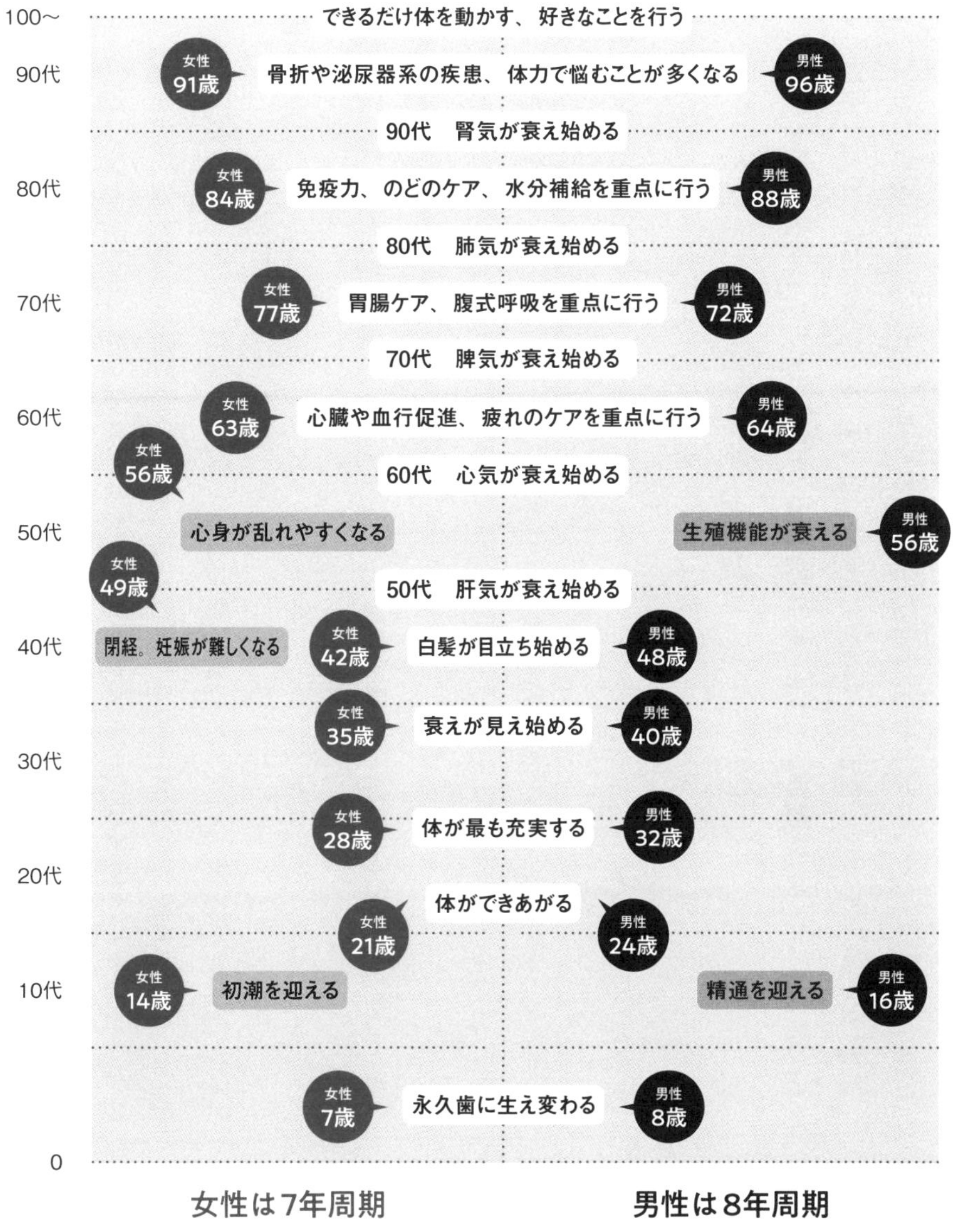
100〜
できるだけ体を動かす、好きなことを行う
90代
女性 91歳
骨折や泌尿器系の疾患、体力で悩むことが多くなる
男性 96歳
90代　腎気が衰え始める
80代
女性 84歳
免疫力、のどのケア、水分補給を重点に行う
男性 88歳
80代　肺気が衰え始める
70代
女性 77歳
胃腸ケア、腹式呼吸を重点に行う
男性 72歳
70代　脾気が衰え始める
60代
女性 63歳
心臓や血行促進、疲れのケアを重点に行う
男性 64歳
女性 56歳
60代　心気が衰え始める
50代
心身が乱れやすくなる
生殖機能が衰える
男性 56歳
女性 49歳
50代　肝気が衰え始める
40代
閉経。妊娠が難しくなる
女性 42歳
白髪が目立ち始める
男性 48歳
女性 35歳
衰えが見え始める
男性 40歳
30代
女性 28歳
体が最も充実する
男性 32歳
20代
体ができあがる
女性 21歳
男性 24歳
10代
女性 14歳
初潮を迎える
精通を迎える
男性 16歳
女性 7歳
永久歯に生え変わる
男性 8歳
0
女性は7年周期
男性は8年周期

おわりに

個人差はありますが、基本的には赤血球は約4か月で入れ替わるとされます。40代の肌は約2か月、肝臓の細胞や骨は約5か月で生まれ変わります。そして、筋トレやダイエットは約3か月ごとに変化を実感しやすく、習慣を無意識に落とし込めるタイミングが約3か月。

何をお伝えしたいかというと、体の改善は、焦らず継続が大切だということです。

「私に合う養生はこれかも」と思ったメニューを見つけられたら、まずは3〜4か月継続してみてください。「毎年この時期に不調が出るんだよな」という心当たりがある場合には、前の季節から取り組みましょう。

また、取り入れるメニューが多いと脳が嫌がって三日坊主になりやすいため、同時に始めるメニューの数は少しずつ増やしてみてください。

まずは、無理のない数や量を3週間継続することを目標にしましょう。3週間続けられたら、そのメニューはあなたにとって習慣化しやすく、3か月目には生活の中で意識をしなくても自然に継続できるレベルにまで落とし込めます。

これは脳の前頭前野《ぜんとうぜんや》が関係しますが、このように養生を無意識の習慣にできたら、こっちのものです。そこから徐々に無理なく養生を増やしていくと継続できるメニューが増えていきます。

最後に、鍼灸《はりきゅう》・あん摩マッサージ指圧師という私の職業は、患者様の体に触れさせていただき、患者様の声や状態で反応を確認しながら、鍼灸やマッサージをさせていただかないとレベルアップができません。

なぜなら、教科書に書いてあるものは、ほんの1パターンだからです。そして、患者様との何気ない会話や、時には私から質問をして、治療のヒントだけでなく人生の考え方までも学ばせていただけることもあります。

そんな貴重な体験をさせていただきながら、いつも予約が満杯なことは本当に有難く思っています。さらにレベルアップをして治療で恩返しをしたいと思う気持ちを常に抱いており、そのため、人と人とのご縁を非常に大切にしています。

本書には、その今までに培った経験をまとめました。そして、皆様が本書を手に取っていただいたのも貴重なご縁です。

この本を大切にしていただき、その時・その季節や体調の度合いに合わせて読み返していただくと、きっと目に留まるページや文章が以前と変わることでしょう。その目に留まったところが、その時のあなたの状態に合った養生になります。

ぜひ時々読み返して、養生の組み合わせを調節してみてください。

2000年以上前から受け継がれている東洋医学の知識が、東洋人にもっと広まるようにこれからも活動していきます。

本書を最後まで読んでいただきまして、ありがとうございました。

2023年10月

森田遼介

不調別さくいん

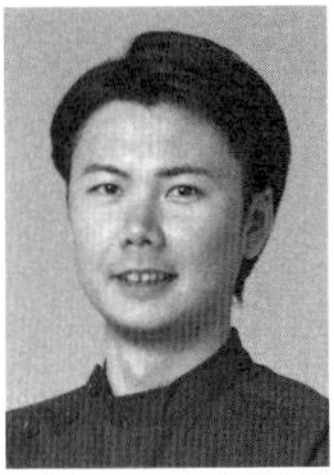

森田　遼介（もりた　りょうすけ）

TC鍼灸マッサージ院 院長
国家資格：はり・きゅう・あん摩マッサージ指圧師。鍼灸院などに勤めながら、勤務後や休日に個人で訪問治療を行う。予約1年待ちが続いたタイミングで2023年2月に独立し、4か月で予約満杯となる。現在は埼玉・東京エリアの訪問自費治療を中心に活動。
治療の特徴としては、全身の筋肉や内臓の調整をしつつ、不調の改善以降は再発の防止や他の大きな病気にかかるリスクを最小限にする、「未病」に対する治療で人生100年時代をできるだけQOL（生活の質）を落とさない目的の治療が需要として高い。
2021年2月NHK特番「東洋医学ホントのチカラ」・2021年4月NHK「あさイチ」出演。書籍『しんどい低気圧とのつきあいかた』（新潮社）ツボ監修。

X（旧Twitter） @harikyumorita　Instagram @harikyumorita　note @harikyumorita

自律神経にいいこと大全100

著者………森田 遼介

2023年11月4日　初版発行
2024年4月1日　2版発行

発行者……横内正昭
編集人……青柳有紀
発行所……株式会社ワニブックス
〒150-8482
東京都渋谷区恵比寿4-4-9　えびす大黑ビル
ワニブックスHP　http://www.wani.co.jp/
書籍の内容に関するお問い合わせはメールにて受け付けております。
ワニブックスHPより「お問い合わせ」へお進みください。
※内容によりましてはお答えできない場合がございます。

印刷所……株式会社 美松堂
製本所……ナショナル製本

定価はカバーに表示してあります。
落丁本・乱丁本は小社管理部宛にお送りください。
送料は小社負担にてお取替えいたします。
ただし、古書店等で購入したものに関してはお取替えできません。

ISBN 978-4-8470-7362-5